라이프 스테이지에 따른
최신 MFT

라이프 스테이지에 따른

최신 MFT

오노 토시히데 · 야마구치 히데하루 · 카노미 류조
다카하시 오사무 · 하시모토 리츠코 편저

이 은 희 역

dh 대한나래출판사

DaehanNarae Publishing, Inc.

SK V1 Tower 1507
Younmujang 5 gagil 25, Sungdong-gu,
Seoul 04782, Korea
TEL: +82-2-922-7080
FAX: +82-2-922-0841
E-mail: nrpub@naver.com
Website: www.nrbooks.kr

ライフステージに合わせた口腔機能への対応MFTアップデート
大野粛英・山口秀晴・嘉ノ海龍三・高橋治・橋本律子 編著
医歯薬出版株式会社(東京), 2018

This book was originally published in Japanese under the title of:
MFT Up-to Date: Maintaining Healthy Oral Function at All Ages
Editors: Toshihide Ohno et al.

Printed in Korea

라이프 스테이지에 따른 최신 **MFT**

발행일 2020년 12월 10일
편저 오노 토시히데 외
역자 이은희
발행인 최용원
편집디자인 장순임
표지디자인 장순임
교정·교열 김경미
발행처 **대한나래출판사** (등록 제2012-000051호/1994.6.10)
주소 서울시 성동구 연무장 5가길 25, 성수역 SK V1 Tower 1507호 (성수동 2가 315-61)
전화 (02) 922-7080
팩스 (02) 922-0841
이메일 nrpub@naver.com
홈페이지 www.nrbooks.kr

ISBN 978-89-5741-751-5

정가 60,000원

서 문

재활의학은 기능저하나 기능장애 등을 운동기능훈련에 의해 회복시켜 ADL(activities of daily living, 일상생활동작)을 향상시키는 요법입니다. 이 분야는 치료의학, 예방의학에 이어 '제3의 의학'이라고 불리고 있습니다. 성인이나 고령자의 기능저하에 대해 의사와 함께 언어청각사, 작업요법사, 이학요법사, 간병복지사 등 여러 직종이 협력하여 역할을 담당하고 있습니다.

치과계로 눈을 돌리면 현재 상태에서는 일부의 치과의사나 치과위생사가 고령자를 대상으로 한 구강 관리 및 섭식·연하 재활요법을 담당하고 있을 뿐입니다. 하지만 2018년 4월, 치과진료보험 개정으로 새롭게 어린이의 구강기능발달부전증에서부터 성인이나 고령자의 구강기능저하증까지, 라이프 스테이지별로 구강 기능관리를 추진하도록 점수화가 이루어졌습니다. 이를 계기로 구강기능훈련에 대한 관심이 더욱더 높아질 것으로 여겨집니다.

초고령 사회에서 '오럴프레일'의 징후를 나타내는 환자에 대한 대책으로 구강기능훈련의 효과가 인식되고 있습니다. 또한 MCI(mild cognitive impairment, 경도 인지장애)에 대해서도 구강기능훈련을 하는 것이 인지기능의 유지·향상에 효과가 있다는 증거가 있습니다. 게다가 젊은이들의 구강기능발달부전에 대해서도 구강기능의 건전한 발달을 촉진하려는 흐름을 보이고 있습니다. 즉 현대는 영유아기·학령기부터 성인기, 고령기를 통해서도 구강기능의 유지·향상을 위해 접근하는 것이 필요한 시대입니다. 이러한 것은 저출산 고령사회를 맞이한 우리가 직면하는 과제입니다.

MFT(oral myofunctional therapy, 구강근기능요법)는 종래 소아치과, 교정치과 분야에서 주로 지도해 온 구강기능훈련의 일종입니다. 구강기능훈련에서는 타 직종과의 협력이 필요하지만, 구강 전문가인 치과 의사나 치과위생사가 중심이 되어 담당할 것이 요구되고 있습니다. 왜냐하면 구강기능은 인간이 살기 위해서 반드시 필요한 '먹고', '마시고', '말하고', '호흡하는' 것으로, 구강기능훈련을 함으로써 보다 건강하게 수명 연장에 기여하는 것이 치과의 중요한 역할이기 때문입니다.

이 책에서는 독자가 이해하기 쉽도록 라이프 스테이지별 구강기능에 관한 여러 가지 문제를 Q & A형식으로 채택하였습니다. 임상에 도움이 되는 힌트로서 '구강기능을 어떻게 육성할 것인가', '구강기능을 어떻게 보고, 어떠한 훈련을 실시할 것인가' 등이 발달단계 및 라이프 스테이지별로 구성되어 있습니다. 또한 관련 서적으로는 처음으로 MFT 훈련에 사용되는 근육에 대해 기능 해부의 시점으로 2명의 선생님의 해설을 넣는 등 구강기능과 관련된 폭넓은 내용을 다루었습니다.

향후 구강기능훈련이 치과의료의 부가가치를 높여 건강 지원의 수단으로서 더욱더 활용되기를 기대하고 있습니다. 이 책이 독자 여러분에게 참고가 된다면 집필자들의 기쁨입니다.

2018년 11월

집필자 일동

집필자 일람

◉ 편저자

오노 토시히데(大野粛英) 요코하마시 고호쿠구 오노 교정 클리닉 치과의사

야마구치 히데하루(山口秀晴) 도쿄도 스기나미구 야마구치 치과·교정 치과 치과의사

카노미 류조(嘉ノ海龍三) 효고현 히메지시 카노미 교정·소아 치과 클리닉 치과의사

다카하시 오사무(高橋治) 도쿄도 세타가야구 다카하시 교정치과 클리닉 치과의사

하시모토 리츠코(橋本律子) 요코하마시 고호쿠구 오노 교정 클리닉 치과위생사

◉ 집필자(집필순)

히로나카 쇼지(弘中祥司) 쇼와대학 치학부 스페셜니즈 구강의학강좌 구강위생학부문 교수

아베 신이치(阿部伸一) 도쿄치과대학 해부학강좌 교수

타마츠 유이치(田松裕一) 가고시마대학 대학원 의치학종합연구과 해부법치학분야 교수

다카하시 시게키(高橋滋樹) 가나가와현 친노시 다카하시 교정치과 치과의사

가와바타 요리코(川端順子) 효고현 히메지시 카노미 교정·소아 치과 클리닉 치과위생사

이노우에 미츠코(井上美津子) 쇼와대학 치학부 소아성육치과학강좌 객원교수

모기 에츠코(茂木悦子) 도쿄치과대학 객원교수, 도쿄도 분쿄구 시라야마 키린 어린이 교정치과 치과의사

사이토 카즈마사(齊藤一誠) 니가타대학 대학원 의치학종합연구과 구강건강과학강좌 소아치과학분야 준교수

츠치야 사야카(土屋さやか) 요코하마시 고호쿠구 오노 교정 클리닉 치과위생사

이마무라 미호(今村美穂) 야마나시현 고후시 M.I.H.O. 교정치과 클리닉 치과의사

테라다 노리애(寺田典絵) 도쿄도 주오구 긴자 쓰기토오리 사유미 교정치과 덴탈 클리닉81 치과위생사

하나다 미노리(花田三典) 요코하마시 미나토키타구 오노 교정 클리닉 치과위생사

이시이 다케노부(石井武展) 도쿄치과대학 치과교정학강좌 강사

고바야시 마사유키(小林正幸) 도쿄학예대학 교육실천연구지원센터 교수

사토미 유우(里見優) 야마가타시 사토미 교정치과 클리닉 치과의사

시미즈 키요에(清水清恵) 도쿄도 에도가와구 시미즈 치과 클리닉 치과의사

카사이 카즈키(葛西一貴) 일본대학 마츠도 치학부 치과교정학강좌 교수

야마시타 유카리(山下夕香里) 테이쿄 헤이세이대학 건강 메디컬 학부 언어청각학과 교수

타케이 요시코(武井良子) 쇼와대학 치과병원 구강재활과 언어청각사

사토 가오리(佐藤香織) 쇼와대학 치과병원 치과위생실 치과위생사

미즈노 히토시(水野均) 나가노현 우에다시 의료법인 미즈노 교정치과 치과의사

미즈노 타카오(水野高夫) 나가노현 우에다시 의료법인 미즈노 교정치과 치과의사

사와 슈이치로(澤秀一郎) 니가타현 나가오카시 사와 교정치과의원 치과의사

기타자와 마사코(北澤真佐子)　니가타현 나가오카시 사와 교정치과의원 치과위생사

아유세 세츠코(鮎瀨節子)　도쿄도 오타구 아이요세 교정치과 치과의사

모리시타 다쿠(森下格)　후쿠오카현 구루메시 사회의료법인 눈의 성모회 성마리아병원 교정치과 진료부장, 치과의사

후나키 준조(船木純三)　도쿄도 마치다시 후나키 교정치과 치과의사

이노우에 카즈(井上和)　K's seminer 주재 치과위생사

다카하시 미야코(高橋未哉子)　도쿄도 세타가야구 다카하시 교정치과 클리닉 치과위생사

다치키 치에(立木千恵)　도쿄치과대학 치과교정학강좌 강사

스에이시 겐지(末石研二)　도쿄치과대학 치과교정학강좌 교수

카와이 사토시(河井聡)　도쿄도 니시토쿄시 야마구치 치과 치과의사

야마구치 요리(山口美子)　도쿄도 니시토쿄시 야마구치 치과 치과위생사

이시노 요시오(石野善男)　도쿄도 세타가야구 후타고마가와가든 교정치과 치과의사

이시노 유미코(石野由美子)　도쿄도 세타가야구 후타고마가와가든 교정치과 치과위생사

사카모토 테루오(坂本輝雄)　도쿄치과대학 치과교정학강좌 강사

Joy Lea Moeller　BS, RDH.

Samantha Weaver　MS

쿠로이와 쿄코(黒岩恭子)　가나가와현 지가사키시 무라타 치과의원 치과의사

사이토 이치로(斎藤一郎)　츠루미대학 치학부 병리학강좌 교수

미즈구치 슌스케(水口俊介)　도쿄의과치과대학 대학원 고령자치과학분야 교수

Julie Zickefoose　Academy of Oral Myofunctional Therapy International

오노 유키코(大野由希粛)　요코하마시 고호쿠구 오노 교정 클리닉 치과의사

역자 서문

전례 없었던 코로나19 확산으로 건강이 무엇보다 중요한 시대가 도래한 것 같습니다. 건강이란 의미 중에서도 치과와 관련된 구강건강이라는 부분에서 좋은 구강근기능이 평상시에 잘 영위되고 있다는 것이 치과 종사자를 포함한 모두에게 더욱 중요한 것 같습니다.

“라이프 스테이지에 따른 최신 MFT”는 해부학 교수님을 포함해 치과의 여러 분야의 전문가 선생님들이 구강근기능이라는 관점에서 의견을 같이한 책입니다. 특히 해부학 교수님의 도해 부분을 보면, 지금까지 잘 알려지지 않았던 구강 내 여러 근육들의 체계적인 움직임들이 이해하기 쉽게 설명되어 있어, 조금은 객관성이 부족했던 부분에 대한 이해를 도모한 점이 상당히 훌륭하다고 여겨집니다.

구강근기능을 좌우하는 구강 내의 여러 근육들은 대퇴근 등의 큰 근육과 비교하면 상당히 작은 근육이지만, 이 작은 근육들이 적절히 활성화되어 바르게 쓰이는 경우와 그렇지 못한 경우에는 큰 차이가 있습니다. 이러한 작은 구강 내 근육들이 적절한 움직임을 영위하지 못한다면, 저작·연하·발음·호흡 등을 포함한 정상적인 구강기능을 수행하는 데 많은 지장을 초래하게 되고, 그 결과, 섭식·연하 장애를 포함해 지속적인 구강근기능장애로 말미암아 부정교합으로까지 이어지게 됩니다.

따라서 형태적인 변화를 추구하는 치아교정치료를 통해 구강기능이 자연스럽게 따라오는 경우도 있지만, 그렇지 못할 경우에는 치아교정치료가 잘 안 되거나 교정치료 후에 재발이 일어나는 등의 여러 가지 문제를 일으킬 수 있습니다. 무엇보다 바람직한 구강 내 근육의 움직임에 대한 이해가 없이 치과진료를 함으로써, 환자의 건강 측면에서도 결코 도움이 되지 않는다고 생각합니다.

치과의사로서, 교정전문의로서 환자가 예쁘고 가지런한 치열과 함께 밝은 미소로 병원을 찾아주는 것으로도 직업적인 보람을 느끼지만, 적극적인 구강근기능 훈련을 통해 비호흡이 익숙해지고 항상 촉촉한 입술로 내원하면서 예전보다 코로 숨 쉬는 것이 편안해졌다거나, 좀 더 바른 자세를 유지하려고 노력하는 환자의 모습에서 더욱 건강해지는 느낌이 들어 직업적으로 더욱더 큰 보람을 느낍니다.

이 책을 통해 잘 알려지지 않은 구강근기능을 여러 선생님들이 이해하는 데에 도움이 된다면, 역자로서 큰 보람을 느낄 것 같습니다.

2020년 가을에

이 은 희

역자 약력

이 은 희

단국대학교 치과대학 졸업

일본 TSURUMI 대학 교정과 수련 및 박사 취득

분당제생병원 교정과 과장 역임

이대목동병원 외래교수 역임

(현) 대한치과교정학회(KAO) 학술위원, 평의원

(현) 한국임상교정치과의사회(KSO) 정회원, 국제이사

(현) 한국구강근기능연구회(KSOMFT) 회장

(현) 바른해치과 원장

목차

INTRODUCTION

라이프 스테이지에 따른 MFT의 활용

01 MFT의 기초지식

다카하시 오사무(Osamu Takahashi) 치과의사, 다카하시 교정치과 클리닉

MFT란

MFT(구강근기능요법, oral myofunctional therapy)란, '치아가 장기간 바른 위치를 유지하기 위해 구강주위근의 기능을 정돈하기' 위한 훈련법입니다.

치열이나 악골의 성장·발육은 부모로부터 물려받은 유전적 인자와 비유전적인 환경인자의 영향을 받습니다. 또한 구강주위근의 기능 부조화는 부정교합을 발생시키는 환경인자로 작용합니다. 그 이유는 치열·악골은 근육으로 둘러싸여 있고, 항상 근육으로부터 압력을 받고 있기 때문입니다(그림 1). 교정장치에 의해 치아에 힘을 가하면 치아가 움직이는 것처럼, 구강 주위의 근육으로부터 치아에 가해지는 힘에 따라서도 치아의 이동이 생깁니다.

치열의 외측에는 입술이나 뺨, 내측에는 혀가 있습니다. 항상 입술을 벌리고 있거나 혀가 치아를 전방으로 밀어내면, 근육이 치아에 가하는 압력에 불균형이 생겨 치아가 바람직하지 않은 방향으로 이동하여 부정교합이 발생합니다(그림 2). 또한 교정장치를 사용하여 치아를 바른 위치로 이동해도 근육으로부터 압력의 불균형이 개선되지 않는다면 치아는 원래의 위치로 돌아갑니다[재발(relapse)].

치열에 악영향을 미치는 근기능의 문제는 이전부터 '혀 습관(tongue habit)', '혀 돌출(tongue thrust)', '이상연하(abnormal swallowing)', '구강근기능장애(oral myofunctional disorders)' 등으로 불리며, 바른 치열

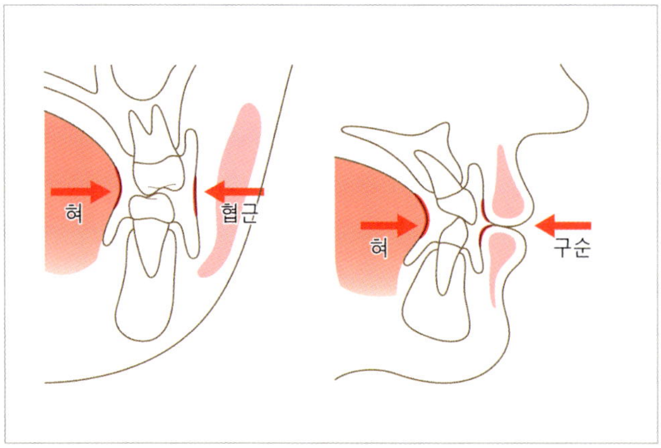

그림 1. 치열·악골은 근육으로 둘러싸여 있고, 항상 근육으로부터 압력을 받는다.

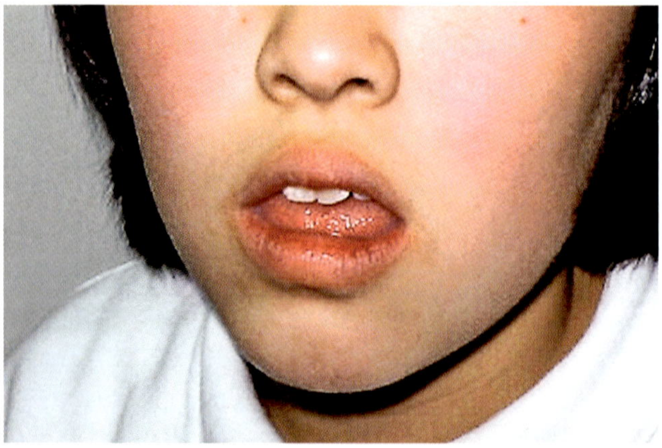

그림 2. 입술 및 혀의 기능에 문제가 있는 상태. 입술은 벌어지고 혀가 이완되어 있다.

및 교합을 얻으려고 하는 환자와 교정치과 의사를 곤란하게 했습니다.

MFT는 이러한 근기능에 기인하는 치과적인 문제를 해결하기 위해서 개발된 훈련법입니다[1-10]. MFT에 의해 구강주위근의 기능을 개선하고, 치아에 가해지는 근압의 균형을 정돈하는 것으로 치아는 장기간 올바른 위치를 유지할 수 있게 됩니다. **MFT의 목적이란, '구강주위근의 기능 부조화를 제거하는 것에 의해서 치열의 정상적인 형태를 유지하기 위한 환경 조성'이라 할 수 있습니다**(그림 3).

MFT의 효과: 기능·형태의 양면 접근법

MFT를 실시함으로써 교정장치를 사용하지 않고 치열이 정상적인 형태로 유도되는 경우가 있습니다. 그림 4는 초진 시 10세 여아로서 전치의 피개가 얕고, 전치의 치열에 약간의 총생이 있습니다. 구호흡, 입술을 벌린 채로 쩝쩝 소리를 내며 먹는 습관, 발음 시에 혀가 상하 전치 사이로 끼어드는 현상(치간화 구음)을 보였습니다. 2~4주에 1회 내원으로 MFT를 지도하고, 집에서 매일 MFT 훈련을 계속하여 입술을 다물고 어금니로 잘 씹어 먹는 습관이 몸에 배어 기능개선을 동반함으로써, 치열이 자연스럽게 정돈되기 시작하였습니다. 지도 개시 후 2년 반 만에 올바른 저작·연하·발음·호흡 습관이 얻어져 교정장치를 사용하지 않고도 치열·교합이 자연스럽게 개선되었습니다. 초진 시 이부의 주름이 있고 구각이 내려가 있었지만, 지도 후에는 아름다운 입으로 변화되었습니다(그림 5). 이렇게 구강기능과 치열·교합은 깊은 관계가 있기

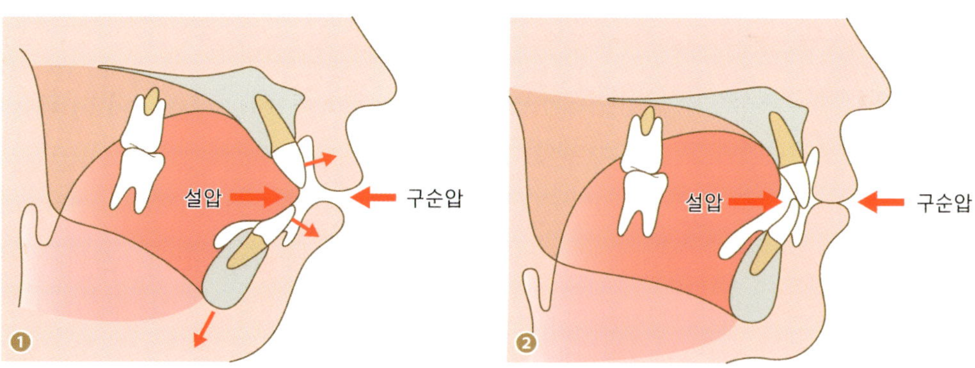

그림 3. MFT의 목적. ❶ 구강주위근의 근압 균형이 무너지면, 치아는 정상적인 위치를 유지할 수 없다. ❷ MFT는 '치열의 정상적인 형태를 유지하기 위한 환경 만들기'이다.

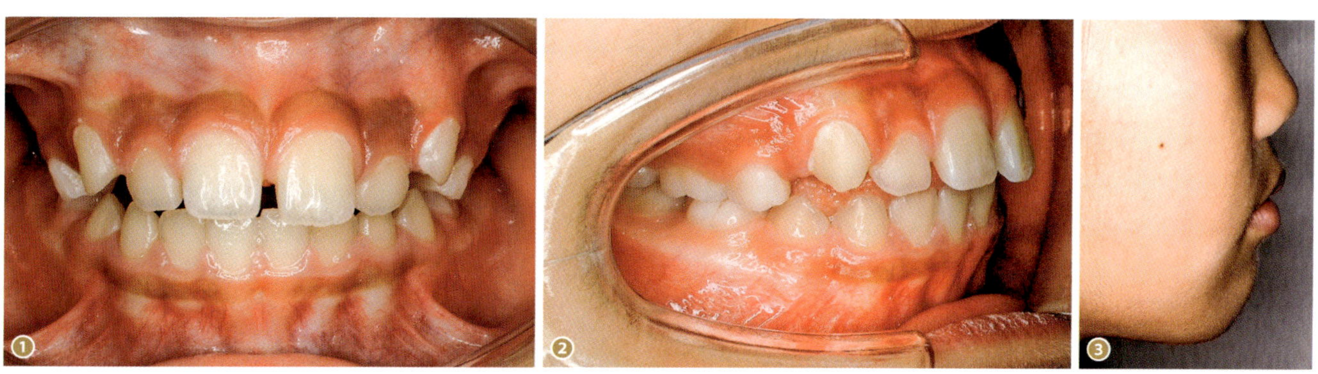

그림 4. MFT에 의한 치열의 유도 1. ❶, ❷ 10세 여아. 초진 시의 교합 상태(정면 및 우측 모습). ❸ 초진 시의 측모.

때문에, 근압의 균형을 개선하는 것으로 치아는 좋은 위치를 유지할 수 있게 됩니다.

또한 교정치료와 MFT를 병용함으로써 치료 후 치열의 장기 안정성을 얻을 수 있게 됩니다. 그림 6은 초진 시 13세 여아로 총생, 개방교합, 돌출감, 구호흡, 저위설, 저작·연하·발음 시의 혀 돌출 등이 있습니다. 멀티브래킷 장치와 MFT를 병용하여 교정치료를 한 결과, 치료를 시작하고 약 2년 후에 치열·교합이 개선되고 구강기능도 양호하게 개선되었습니다. 치료 전에는 구순의 돌출감이 있어 구각이 내려간 'ㅅ자 입'이었지만, 치료 후 개선되어 온화한 표정이 되었습니다. 교정치료 종료 후 15년 이상 경과 시에도 치열·교합이 잘 유지되고 있었습니다.

MFT의 구성

MFT는 ① 각각의 근육훈련, ② 저작·연하·발음 훈련, ③ 자세위 훈련 등 3가지의 요소로 구성되어 있습니다.

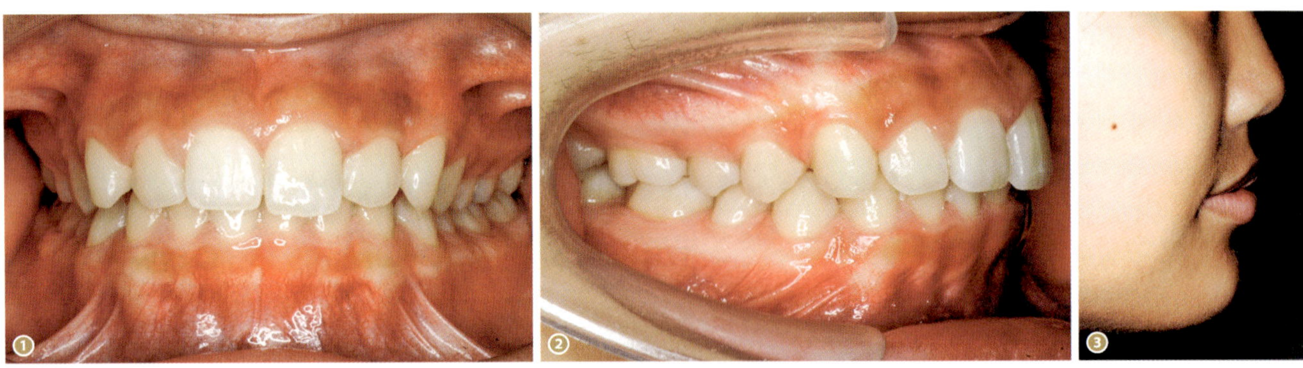

그림 5. MFT에 의한 치열의 유도 2. ❶, ❷ 초진으로부터 5년 경과 시의 교합 상태(정면 및 우측 모습). ❸ 5년 경과 시 측모.

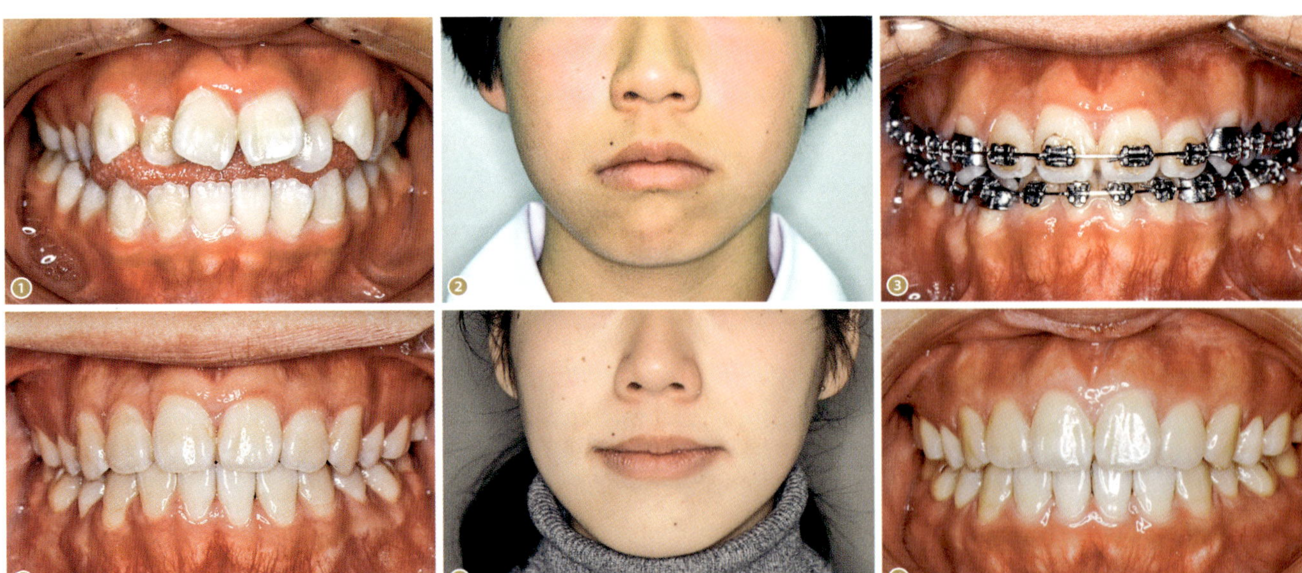

그림 6. 교정치료와 MFT를 병용한 증례. ❶, ❷ 13세 여아. 초진 시의 교합 상태 및 구순. ❸ 교정치료 개시 2년 후. ❹, ❺ 교정치료 및 MFT 종료 후의 교합 상태 및 구순. ❻ 치료종료 15년 후의 교합 상태.

1) 각각의 근육훈련

각각의 근육훈련에서는 혀, 구순, 연구개, 저작근 등 각각의 근육기능을 개선합니다. 여기서 말하는 '개개의 근육'이란 해부학적 분류(명칭)가 아닌 혀의 각 부분, 즉 '설첨', '혀 측방부', '혀 중앙부', '설근부' 및 '구순', '저작근군' 등 특정한 동작을 할 때 움직이는 근육군을 말합니다. 근육의 힘을 강하게 하는 것뿐만 아니라 긴장하고 있는 근육을 이완시켜 전체적으로 조화를 이룬 상태를 목표로 합니다.

2) 저작·연하·발음 훈련

저작·연하·발음의 훈련에서는 이러한 구강기능의 종합적인 개선을 도모합니다.

3) 자세위 훈련

자세위의 훈련에서는 안정 시에 항상 입술, 혀 및 하악이 바른 위치에 있는 것, 즉 ① 입술은 이완된 상태로 다문 채 비호흡을 하고, ② 혀는 구개에 이완된 상태로 거상하며, ③ 상·하 치아는 떨어져 있는 상태를 목표로 합니다(그림 7).

'입의 자세' — 3가지 포인트

- 입술은 안정 시에 이완된 상태로 다물고, 코로 호흡한다.
- 혀는 안정 시에 구개에 이완된 상태로 거상한다.
- 상하 치아는 안정 시에 조금 떨어져 있고, 연하의 순간에만 접촉한다.

'코로 호흡, 혀는 위턱에, 치아는 떨어지게'

그림 7. 바른 자세위(입의 자세)의 3가지 포인트.

또 필요에 따라 호흡, 자세, 태도, 구강습관 등에 대한 지도를 추가합니다. MFT의 지도는 개개의 환자 상태에 맞춰서 하지만, 전형적인 순서가 기재된 워크북[11,12]이 출판되어 있으므로 지도자를 위한 책을 참조하면서 실시하면 더욱 좋습니다. MFT의 훈련이 너무 많아 보일 수 있지만, 같은 훈련의 반복이 많아(그림 8) 순서에

레슨 구성의 한 예

많은 것처럼 보이지만, 실제는 같은 연습의 반복이다.

Lesson 1	Lesson 2	Lesson 3	Lesson 4
1. 팁 앤드 미드 포인트	1. 오픈 앤드 클로즈	1. 오픈 앤드 클로즈	1. 오픈 앤드 클로즈
2. 스폿	2. 캇 스왈로(b)	2. 스쿼트 스왈로(a)	2. 스쿼트 스왈로(a)
3. 포핑	3. 슬러프 스왈로(a)	3. 슬러프 스왈로(b)	3. 써킹 스왈로(a)
4. 캇 스왈로(a)	4. 써킹 사운드(a)	4. 써킹 사운드(b)	4. 트랩 워터
5. 바이트 앤드 마사지	5. 바이트 앤드 마사지	5. 드래그 백	5. 드래그 백
6. 입술 운동	6. 입술 운동	6. 입술 운동	6. 입술 운동
7. 자세	7. 자세	7. 자세	7. 자세

Lesson 5	Lesson 6	Lesson 7	Lesson 8
1. 오픈 앤드 클로즈	1. 오픈 앤드 클로즈	1. 오픈 앤드 클로즈	1. 오픈 앤드 클로즈
2. 스쿼트 스왈로(a)	2. 스쿼트 스왈로(a)	2. 스쿼트 스왈로(a)	2. 콰이어트 서킹
3. 써킹 스왈로(b)	3. 써킹 스왈로(b)	3. 콰이어트 서킹	3. 스쿼트 스왈로(b)
4. 트랩 스왈로(a)	4. 트랩 스왈로(b)	4. 트랩 스왈로(b)	4. 쉽 바이 쉽
5. 소프트 푸드	5. 건포도 연습	5. 스낵 프랙티스(a)	5. 스낵 프랙티스(b)
6. 입술 운동	6. 입술 운동	6. 입술 운동	6. 입술 운동
7. 자세	7. 자세	7. 자세	7. 자세

레슨 흐름의 한 예

목적별로 본 경우

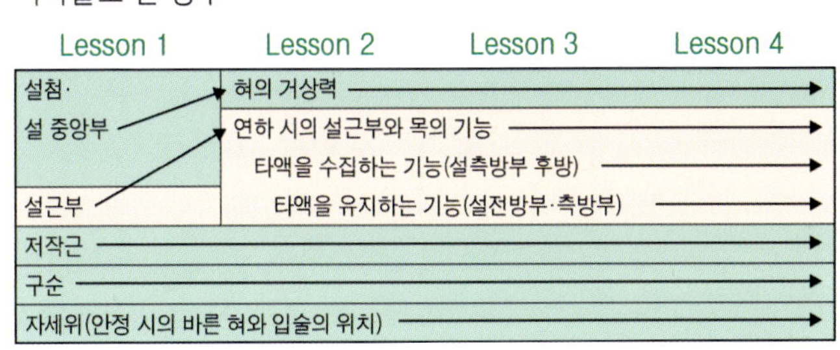

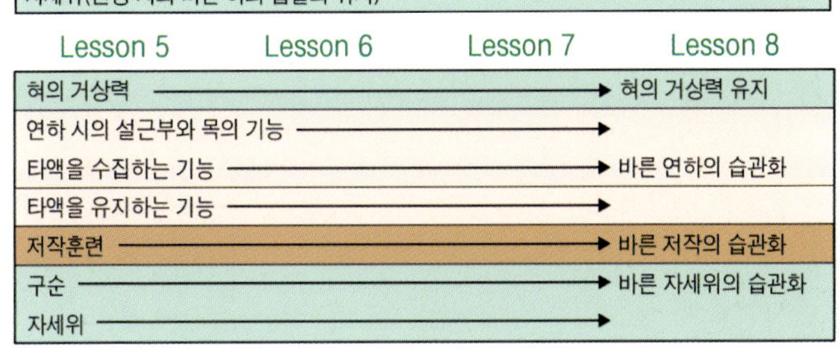

'같은 기초훈련' □의 반복과, '바른 연하' □ 및 '바른 저작' □의 훈련으로 구성된다.

그림 8. 레슨의 구성과 전체적인 흐름의 한 예[11,12].

따라 무리 없이 지도할 수 있도록 구성되어 있습니다. 같은 훈련의 반복에 의해 바른 근육의 움직임을 '몸으로 기억하게' 함으로써 습관화가 가능하게 됩니다.

MFT의 대표적인 훈련

MFT의 3가지 구성요소

① 각각의 근육훈련

② 저작·연하·발음 훈련

③ 자세위 훈련

※ 주된 MFT 훈련의 상세한 내용은 p.31~ '**MFT에 관여하는 근육**'의 **일러스트가 들어간 설명을 참조.** 또한 기존의 서적에 따라서는 훈련의 명칭이 다른 경우에 다음과 같이 기재하였다.

1) 각각의 근육훈련

엑서사이즈	목 적	방 법
팻텅·스키니텅(p.31 참조)	혀를 편평하게 하거나 뾰족하게 하는 힘과 감각을 기른다.	입을 크게 하고, 혀를 전방으로 내밀어 편평하게 하거나 뾰족하게 하는 것을 반복한다.
립 트레이서(p.32 참조)	혀의 컨트롤을 개선하고, 설첨을 원하는 위치에 두는 것이 가능하도록 한다.	설첨을 구순의 윤곽을 따라서 움직인다.
팁(팁 앤드 스틱)(그림 9)	혀를 뾰족하게 하는 힘과 감각을 기른다.	혀를 뾰족하게 하여 전방으로 내밀고, 입 앞에 수직으로 위치시킨 스틱을 누른다.
미드 포인트(미드 앤드 스틱)(그림 10)	혀 중앙부를 거상하는 힘과 감각을 기른다.	혀 중앙부를 스틱으로 눌러 내리는 힘에 저항하여 혀 중앙부를 들어 올린다.
사이드 텅 레지스턴스(사이드 앤드 스틱)	혀 측방부의 기능과 감각을 기른다.	혀 측방부에 스틱을 대고, 스틱에 저항하며 측방으로 누른다.
스폿(스폿 포지션)(p.34 참조)	연하 시 및 안정 시에 설첨을 위치시키는 장소(스폿)를 기억한다.	절치유두 후방부에 스틱과 설첨을 교대로 댄다.
부르부르 스폿(와글 스폿)	혀의 조절능력을 향상시키고, 설첨을 스폿에 대는 것이 가능해지도록 한다.	입을 벌린 채로 혀를 좌우로 흔들다가 스폿에 댄다.
팁 스틱(팁 앤드 스틱)	설첨을 스폿에 위치시키는 힘을 기른다.	스폿과 설첨 사이에 스틱을 유지한 상태를 1분간 유지한다.
포핑(텅 포핑)(p.38 참조)	혀 전체를 구개에 거상하는 힘과 감각을 기르고, 설소대를 늘린다.	혀를 구개에 빨아올린 채로 입을 크게 벌려, 설소대를 늘린 후에 혀를 떨어뜨린다.
오픈 앤드 클로즈(p.35 참조)	혀 전체를 구개에 거상하는 힘과 감각을 기르고, 설소대를 늘린다.	혀를 구개에 빨아올린 채로 입을 크게 벌렸다 다물었다 하여 설소대를 늘린다.
텅 드래그(드러그 백)(p.36 참조)	혀의 거상력을 강화한다.	입을 벌리고, 혀 전체를 구개에 거상한 채 후방으로 천천히 미끄러뜨린다.
바이트(바이트 앤드 마사지)(p.37 참조)	저작근의 기능을 정돈한다.	상하 치아로 릴리프 웨이퍼를 꽉 물었다가 힘을 뺐다가 한다.
가글 스톱(가글·스톱)(p.33 참조)	설근부 및 연구개의 기능을 정돈하는 것과 함께 비호흡의 감각을 기른다.	머리를 들고 입으로 가글하면서 도중에 코로 호흡한다.
립 엑서사이즈(입술의 스트레칭)	입술의 기능과 형태를 정돈한다.	입술의 스트레칭 및 구순력 강화를 위해 몇 가지 연습 방법을 선택한다.

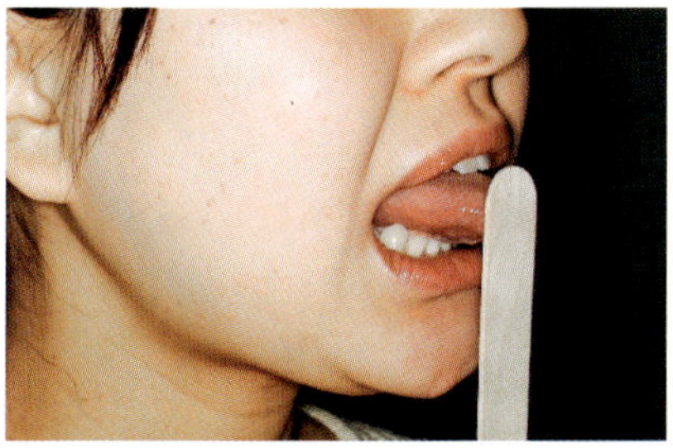

그림 9. 팁.

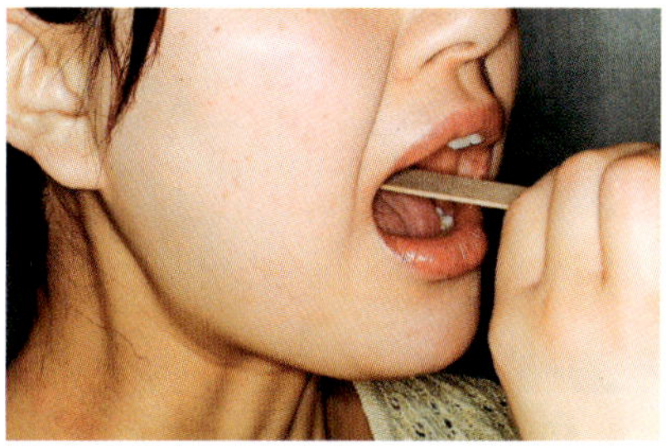

그림 10. 미드 포인트.

2) 저작·연하·발음 훈련

엑서사이즈	목 적	방 법
캇 스왈로('캇' 스왈로) (p.39 참조)	연하 시(구강기) 설근부와 연구개의 움직임을 기억한다.	'캇'이라고 발음할 때 설근부의 움직임을 확인한 후, 스프레이로 물을 뿌리고 연하한다.
슬러프 스왈로(p.38 참조)	물을 빨아들여 혀 위로 모으고, 목을 사용하여 연하하는 기능과 감각을 기른다.	구각에서 스프레이로 물을 뿌리고, 숨을 쉬는 동작에 의해 물을 모아 연하한다.
바이트 팝(바이트 팝스)	연하 시에 구치의 교합과 함께 혀를 구개에 거상하는 감각을 기른다.	교합과 동시에 혀를 구개에 빨아올린 채로 입을 크게 벌리면서 혀를 떨어뜨린다.
트랩 워터(트랩 스왈로)	연하 시에 설배와 구개 사이에 물을 유지하는 힘과 감각을 기른다.	설배와 구개 사이에 물을 유지(트랩)한 후에 연하한다.
써킹 사운드(써킹)	타액을 수집할 때 혀 측방부의 움직임을 기억한다.	혀 측방부로 상악 구치부 치은측의 구개를 비스듬하게 후방을 향해서 문지르면서 소리를 낸다.
써킹 스왈로	타액을 수집할 때 혀 측방부의 움직임을 기억한다.	구각에 스프레이로 물을 뿌리고, 써킹 사운드의 동작에 의해 물을 모으고 연하한다.
스쿼트 스왈로(스왈로)	연하 시(구강기)에 설배를 거상시키는 동작을 기억한다.	입을 벌린 채 스프레이로 구개를 향해 물을 뿌리고, 혀를 거상하여 연하한다.
쉽 바이 쉽(드링킹)(그림 11)	일상의 바른 연하를 기억한다.	컵의 물을 한 모금씩 마신다.
소프트 푸드	설배에 유지(트랩)시킨 식괴를 바르게 연하하는 움직임을 기억한다.	설배와 구개 사이에 요구르트를 유지한 후에 연하한다.
건포도 연습(그림 12)	대구치부로 저작하는 움직임을 기억한다.	이쑤시개를 사용하여 건포도를 대구치의 교합면에 두고, 대구치만으로 저작하여 연하한다.
스낵 프랙티스(푸드 트레이닝)(그림 13)	여러 가지 음식을 바르게 저작·연하하는 기능과 감각을 길러 습관화한다.	수분이 많은 음식 및 건조한 음식을 지금까지 연습한 동작으로 바르게 먹는다.
발음연습	발음 시 구강주위근의 기능을 정리한다.	치열 형태에 악영향을 미치지 않도록 발음하는 방법을 연습한다.

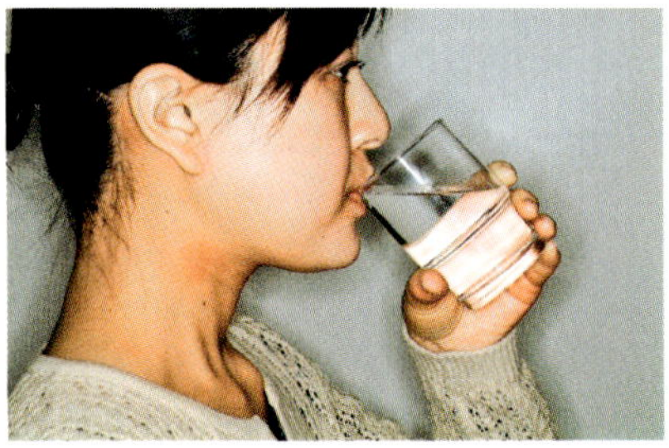

그림 11. 쉽 바이 쉽.

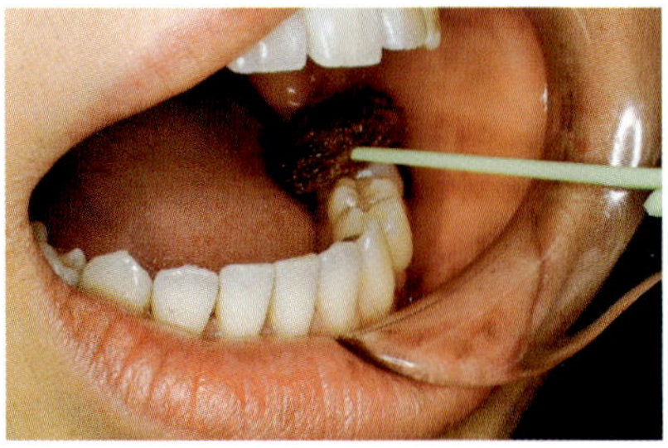

그림 12. 건포도 연습.

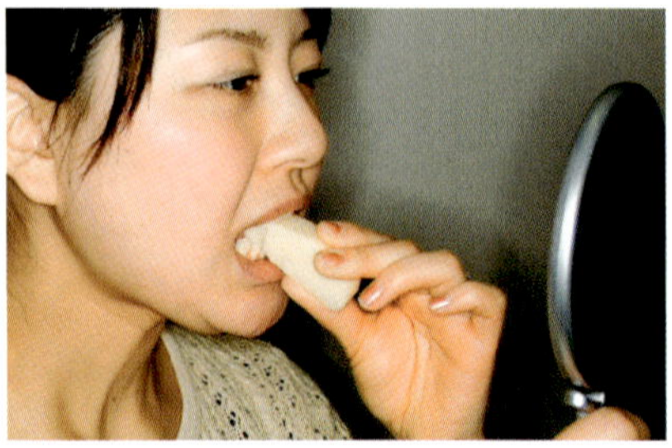

그림 13. 스낵 프랙티스.

3) 자세위 훈련

엑서사이즈	목 적	방 법
호흡훈련	구호흡을 억제하고 비호흡을 촉진한다.	비기도로 공기가 흐르는 감각을 기억하는 것과 함께 비호흡의 방법을 연습한다.
자세(그림 14)	안정 시에는 입술·혀·하악이 바른 위치에 있는 것을 습관화한다.	'코로 호흡, 혀는 위턱에, 치아는 떨어지게'라는 바른 자세위를 유지하기 위한 훈련이다.

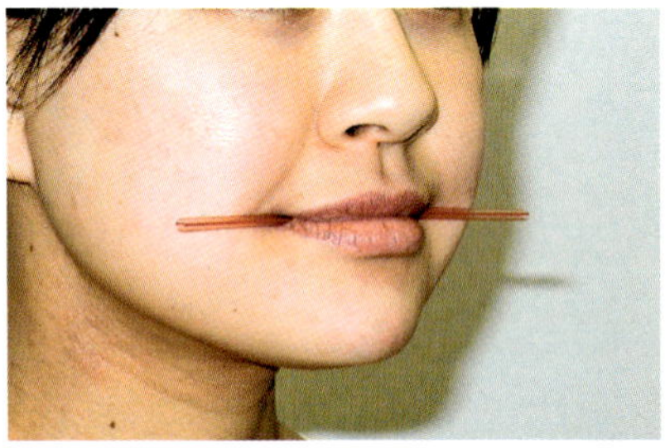

그림 14. 자세.

MFT의 응용

MFT는 교합을 좋게 하거나 교정치료의 결과를 양호하게 하는 것을 목적으로 주로 소아치과 및 교정치과 분야와 함께 발전해왔습니다. 그러나 최근에는 치과 외 분야로의 응용도 시도되고 있습니다.

1) 치태 조절의 향상

MFT에 의해 입술을 다물고 제대로 씹는 습관이 몸에 익으면, 타액분비의 촉진이나 구순에 의한 치면 청소 작용에 의해 구강 내의 자정작용이 증진되어 치태 조절의 향상에 도움이 됩니다.

2) 치주치료의 도움

구순폐쇄의 습관화에 의해 잇몸에 대한 외기의 악영향 제거, 치아에 가해지는 근압의 컨트롤에 의한 치아 동요의 경감 등 치주치료에 도움이 됩니다.

3) 이갈이 경감

안정 시 구순과 혀의 바른 위치와 안정위 공극의 유지를 기억하는 것은 이갈이 및 TCH(tooth contacting habit, 상하 치열 접촉 습관)의 경감에 도움이 되어 의치 장착의 곤란, 보철물 파손, 지각 과민, 설통증 등을 완화시키는 데 도움이 됩니다.

4) 외과적 처치 전후의 기능개선 훈련

악변형증에 대한 외과적 교정치료, 설소대절제술, 구순열·구개열 수술 등의 외과적 처치 전후의 기능개선 훈련에도 MFT가 응용되고 있습니다.

5) 언어치료의 도움

혀나 구순의 기능 자체에 문제가 있는 경우에는 구음 훈련에 MFT를 응용하는 것에 의해 지도가 원활하게 진행된다고 보고되었습니다.

6) 구강건조증 경감

타액선 마사지나 혀 거상훈련 등 MFT의 응용에 의해 타액분비가 촉진되어 구강건조증을 줄일 수 있다는 보고가 있습니다.

7) 고령자 및 장애인의 QOL, ADL의 향상

식사 중에 침 흘리는 것을 억제하거나, 혀나 구순의 움직임을 좋게 하는 기능훈련 등의 MFT 응용은 고령자 및 장애인의 QOL(생활의 질) 및 ADL(일상생활동작)의 유지·향상에 도움이 됩니다. 안티에이징, 오럴프레일의 방지 등 사회의 요구에 맞춰 MFT의 적용이 가능하다고 여겨집니다.

또한 MFT와 혼동되기 쉬운 분야로서 '섭식·연하 재활(rehabilitation)훈련'이 있습니다. 섭식·연하 재활훈련의 대상이 되는 '섭식·연하 장애'란 음식을 인식하고, 입으로 집어넣고, 씹어 삼키기까지의 어느 단계에 장애가 생기는 것으로 '영양상태의 개선이나 오연·질식을 막는 것'을 목적으로 하는 재활훈련입니다. 이에 반해, **MFT의 대상이 되는 것은 '장애'가 있는 것이 아니라, '먹거나 마실 때 근육의 움직임이 치과적인 문제를 일으키는' 경우입니다.** 저작·연하라는 공통의 분야를 취급하기 때문에 혼동되기 쉽지만 목적이나 접근법이 다릅니다. 또한 MFT의 엑서사이즈 중에는 오연이나 질식을 일으키기 쉬운 것도 있으므로 충분한 주의가 필요합니다.

02 라이프 스테이지에 따른 MFT의 활용

오노 토시히데(Toshihide Ohno) 치과의사, 오노 교정 클리닉

MFT를 둘러싼 현상

최근에는 어린이의 구강기능발달부전이나 고령자의 구강기능저하가 사회적으로 문제가 되고 있습니다. 구강기능의 원활 여부가 전신의 건강상태도 좌우한다고 생각하게 되었기 때문입니다.

어린이의 경우에는 음식의 연식화나 씹는 횟수의 감소, 적절한 식생활 습관이나 운동 습관이 확립되어 있지 않음에 따라, 지금까지 일상생활에서 자연스럽게 획득되었던 구강기능이 충분히 습득되지 못한 아이가 늘어나고 있습니다. 씹는 횟수의 감소는 혀와 구강 주위의 근력저하, 나아가서는 부정교합의 원인이 된다고 생각됩니다.

또한 성인이나 고령자가 운동을 충분히 하지 않는 경우에 몸이 쇠약해지는 것과 같이, 혀나 구강 주위의 근육도 사용하지 않으면 쇠약해집니다. 쇠약해진 신체의 기능을 재활훈련을 통해 회복시키듯이, 혀나 구강 주위의 근육도 기능훈련에 의해 개선시킬 수 있습니다.

2018년에 '**구강기능발달부전증**'과 '**구강기능저하증**'이 국민건강보험에 들어간 것은 구강기능을 중요시하는 치과계의 흐름을 나타내는 패러다임 시프트라고 할 수 있을 것입니다(그림 1).

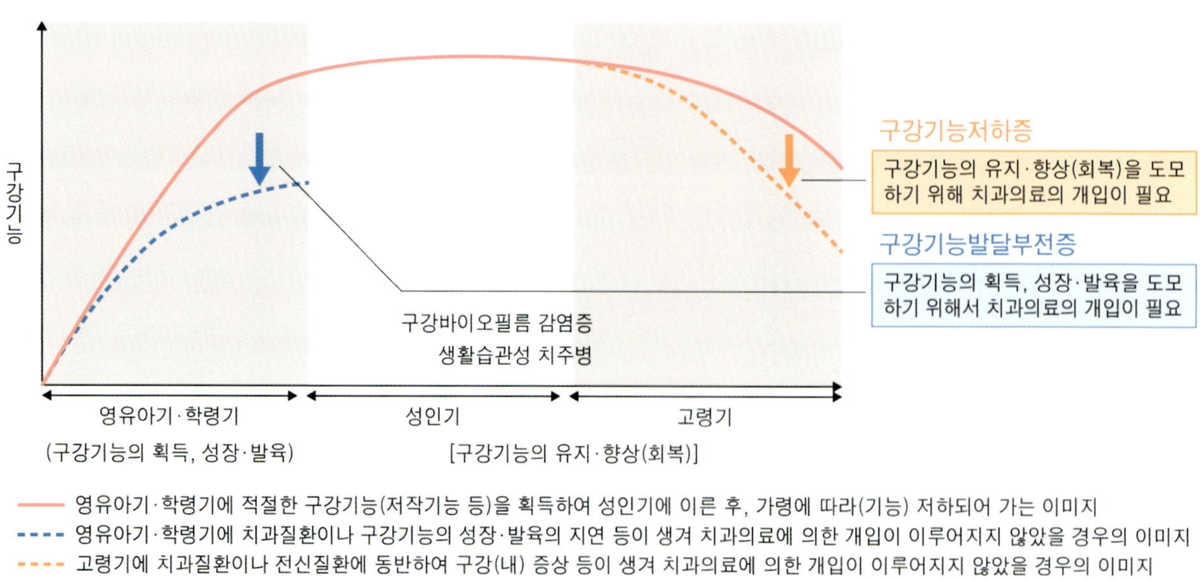

그림 1. 구강기능발달부전증과 구강기능저하증의 이미지(중앙사회보험 의료협의회 총회, 2013년 7월 31일).

새로운 질환명의 도입은 새로운 수요가 창출되는 것으로 이어집니다.

일상생활에서 구강기능은 먹는 것이나 커뮤니케이션을 도우며, QOL(생활의 질) 및 ADL(일상생활동작)에 밀접하게 관련됩니다. **현대는 어린이부터 고령자에 이르기까지 모든 라이프 스테이지에 따른 건강 지원으로서의 '구강기능의 육성과 유지·향상'이 필요한 시대이며, 여러 분야에 MFT가 활용되고 있습니다**(그림 2).

라이프 스테이지에 따른 MFT의 역할

1) 어린이의 구강기능 문제와 MFT

최근에는 어린이에 대한 구강기능의 육성이 주목받게 되었습니다. 소아기에 씹지 않거나, 먹는 방법이 이상하거나, 잘 삼킬 수 없거나, 항상 입을 벌리고 있거나, 발음이 이상하거나 하는 등 여러 가지 문제가 있는 어린이에 대해서 치과의사나 치과위생사가 '구강기능의 발달지원'을 하는 시대가 도래하고 있습니다.

구강기능과 전신건강은 밀접하게 관계되어, 어린이의 구강기능발달부전증을 방치하면 장래에 구강주위근의 쇠약으로 이어질 가능성도 있습니다. 따라서 그 징후를 조기에 발견하여 대처해나갈 필요가 있습니다. 또한 습관은 매일 반복되기 때문에 적절한 구강기능을 조기에 익숙하게 하여 개선함으로써 미래의 건강에도 공헌하게 됩니다.

어린이의 반대교합이나 상악전돌과 같은 형태 이상은 보호자의 눈으로도 판단할 수 있습니다. 그러나 구강기능발달부전증은 보호자가 모르는 경우가 많고, 특히 개방교합 증례에 보이는 이상연하는 순간적인 움

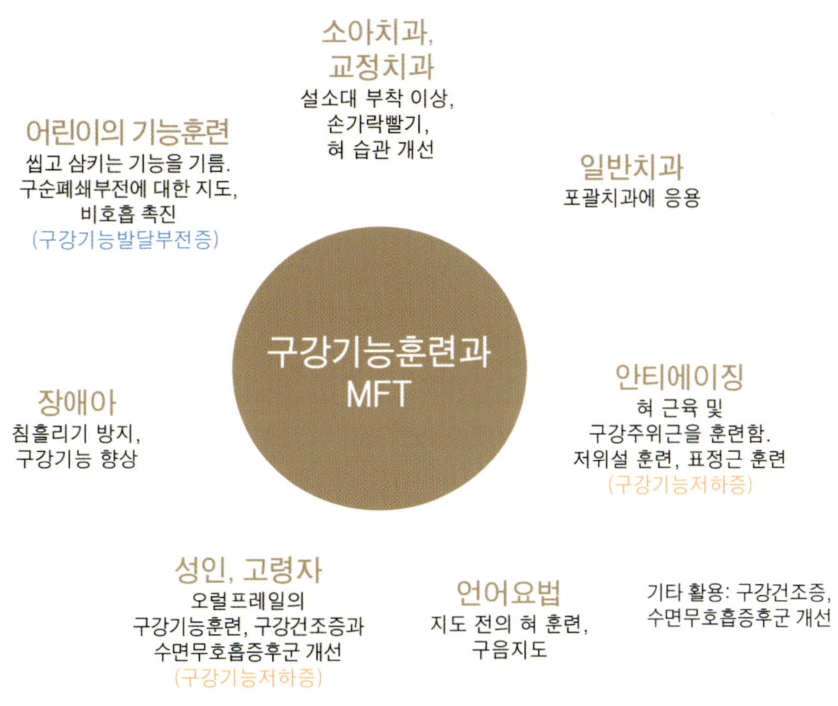

그림 2. 어린이부터 고령자까지 각 라이프 스테이지에서 활용되는 MFT.

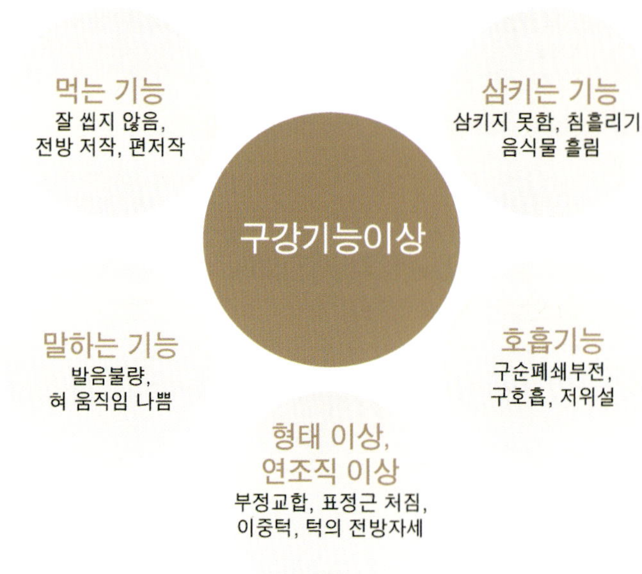

그림 3. 구강기능이상으로 일어나는 문제.

직임이기 때문에 치과의사나 치과위생사라도 판단하기 어렵습니다. 학교 치과 건강검진이나 다니는 치과에서 형태적인 부정교합을 지적받을 수는 있지만, '잘 씹을 수 없다', '삼키는 방법이 이상하다', '발음이 확실치 않다', '입을 다물고 호흡하지 않는다' 등의 구강기능 문제는 보호자가 호소하지 않는 한 거의 지적받지 않습니다. 또한 보호자는 평소 생활에 지장이 없는 한 구강기능에 문제가 있다고 생각하지 않습니다.

습관성 구호흡은 '구순에 조임이 없다', '상순이 짧고 ㅅ 자형으로 올라가 있다' 등 구강주위근의 기능저하를 일으킵니다. 또한 손가락빨기나 혀 습관 등의 구강습관이 있는 경우에는 개방교합 등 부정교합을 일으키게 합니다. 이와 같이 구강의 기능과 형태는 차의 양륜과 같이 관여하며 씹고, 삼키고, 발음하고, 호흡하는 등의 기능도 단독으로 기능하는 것이 아니라 서로 협조하고 있습니다(그림 3).

2) 성인·고령자의 구강기능 문제와 MFT

일본 치과의사회는 고령에 의한 근력이나 운동기능 저하의 전 단계인 구강 주위의 부진을 '오럴프레일'이라고 이름 붙여 조기 발견과 조기 대응을 호소하고 있습니다. '오럴프레일'은 치아상실이나 구강건강에 대한 관심 저하 등을 계기로 시작(전 프레일기)되어, 한층 더 허약화가 진행되면 혀 움직임의 저하, 음식물을 흘리는 것, 약간의 목 메임, 먹을 수 없는 음식 증가 등의 증상이 나타납니다.

이것을 방치하면 씹는 힘의 저하, 혀 움직임의 악화, 먹는 양 감소 등 혀나 입 주위의 근력이나 운동기능 저하로 '살코·로코모기'가 되어, 연하장애나 저작기능부전으로 이행됩니다. 그 결과, 연하장애나 저작기능부전에 빠져(프레일기) 간호가 필요한 상태로 이행하게 됩니다(그림 4)(자세한 것은 p.144의 Column '오럴프레일과 구강기능저하증' 참조).

최근 치과의사나 치과위생사가 실시하는 오럴프레일 대책으로 혀나 구순 기능훈련이 주목을 받고 있습니다[1]. 보고에 따르면, 저위설의 거상훈련, 립 트레이닝 등의 MFT 엑서사이즈가 오럴프레일의 예방대책으로도 효과적이라는 것을 알게 되었습니다[4].

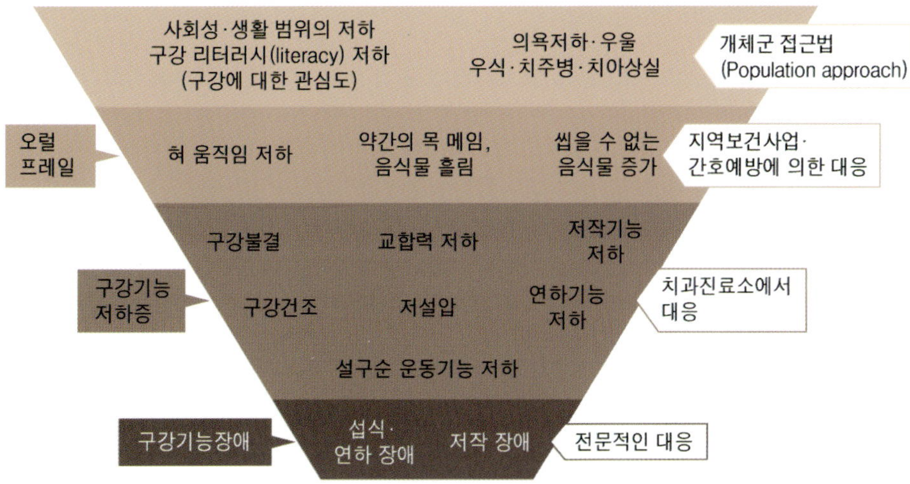

그림 4. 가령에 따른 구강기능저하[15].

환자들이 내원하면 우선 구강 주위의 쇠약해진 징후가 없는지 살펴봅니다. 구강 주위의 근력저하 징후로 '구호흡', '저위설' 등의 구강습관이 있습니다. 이러한 구강습관은 혀가 가라앉고 혀 근육이 이완되기 때문에 혀를 거상하는 근력이 떨어져서 혀의 움직임이 나빠질 뿐만 아니라, 연하기능 약화로 이어진다고 알려져 있습니다.

MFT에 의해 저위설과 구호흡이 개선되면 이완된 혀를 거상할 수 있게 됨으로써, 구강 주위의 근육이 긴장되어 구순폐쇄부전이 개선됩니다. 이와 같이 성인이나 고령자의 구강기능저하를 '예방'하는 데도 MFT를 활용하는 시대가 오고 있습니다.

구강기능을 중시하는 치과계의 흐름은 앞으로 새로운 부가가치를 제시하게 될 것입니다. 저출산 고령화 시대에 어린이부터 고령자까지 라이프 스테이지를 통한 건강한 생활을 하기 위해 구강기능 문제에 적극적으로 대처하는 것이 치과 관계자에게 기대되고 있습니다.

점점 더 요구되는 구강기능에 대한 접근법

구강기능훈련에 대해 일반적인 관심이 커지는 것은, 건강 잡지나 텔레비전의 건강 프로그램에서 빈번히 혀 훈련이 다루어지고 있는 것에서도 알 수 있습니다. 그러나 MFT를 활용한 구강기능훈련이 건강장수의 연장으로 이어진다는 인식은 아직 충분히 사회에 확산되어 있지 않은 것 같습니다. 따라서 신체 건강에 대한 관심이 해마다 높아지고 있는 것을 볼 때, 구강기능이 신체 능력에 밀접하게 관여한다는 것을 제시하면 구강기능에 대한 관심이 보다 높아질 수 있다고 여겨집니다.

지금부터 치과계의 역할은 수복·보철 치료나 임플란트 치료 등에 더해 '살기 위해 먹는다'는 것을 지지하고, 건강장수를 지원하는 방향으로 나아갈 것입니다. 치과계는 좋든 싫든 구강기능을 중심으로 한 진료 체계로 전환해나갈 것이라고 추측됩니다.

그러한 가운데 MFT의 임상은 치과의료의 폭을 넓혀 부가가치를 높이는 데에 한몫하게 될 것입니다. 구강기능 향상은 결과적으로 사람들의 QOL 개선, ADL 향상으로 이어지는 것입니다.

CHAPTER 1

MFT에 필요한 기초지식

01 MFT를 하기 전에 알아야 하는 섭식·연하의 기초지식
—'먹는 기능'의 발달을 중심으로

히로나카 쇼우지 쇼와 대학 치학부 스페셜니즈 구강의학 강좌 구강위생학 부문 교수

먹는 기능의 발달

건강한 아이의 경우, 섭식·연하 기능은 생후 즉시 생육환경·식환경이나 구강의 감각·운동 체험을 통해 새로운 기능을 획득하면서 발달합니다[1,2](그림 1).

섭식·연하 기능은 다른 전신의 발달과 같이 감각자극에 의해 운동이 일어나는 것으로 발달된다고 하며, 감각자극(주로 촉압각)에 대해서 일어나는 여러 가지 운동·동작을 먹는 목적에 맞는 동작(기능)으로 통합시킴으로써 영위됩니다.

이 섭식·연하 기능과 관계되는 기능의 대부분은 영유아기에 획득됩니다. 따라서 이 시기의 '먹는 것'에 대해 지원하는 것은 매우 중요하며, 또한 보호자가 적극적으로 참여함으로써 행동변화가 용이한 시기라고 할 수 있습니다. 더욱이 구강·인두부의 형태가 현저하게 성장하여 형태적인 성장변화가 일어나는 것과 동시에 기능 발달이 이루어지는 중요한 시기입니다.

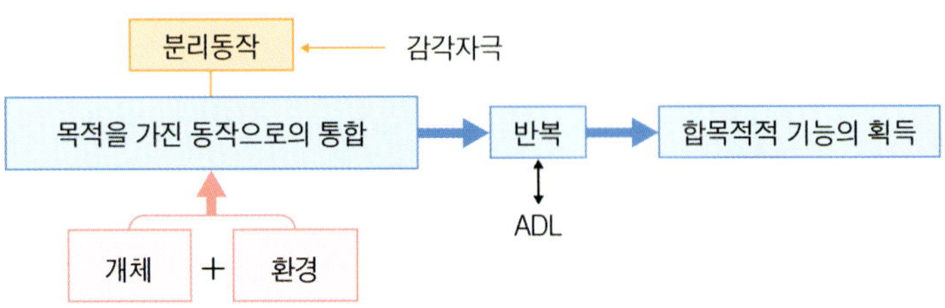

그림 1. 먹는 기능의 획득.

1) 포식기능 획득기(이유 개시: 5~6개월경)[3]

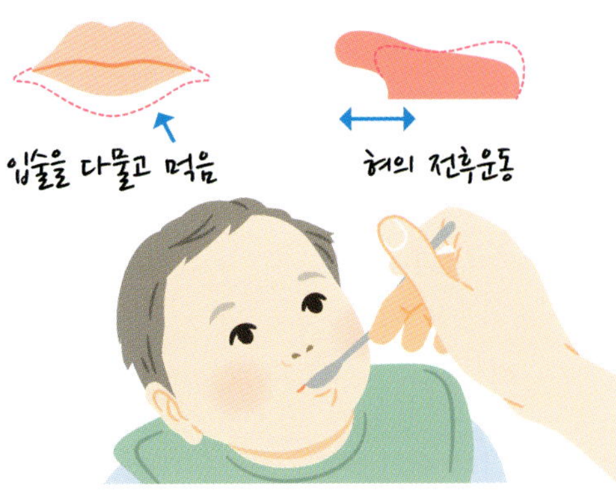

음식물을 상하 입술로 구강 내에 넣는 동작을 '포식'이라고 부릅니다. 포식 동작은 아랫입술에 먹는 기구(식기)가 닿는 자극 등에 의해 개구하는 동작이 유발됨으로써, 구순으로 음식을 구강 내로 문지르듯이 혀의 선단부로 집어넣는 동작을 말합니다.

입을 다물면서 구강 전방부의 공간(전정부)에 음식을 집어넣는 이러한 일련의 포식 동작에 의해, 집어넣은 음식의 특성(물성)이 감지되어 계속되는 포식 동작의

근원이 됩니다. 모유 수유 시 또는 젖병이 닿아 상하 입술이 개구함으로써 음식물을 얻는 영양섭취 시, '자발적으로' 입술을 다무는 것에 의해 영양을 섭취하는 큰 변화가 이 시기에 획득되기 시작합니다.

2) 눌러 으깨는 기능 획득기(7~8개월경)[3]

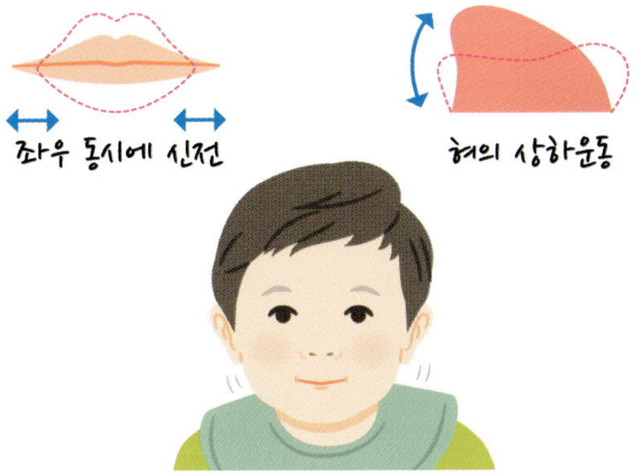

포식 동작에 따라 혀와 구개 전방부로 음식물의 물성(딱딱하거나 끈적한 정도)을 감지하는 움직임에 동반하여, 혀의 움직임을 중심으로 딱딱한 정도에 따라 다른 움직임을 하는 것이 가능하게 됩니다. 형태가 있는 음식(고형식)을 입의 움직임으로 형태를 바꾸는 것이 가능하다는 경험(으깨는 과정의 감각 인지)에 의해 섭식 기능이 극적으로 발달하게 됩니다.

3) 씹어 으깨는 기능 획득기(9~11개월경)[3]

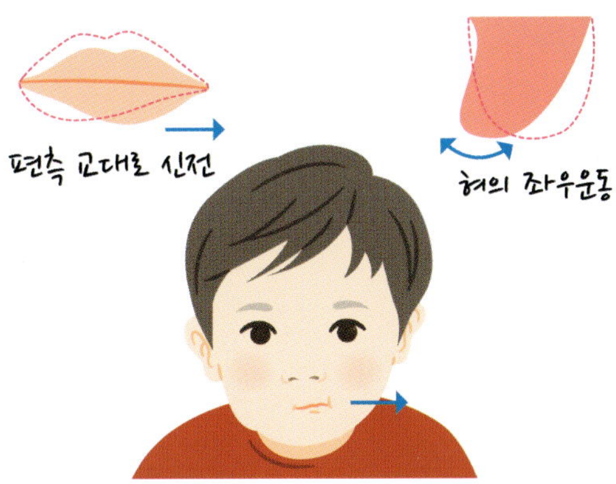

혀와 구개로 음식을 눌러 으깨는 동작은 동시에 그 동작(압박)으로 으깰 수 없는 것을 분별하는 것이 가능합니다. 이 감각이 단단한 고형식에 대처하는 동작(저작)을 끌어내는 첫걸음이 됩니다.

효율적으로 씹기 위해서는 어금니(구치)의 교합면에서 음식이 떨어지지 않기 위해 음식을 측방(뺨과 혀)에서 잡아주는 동작이 필요합니다. 이 시기에는 어금니(유구치)의 맹출 유무에 따라 구강기능이 크게 다릅니다. 개인차도 있어 단순히 연령에 따른 지도는 '그대로 삼켜버리는 습관'이나 '질식사고'를 일으킬 위험성이 있기 때문에, 구강 내에서도 특히 치아맹출을 잘 관찰하는 것이 중요합니다.

4) 구강기능에서 손과 입의 협조운동으로[3]

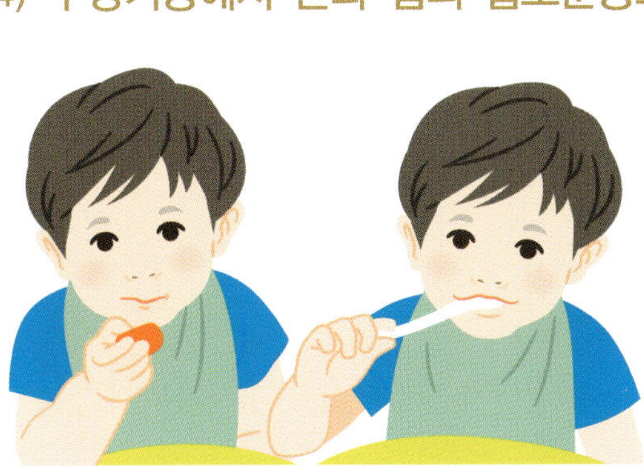

1세 전후에는 손으로 잡아서 먹는 경험으로 식기의 사용을 시작합니다. 이 동작은 입의 기능과 손의 운동기능이 협조하는 것으로 영위됩니다.

섭식·연하 기능의 특징적인 움직임

유아기에 섭식기능 발달의 단계적 스텝업을 위해서는 새로운 발달지표가 필요합니다. 타즈미[2]는 먹는 기능의 발달을 그림 2와 같이 설명하였습니다.

연하기능이 유즙을 섭취하기에 적합한 '**유아 연하**'와 음식을 삼키는 데 적합한 '**성인 연하**'로 분류되는 것에 주목합니다(표). 불과 1년도 채 안 되는 사이에 유아는 유즙뿐 아니라 고형물을 삼키는 기능을 획득합니다. 이 발달에는 구순·턱 및 혀의 컨트롤이 능숙해지는 것이 중요하며, 이러한 것이 협조운동에 의해 서서히 획득되어 갑니다.

또한 모유나 젖병에 의한 영양섭취 시에 '비호흡'이 주가 됩니다. 이유식 개시 전의 유아에게서는 모유나 젖병의 젖꼭지를 수분 동안 물고 있다가 젖을 빨지만, 실은 그 사이에 비호흡에 의한 숨쉬기를 합니다. 이것은 유아기의 후두 위치가 관련되어 있으며, 인두강에 굴뚝 형태로 돌출된 후두가 그것을 가능하게 합니다(그림 3).

일반적으로 생후 5~6개월 가까이 되면 후두의 위치는 서서히 하강하고 포유 반사가 소실됩니다. 이에 따라 포유 시에 유아형과 성인형 연하 패턴이 혼재하면서 숨을 계속 쉬는 것도 필요합니다. 일반적으로 포유가 완료되는 1세부터 1세 6개월경에는 성인 연하로 이행되지만, 포유 습관의 지연 및 비호흡 습관의 획득 부전에 의해 연하 양식은 흐트러질 수도 있습니다.

포유에서 이유식으로 스텝업을 하는 이 시기의 구강 내에서는 입을 통해 들어간 음식물을 식괴로 형성하면서, 연하반사 유발 부위인 인두부 근처까지 운반하여 혀의 연동 운동과 혀 정중부의 함몰의 움직임에 의해서 연하가 일어납니다. 이러한 혀 운동의 기점이 되는 설첨부와 설측연이 구개 전방부 및 구개 측벽을

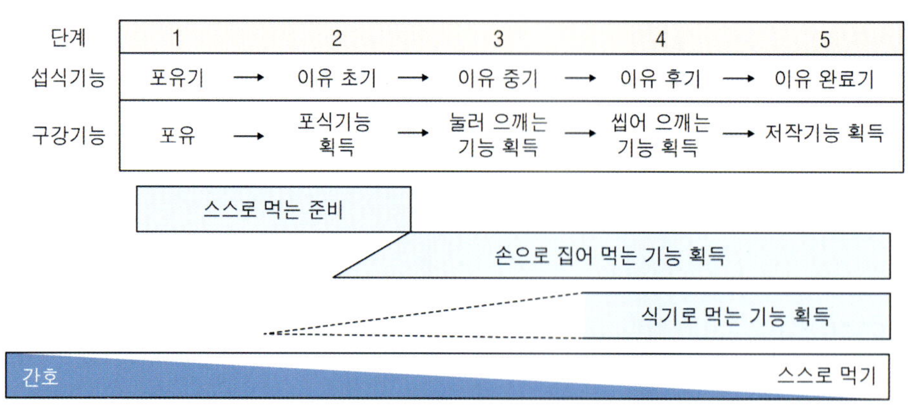

그림 2. 먹는 기능의 발달[2].

표. 유아 연하와 성인 연하의 차이[5]

	유아 연하	성인 연하
호흡	호기와 같지만 호흡 정지가 짧다.	호흡을 정지하고 한다.
구순·턱	턱을 벌리고 상하 입술도 벌어진다.	입술을 폐쇄하고 연하한다.
설첨의 위치	설첨을 하악 치조제와 유두 사이에 고정한다.	설첨을 구개에 눌러서 고정한다.

쉽게 누르기 위해서는 하순이 설첨을 유도하는 것처럼 내측으로 들어가는 움직임이 특징적으로 보입니다. 이 운동은 식괴를 후방으로 보내기 위한 기본적인 움직임이며, 성인 연하의 시작이라고 할 수 있겠습니다.

유아의 연하 시 혀 움직임의 변화를 초음파화상장치(US)를 이용하여 경시적으로 관찰한 오츠카[5]의 보고에 따르면, 식괴 형성을 위해 혀 한가운데(정중부) U 자형의 들어간 부분(함요)이 발육과 함께 잘 형성되는 것을 알 수 있습니다(그림 4).

따라서 생후 5~6개월이 지났을 무렵에는 혀의 좌우 측연부를 아치형 구개에 고정할 수 있게 되어, 효율적으로 식괴를 인두로 운반하는 것이 가능하게 됩니다.

유아의 영양공급에 필요한 원시반사는 생후 5~6개월경에 소실되어 가기 때문에, 2세를 넘도록 장기간 젖병을 사용하는 경우에 건강한 아이라도 유아형 연하를 보이는 경우가 있습니다. 성장에 의해 중인두부의 거리가 넓어지면서 호흡과의 협조가 잘 일어나지 않는 경우가 발생될 수 있고, 고형식 섭취보다 포유를 선호하게 되는 등 다양한 폐해가 발생할 수 있다. 따라서 구강기능발달이나 올바른 치열육성을 위해 2세를 넘도록 유아형 연하가 지속되는 경우에는 유의할 필요가 있습니다.

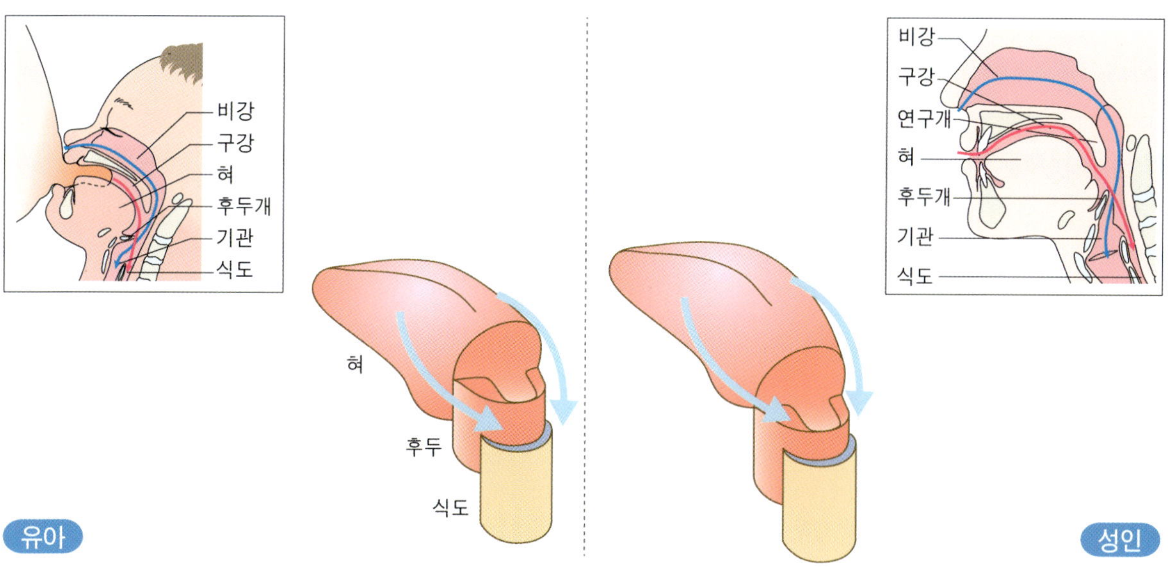

그림 3. 유아와 성인의 후두 위치 관계의 차이.

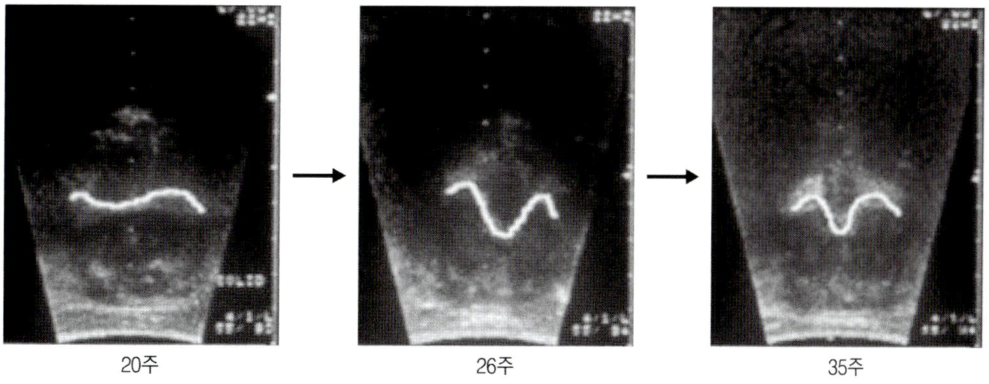

그림 4. 혀 함요의 경시적 변화(전두단 초음파에 의한 설배 정중부)[5].

구강 내 음식처리의 발달

지금까지 '포유'에 상당하는 연하기능의 발달에 대해 설명했지만, 그 후에도 계속되는 이유기는 '바른 식생활 교육'의 관점에서 보면 수동적인 식사에서 능동적인 식사로 이행하는 변화가 큰 시기입니다. 후생노동성의 '수유·이유의 지원 가이드'[6](그림 5)와 비교해 생각하면 쉽게 알 수 있습니다.

또한 이 시기는 '음식의 형태'만이 아니라 치아맹출 등 '먹는 기능을 영위하는 형태'에도 유의할 필요가 있습니다[7,8](그림 6).

	이유 개시 생후 5~6개월경	7~8개월경	9~11개월경	이유 완료 12~18개월경
먹는 방법의 목표	• 아이를 보면서 1일 1회 1숟가락으로 시작한다. • 모유 및 우유는 먹고 싶어 하는 만큼 준다.	• 1일 2회 식으로, 식사의 리듬을 만든다. • 여러 가지 맛 또는 혀의 촉감을 즐기도록 하면서 음식물의 종류를 늘려간다.	• 식사의 리듬을 중요하게 1일 3회 식으로 진행한다. • 가족이 같이 즐겁게 식탁 체험을 한다.	• 1일 3회의 식사 리듬을 중요시하고, 생활리듬을 정돈한다. • 손을 사용해 먹으면서 스스로 먹는 즐거움을 느끼도록 한다.
식사의 목표 조리형태	부드럽게 으깨진 형태	혀로 으깰 수 있는 정도	잇몸으로 으깰 수 있는 정도	잇몸으로 씹을 수 있는 정도
1회 목표량 1 곡물(g)	• 부드러운 죽부터 시작한다. • 으깬 야채 등도 먹어 본다. • 익숙해지면 으깬 두부, 흰살생선 등도 먹어 본다.	죽 50~80	죽 90~유동식 80	유동식 90~밥 80
2 야채·과일(g)		20~30	30~40	40~50
3 생선(g)		10~15	15	15~20
고기(g)		10~15	15	15~20
두부(g)		30~40	45	50~55
계란(개)		계란노른자 1~계란 1/3	계란 1/2	계란 1/2~2/3
유제품(g)		50~70	80	100

위의 양은 어디까지나 목표이며,
어린이의 식욕 및 성장·발달의 상황에 따라 식사량을 조절한다.

<성장의 목표> 성장곡선 그래프에 체중 및 신장을 기입하고, 성장곡선에 따르고 있는지 확인한다.

그림 5. 이유식의 진행 방법에 대한 지원[6].

'먹는 기능'을 지원하는 치과의 역할

치아우식이 급속하게 감소한 현대에서는 보호자의 대부분이 '식사의 발달과정'에 대한 고민을 안고 있습니다. 또한 손가락빨기나 혀 습관에 의한 치열부정이 잘 알려져 있기 때문에 대처가 늦을수록 개선을 위해 많은 시간이 필요합니다. 영아기부터 먹는 기능의 발달을 지원하는 것은 곧 생애에 걸친 적절한 섭식·연하 기능의 유지로 이어집니다.

환자가 치과에 바라는 육아 지원이 구강기능의 건전한 육성으로 전환되고 있는 현재, 치과의료 관계자들은 이 문제에 적극적으로 대처해야만 합니다. 맛있게 식사를 할 수 있도록 돕는 것이야말로 치과 분야에서 할 수 있는 일이며, 그러기 위해서는 구강기능을 생각한 접근법이 필요합니다.

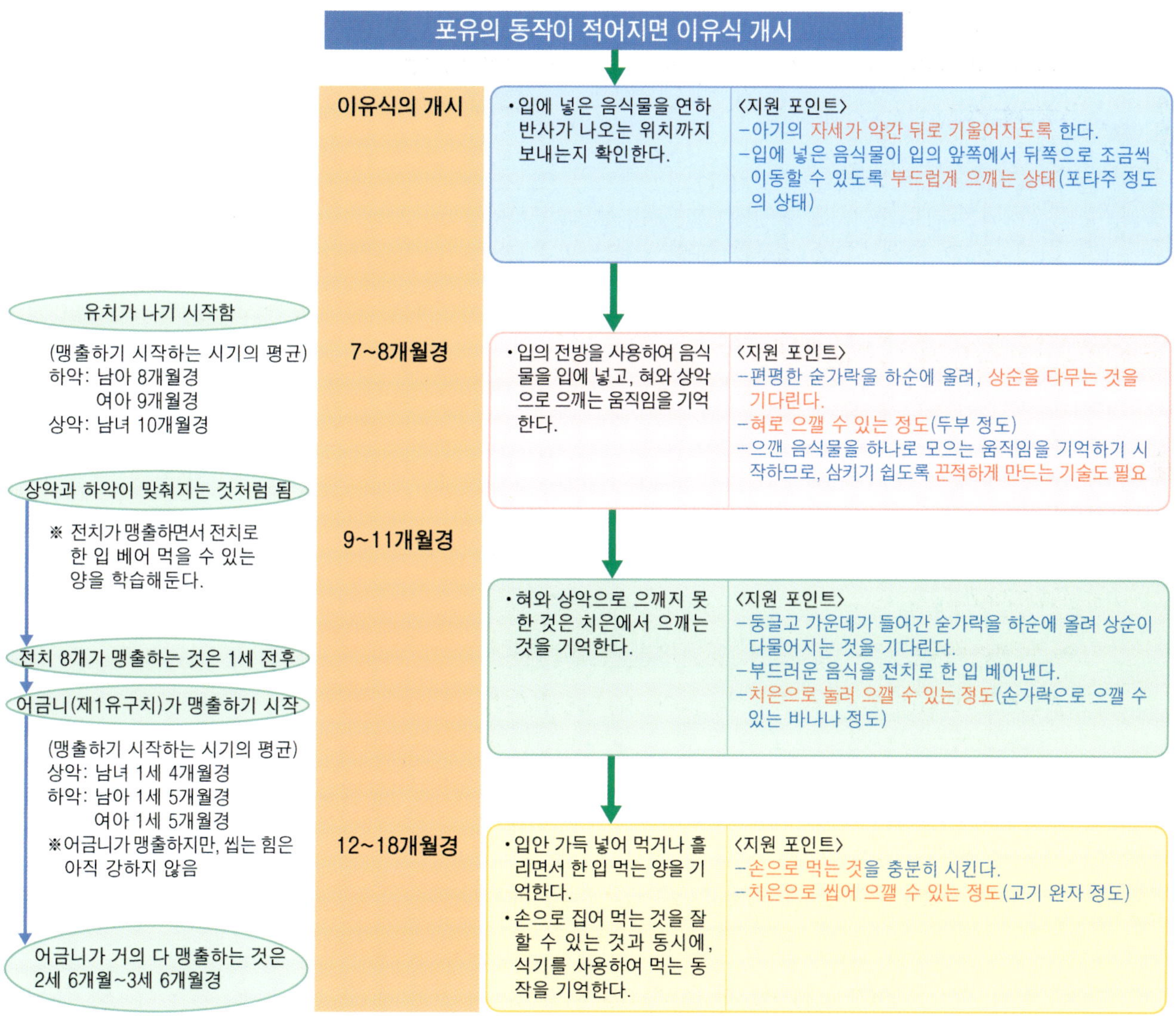

그림 6. 먹는 방법의 발달과 지원 포인트.

02 MFT에 필요한 해부학적 지식

아베 신이치(Shinichi Abe) 도쿄 치과대학 해부학 강좌 교수

'바르게 씹는다, 바르게 삼킨다'는 것을 이해하기 위해 필요한 기능 해부

식사할 때 우리는 음식에 맞는 적당량을 베어 물어 구강으로 운반해 넣습니다. 그리고 구강으로 운반해 넣은 음식물을 치아로 깨물어 씹고, 타액과 섞어서 삼키기 쉬운 형태로 바꿉니다. 이 작업이 '저작'입니다. 즉 저작이란 연하를 기준으로 생각하면 '연하를 준비하는' 작업이라고 할 수 있습니다. 후술하는 연하의 5기 모델에서 저작이 연하의 '준비기'라 불리는 것은 이 때문입니다. 그리고 구강 내로 음식을 넣어 저작·연하를 하는 일련의 동작은 다른 작업이 아닌 협조운동입니다. MFT는 일련의 섭식·연하의 동작 중 저작에 의해 형성된 식괴를 인두로 보내기까지의 과정, 즉 '준비기'와 '구강기'를 다루는 훈련입니다. **MFT에 의해 '바른 저작'이 몸에 배면, 연하에 이르는 일련의 협조운동이 이상적인 흐름이 되어 갑니다.**

이 협조운동에는 많은 근육이 관련되어 있습니다. 근육은 뇌로부터 운동신경의 자극에 의해 수축하지만, 자전거를 운전할 때에 '다음은 어느 근육을 수축시킬까?' 등을 생각하지 않는 것과 마찬가지로 뇌가 기억하는 리듬이라고 말할 수 있는, 자동적인 움직임을 발휘하는 것처럼 저작에서 연하에 이르는 과정은 협조운동입니다. 뇌는 평소 식사습관을 리듬으로 기억하기 때문에, '바른 저작, 바른 연하' 습관을 몸에 익히는 것이 매우 중요합니다. 즉 MFT의 지도를 위해서는 섭식·연하의 메커니즘을 기능 해부학적으로 파악하여 '바른 기능이란 무엇인가?'를 이해하는 것이 필요합니다.

연하의 5기 모델

섭식·연하를 이해하기 위해 음식물을 인식한 후부터 입에 넣고 저작하여 식도로 보낼 때까지 일련의 동작에 대해서 편의적으로 구분을 한 것이 '연하의 5기 모델'입니다. 사실, 우리는 '먹으면서 마시고 있다'고 했는데, 여기서는 섭식·연하를 이해하기 위해 '5기 모델'에 대해 복습하고자 합니다.

1) 선행기(그림 1)

음식물을 인식하는 시기인 '인지기'라고도 합니다. 음식물을 시각·후각·촉각 등을 통해 인식함으로써 식욕이 생깁니다. 여기서 중요한 것은 기억과의 관계입니다. 식욕이 생기기 위해서는 인식한 정보를 기초로 맛, 선도, 딱딱함 등이 과거의 기억으로부터 연상되어 '맛있어 보인다'고 느낄 수 있는 안심된 상황이 필요합니다. 이 안심한 상황에서 식욕이 생겼을 때에 구강 내는 부교감신경이 우위가 됩니다. 그러면 구강

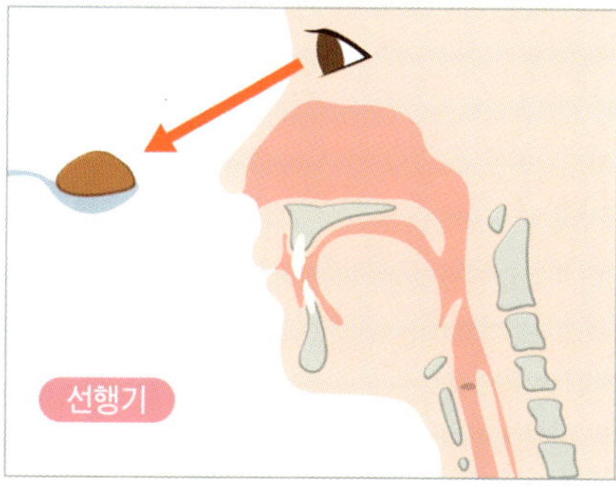

그림 1. 선행기.

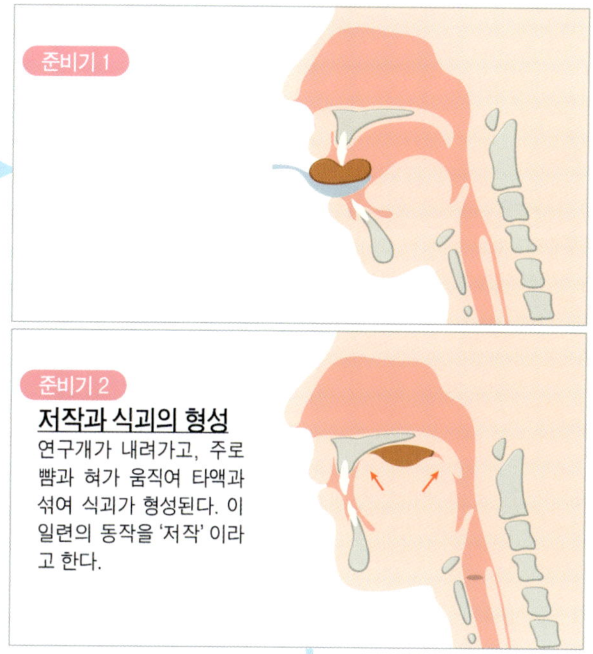

그림 2. 준비기.

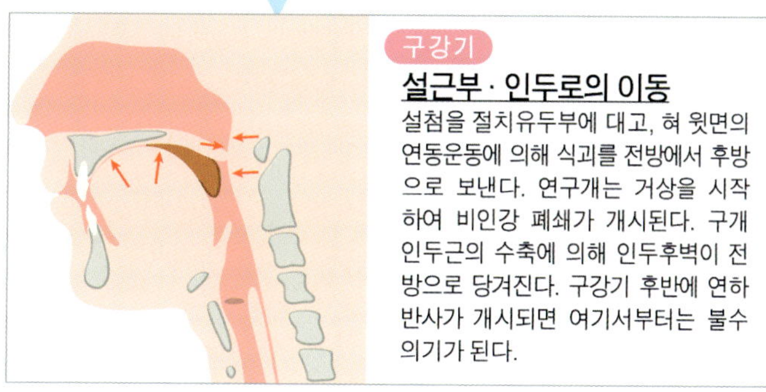
구강기
설근부 · 인두로의 이동
설첨을 절치유두부에 대고, 혀 윗면의 연동운동에 의해 식괴를 전방에서 후방으로 보낸다. 연구개는 거상을 시작하여 비인강 폐쇄가 개시된다. 구개인두근의 수축에 의해 인두후벽이 전방으로 당겨진다. 구강기 후반에 연하반사가 개시되면 여기서부터는 불수의기가 된다.

그림 3. 구강기.

내에 주로 장액성 타액이 분비됩니다.

2) 준비기(1, 2)(그림 2)

선행기의 다음 단계는 음식물에 맞게 적당량을 씹고 잘라 구강 내로 운반하는 작업입니다. 이 시기가 '준비기 1'로, 악골을 움직여 치아로 음식물을 씹어 자르는 것뿐 아니라, 상순·하순·뺨·혀의 근육들도 이 작업을 담당합니다. 또한 음식물을 운반하기 위해서 혀가 전방으로 이동합니다. 그리고 음식물은 구치부까지 운반되어 저작운동이 시작됩니다. 이 시기가 '준비기 2'입니다. '저작'은 씹어서 잘게 부수어진 음식물에 주로 악하선·설하선으로부터의 점성이 있는 타액을 섞어서 삼키기 쉬운 상태로 바꾸는 작업이기도 합니다. 따라서 연하를 준비기로 한 5기 모델에서는 '연하 준비를 한다'는 개념에서 '준비기'라고 부릅니다.

3) 구강기(그림 3)

연하 중에 운반되는 식괴가 어디 있는지에 따라 연하를 제1~3상으로 나누는 경우가 있고, 구강기는 식

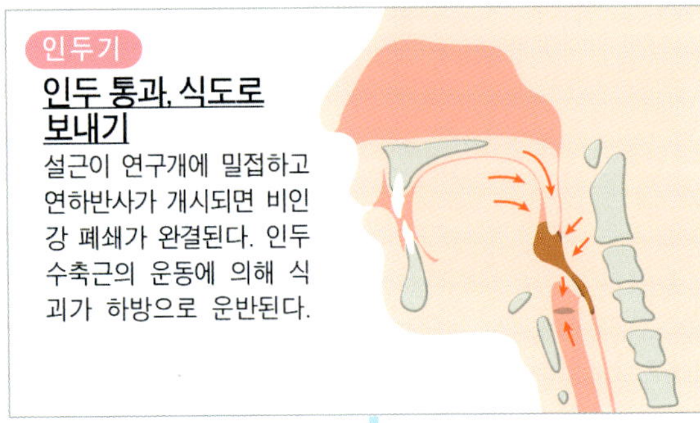

그림 4. 인두기.

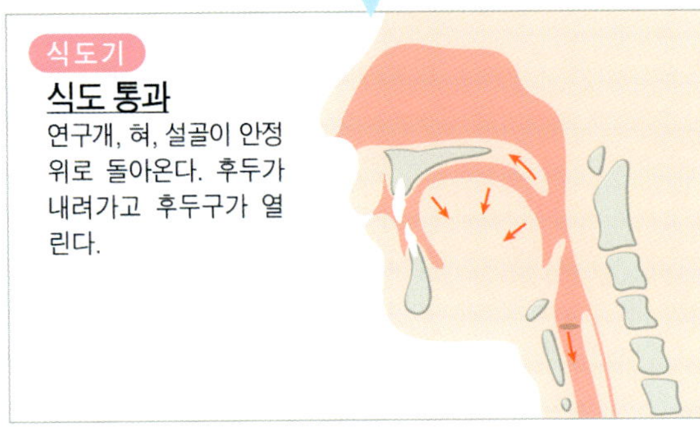

그림 5. 식도기.

괴가 아직 구강에 있는 상태이므로 '연하 제1상'이라고 합니다.

구강기는 우선 저작이 끝난 식괴를 혀 위에 올립니다. 그리고 설첨을 절치유두 부근에 대고, 그 위치가 유지된 상태로 전방에서 후방으로 혀를 구개에 압접해 갑니다. 이로 인해 혀 위의 식괴는 혀에 의해 인두 방향으로 운반됩니다. 식괴가 설근 부근까지 운반되면, 연구개 거상이 시작되고, 식괴가 비강 방향으로 가지 않도록 '비인강 폐쇄'가 시작됩니다. 연구개에는 점액성 구개선, 설근에도 마찬가지로 점액성 후설선이 존재하여 구협부에서 식괴의 원활한 운반을 돕습니다.

4) 인두기(그림 4)

여기서부터가 연하의 제2상입니다. 연하반사가 시작되어 식괴의 대부분이 인두로 보내집니다. 이미 후두개곡(vallecula epiglottica), 이상함요(recessus piriformis) 등으로 흘러들어온 식괴와 함께 인두의 상부로부터 하부를 향하는 수축에 의해, 자루 안의 생크림을 짜내듯이 식괴가 하방으로 운반됩니다. 이때 혀가 구개에 압접되어 혀 측연을 구개설궁·구개인두궁이 감싸게 되며, 식괴가 구강으로 역류하는 일은 없습니다. 게다가 연구개에 의한 비인강 폐쇄에 의해 식괴는 비강 방향으로 향하지도 않습니다.

이때 후두는 설골상근군에 의해 전상방으로 이동합니다. 후두의 후면과 식도의 전면이 접합하고 있어 식도의 입구는 스스로 열리지 않기 때문에, 후두 전상방으로의 움직임에 의해 식도 입구부가 열리면, 식괴가 식도로 운반됩니다. 그동안 후두개가 후방으로 넘어지면서 후두구를 닫고 오연을 방지합니다. 따라서 연하반사가 일어나면 일시적으로 무호흡(연하성 무호흡) 상태가 됩니다.

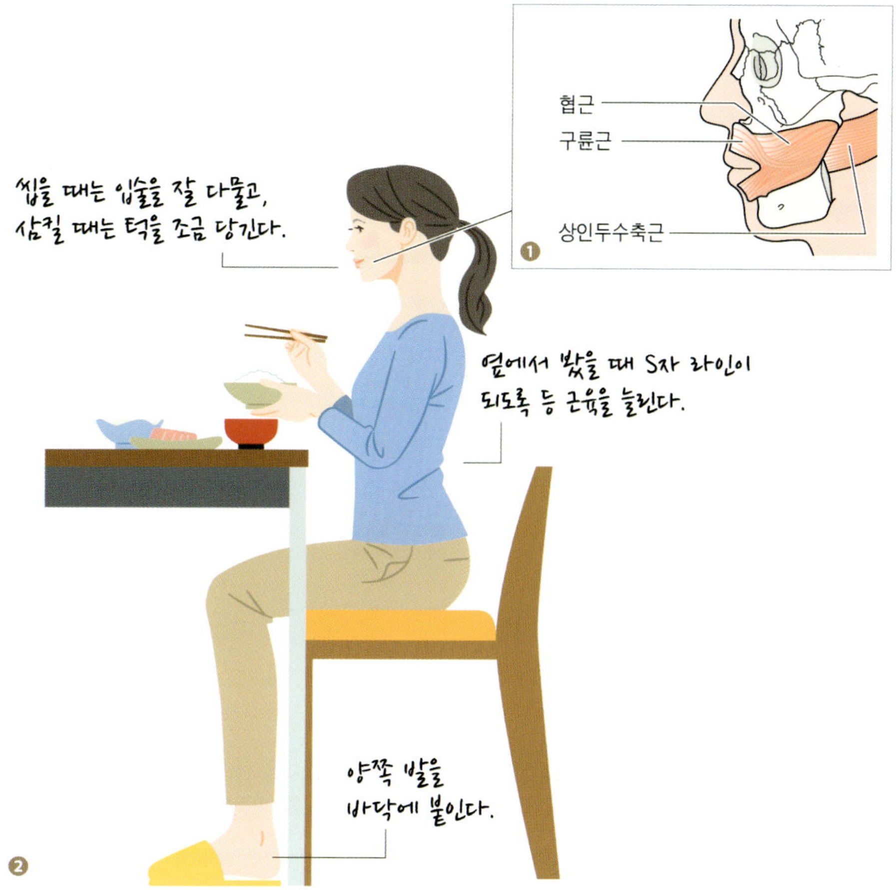
협근
구륜근
상인두수축근
씹을 때는 입술을 잘 다물고,
삼킬 때는 턱을 조금 당긴다.
옆에서 봤을 때 S자 라인이
되도록 등 근육을 늘린다.
양쪽 발을
바닥에 붙인다.

그림 6. 식사할 때의 바른 자세. ❶ 구륜근·협근·상인두수축근은 연결되어 있고, 저작과 연하의 일련의 동작으로 행해진다. ❷ 바른 자세로 저작함으로써 이 근군들이 정상적으로 기능한다.

5) 식도기(그림 5)

연하의 제3상입니다. 식도로 보내진 식괴가 식도의 연동운동으로 위까지 운반됩니다. 연하반사 시 이완되어 있던 식도 입구부는 다시 수축하여 닫힙니다. 이 식도 입구부의 폐쇄는 식도에서의 위액 등의 역류를 방지합니다. 이 식도 입구부의 폐쇄를 담당하는 것이 하인두수축근 최하부의 근속(괄약근)입니다. 또한 연하반사의 순간, 크게 수축한 구강·혀·연구개·인두·후두 등을 구성하는 근군은 이완되고 모두 원래의 자리로 돌아갑니다. 또한 후방으로 쓰러졌던 후두개도 원래의 위치로 돌아와 성대문이 열리고 호흡이 재개됩니다.

바른 저작·연하를 위해서는 바른 자세가 필요

음식물을 바르게 저작·연하하기 위해서는 바른 자세가 중요합니다. 바른 자세를 유지하면서 바른 저작·연하 기능이 발휘되는 것이 치열이나 전신적인 건강에도 영향을 줍니다(그림 6).

바른 저작·연하 기능을 발휘하기 위한 바른 자세란 새우등이 되지 않고, 등 근육을 늘리고 아래턱 끝을 조금 아래로 당긴 상태를 말합니다. 그 자세로 입술을 다물고 음식을 씹어 그대로 꿀꺽하고 삼키면, 혀가 구개에 밀착하여 음식을 혀 뒤쪽으로 보내는 습관이 형성됩니다.

저작은 뺨과 혀의 협조운동

저작은 뺨과 혀의 협조운동으로 일어납니다(그림 7). 반대로 옳지 않은 저작은 상하 입술을 벌린 상태에서 질겅질겅 씹는 것입니다. 이러한 방법으로 저작하면 뺨과 혀의 힘의 균형이 깨지고, 치열이 나빠질 수 있습니다. 또한 조금 위를 향하여 음료 등을 흘려 넣는 것처럼 연하 습관은 구강·인두의 근력을 거의 사용하지 않는 습관이 되어 자세나 씹는 방법, 삼키는 방법이 더욱더 나빠지게 됩니다.

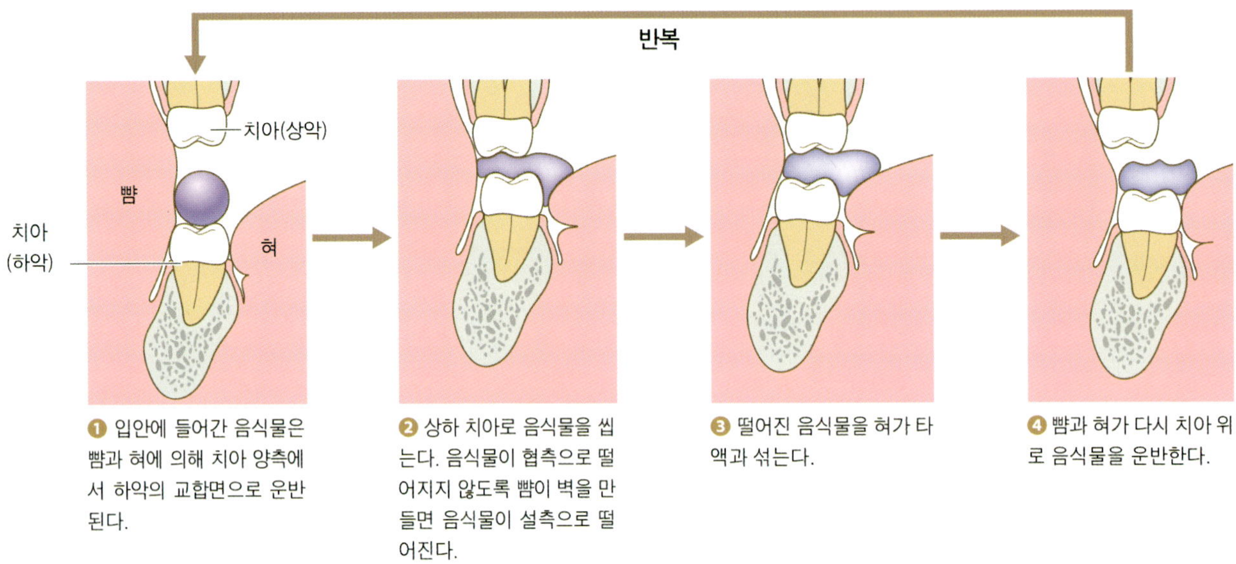

그림 7. 저작은 뺨과 혀에 의한 협조운동(제1대구치에서 절단한 종단면도).

저작근

저작운동은 하악의 복잡한 움직임이 주체이며, 주위의 연조직이 기능함으로써 저작 전체의 역할을 돕습니다. 그중 하악을 상방으로 들어 올려 측방으로 움직이게 하는 근육이 저작근입니다. 저작근은 음식물을 '씹어 부수고, 으깨는' 기능을 합니다.

저작근에는 **교근·내측익돌근·측두근·외측익돌근**(그림 8, 9) 등이 있습니다. 교근은 협골궁 하연에서 시작하여 하악지 외면(교근 조면)에서 정지합니다. 내측익돌근은 익돌와에서 시작하여 하악지 내면(익돌근 조면)에서 정지합니다. 즉 교근과 내측익돌근은 하악지의 외측·내측에서 끼어들어 하악을 들어 올리고 측방운동에도 역할을 합니다.

또한 측두근은 측두와에 넓게 부착되어 근돌기로 정지합니다. 교근·내측익돌근과 같이 근속은 상하로 주행하기 때문에 하악을 상방으로 들어 올리는 데 도움이 됩니다. 측두근의 일부 근속인 후부근속은 이개상부의 안쪽에서 전후 방향으로 주행하여 근돌기로 향하기 때문에, 하악을 뒤쪽으로 이동하는 데 도움이 됩니다.

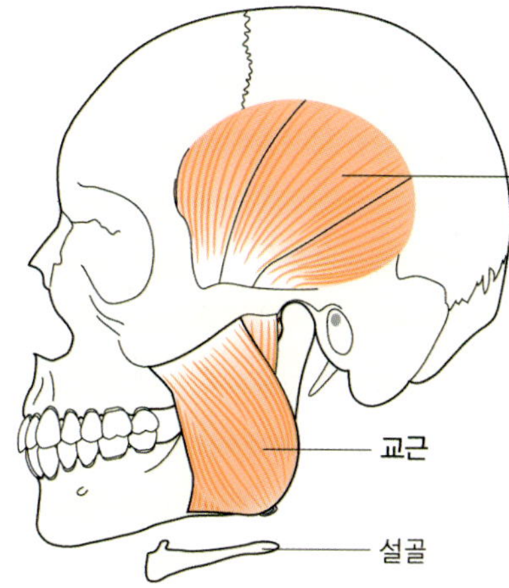

그림 8. 측두근, 교근. 측두근, 교근의 작용으로 하악은 상방으로 당겨진다. 측두근의 외이도 위쪽의 일부 근속은 하악을 후방으로 당긴다.

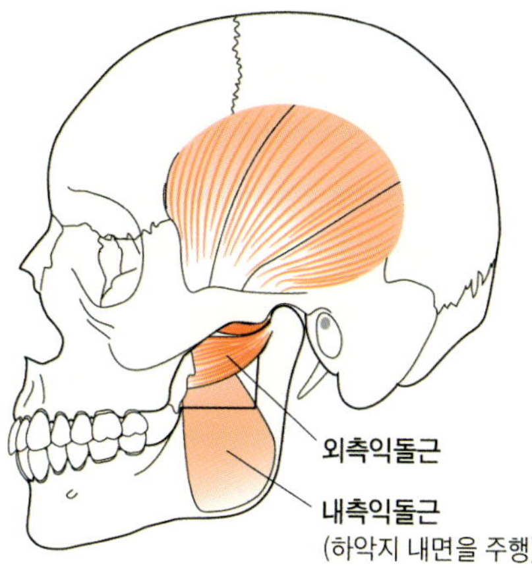

그림 9. 내측·외측익돌근. 익상돌기의 내측(익돌와)에서 기시하는 것이 내측익돌근, 익상돌기의 외측(외측판 외면)에서 기시하는 것이 외측익돌근이다. 외측익돌근은 악관절부에 부착하여 턱 운동의 안정 및 조절에 중요한 역할을 한다.

이 세 가지 근육들과 다른 역할을 하는 것이 외측익돌근입니다. 외측익돌근은 2개의 근육으로 접형골대익의 측두 하면과 익상돌기 외측판 외면이라는 2군데에서 기시하고, 관절돌기의 익돌근와에서 정지합니다. 기시부와 정지부의 위치관계로부터 양쪽 외측익돌근의 동시 수축에 의해 하악은 전방으로, 그리고 측방의 외측익돌근이 수축되었을 경우에 하악은 측방운동이 일어납니다. 또한 근속 일부가 관절 원판에도 부착하기 때문에 턱 운동의 안정이나 조정에도 역할을 합니다.

표정근

표정근은 저작부터 연하에 이르는 일련의 동작 중에서 매우 중요한 역할을 담당합니다. 특히 준비기에서 음식물을 구강 내로 넣을 때, 구순을 움직여 구열을 조여줍니다. 특히 수박 등 수분을 포함한 음식물을 구강 내로 넣을 때 구각부를 확실히 조입니다. 이러한 기능을 수행하기 위해 구각 주변에는 상방·측방·하방으로부터 많은 표정근이 모여 있습니다(그림 10). 또한 그 일부는 구각에서 약 1cm 외측 부분의 근막에 수속·정지하여 표정근이 수축할 때 결절상 구조를 만듭니다. 이 구조를 **모디올러스**(modiolus, 구각결절·구각근축)라고 부르며, '바르게 씹기' 위해서는 이 모디올러스가 딱딱한 결절상일 필요가 있습니다.

표정근은 저작 시에 구각부를 조일 뿐만 아니라, 협점막을 움직여 치아로 씹은 음식물을 구강전정에 떨어뜨리지 않도록 치열에 대해 협점막을 압접합니다. 이 움직임의 주체가 되는 것이 표정근의 최심층을 주행하는 **협근**입니다. 협근은 익돌하악봉선에서 기시하고 앞쪽으로 주행하여 구륜근과 합류합니다. 즉 치열 전체를 둘러싼 근속이며, 저작기능에서 가장 중요한 근육입니다.

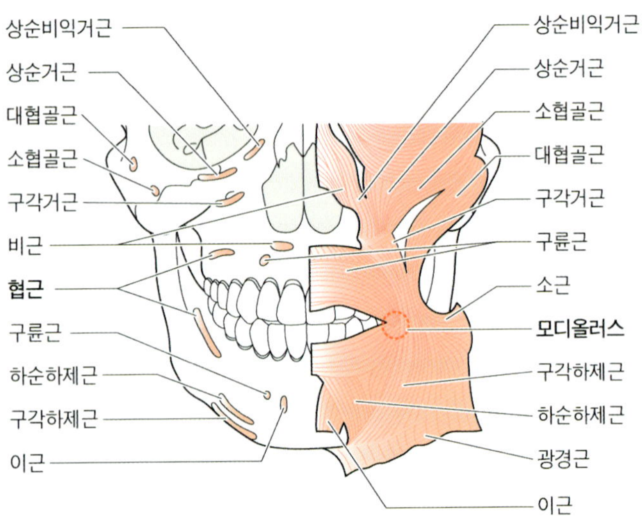

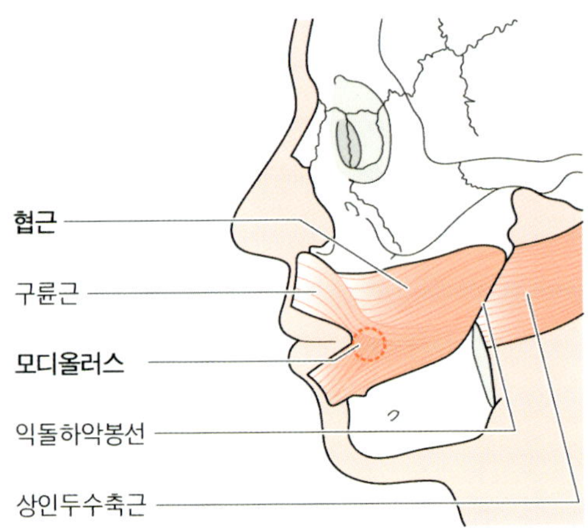

그림 10. 표정근.

혀·설골 상근

혀는 근육성 조직으로 3개의 **외설근**(그림 12)과 4개의 **내설근**(그림 13)으로 구성되며, 저작에서 연하에 이르는 과정에서 혀는 형태를 바꾸면서 다양한 기능을 담당합니다. 입안에 들어간 음식물의 저작을 돕고, 혀 쪽으로 떨어진 음식물의 맛을 느끼며, 타액과 섞인 음식물을 다시 치아 위에 놓고, 식괴 형성 후에는 구강기(연하 제1상)에서 식괴를 인두로 운반합니다. 이러한 기능을 수행하기 위해 혀는 위치를 크게 이동하고, 게다가 자유자재로 형태를 변화할 필요가 있으며, 7개의 설근이 각각의 역할을 담당합니다.

외설근인 **이설근**은 이극으로부터 기시하여 혀에 부채 모양으로 넓게 분포하며, 설배에서 정지합니다. 이설근의 수축에 의해 혀 전체는 전방으로 이동합니다. **설골설근**은 설골에서 기시하여 이설근의 측면, 즉 혀

본체의 측연부를 주행하고, 이설근과 마찬가지로 설배에서 정지합니다. 기능으로는 혀의 하방 이동에 역할을 합니다. **경돌설근**은 경상돌기에서 기시하여 설골설근의 더 측연을 주행한 후 설첨 부근에서 정지합니다. 혀를 후방 또는 후상방으로 견인하여 혀 중앙을 들어가게 합니다.

내설근은 혀 내부를 주행하는 근군이고, **횡설근**은 설중격으로부터 기시하여 혀 측연에서 정지합니다. 횡설근의 수축으로 혀의 폭을 단축시킵니다. **수직설근**은 혀 하방에서 설배를 향한 근군으로 수축에 의해 설배를 평탄하게 합니다. **상종설근**은 설배점막의 하방을, **하종설근**은 설하부에서 이설근과 설골설근 사이를 종주하여, 즉 혀를 전후 방향으로 주행하는 근군으로서 상·하 종설근 수축으로 혀를 단축시킵니다.

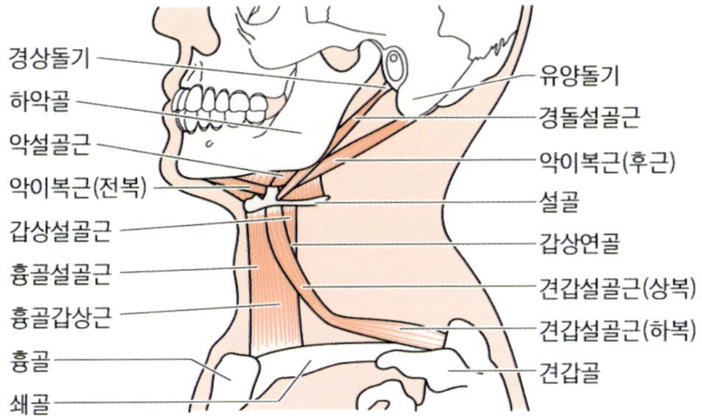

그림 11. 측면에서 관찰한 설골상·하근군.

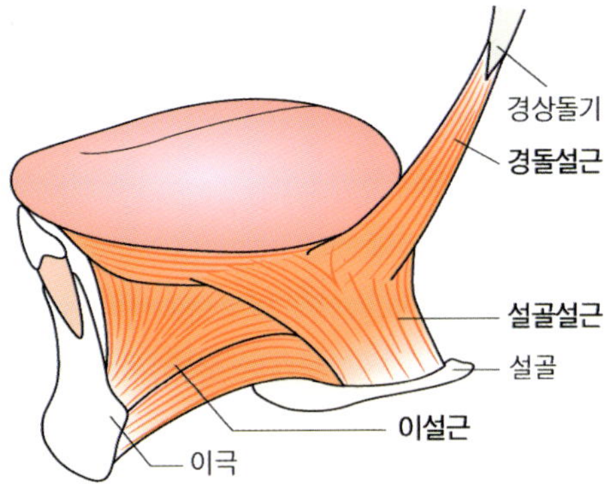

그림 12. 외설근. 외설근은 이설근, 설골설근, 경돌설근으로, 이 근육들의 주행 방향으로 혀를 전방, 하방, 후상방으로 당긴다.

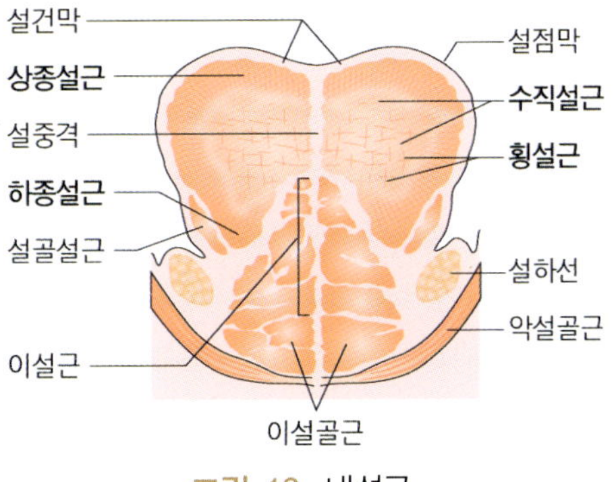

그림 13. 내설근.

POINT

MFT의 기본적인 움직임에 관련된 설근의 움직임

◆허를 가늘게 내밀어 전방으로 돌출시킨다

1) 설첨을 전방으로 돌출시킨다

횡설근의 강한 수축으로 혀가 가늘고 길어집니다(그림 14-❶). 그리고 주로 이설근의 수축에 의해 혀가 전방으로 돌출합니다(그림 14-❷).

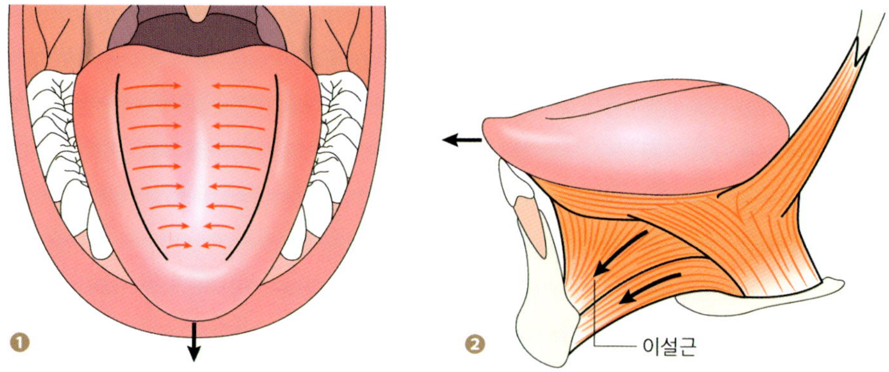

그림 14. 설첨의 전방 돌출[3].

2) 설첨 거상

상종설근을 수축시킴으로써 설첨이 상방을 향하게 됩니다(그림 15).

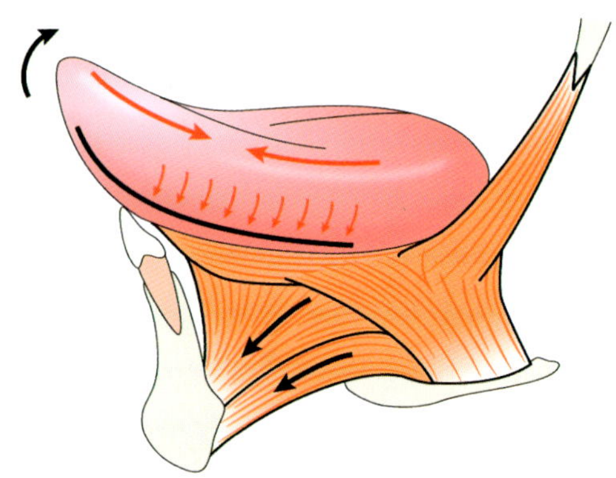

그림 15. 설첨의 거상[3].

◆혀를 편평하게 하다

수직설근의 수축에 의해 혀가 편평하고 얇아집니다(그림 16).

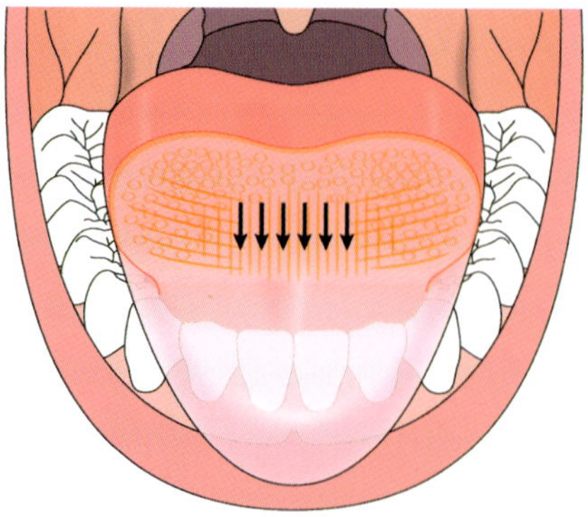

그림 16. 혀를 편평하게 한다[3].

MFT 레슨의 일련의 흐름으로 기능하는 근육에 대해서는 다음 장에서 설명하고자 합니다.

03 MFT에 관여하는 근육

다마츠 유이치(Yuichi Tamatsu) 가고시마 대학 대학원 의치학종합연구과 해부법치학 분야 교수
임상 코멘트: **다카하시 시게키** 치과의사, 다카하시 교정치과 의원

[이 장의 ★ 도판은 모두 와키타 미노루, 이데 요시노부의 "구강해부학 제2판"(의치약출판, 2018)에서 인용]

팻텅 · 스키니텅

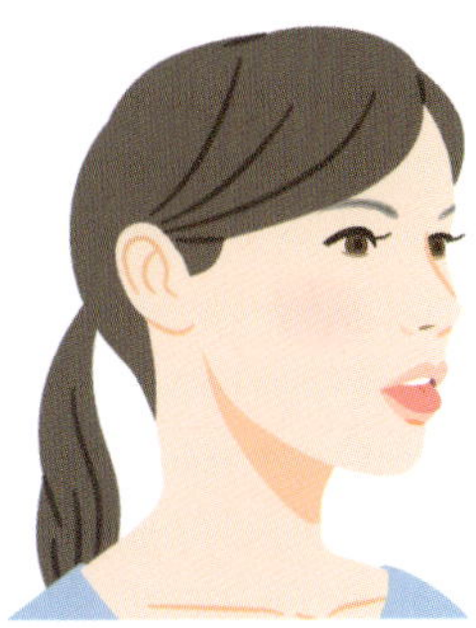

❶ 입을 벌리고 혀를 편평하게 하여 정지시킨다.

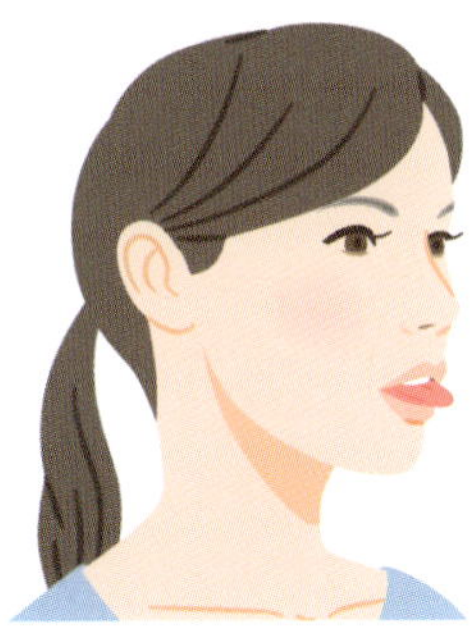

❷ 혀를 전방으로 내밀어 정지시킨다.

❖ 해부학적 시점에서 보면

주된 움직임은 '혀를 전돌한 상태에서 혀의 탄력과 긴장'입니다.

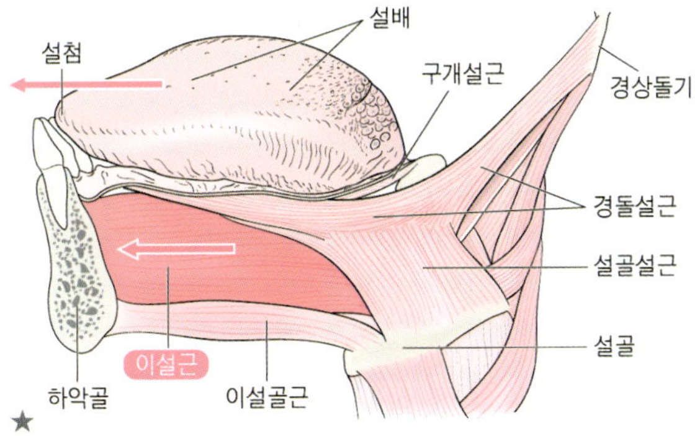

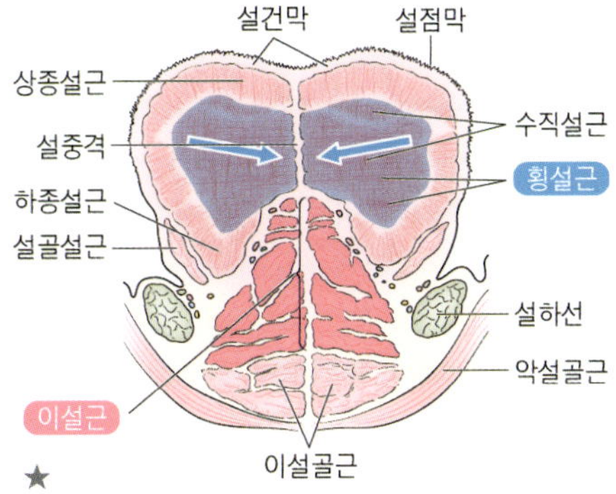

이설근

- 먼저 외설근인 이설근이 수축되어 혀를 전방으로 내밀고(전돌), 그 상태를 유지합니다(⬅).

횡설근

- 내설근의 하나인 횡설근은 긴장하면 혀의 폭이 좁아지고(⬅), 이완하면 폭이 넓어집니다.
  이렇게 긴장과 이완을 반복합니다.

그 외의 움직임으로 가벼운 개구운동을 하기 위해 설골상근군이 약간 긴장합니다. 또한 구륜근을 비롯한 구강 주위의 표정근이 이완되어 구순에 불필요한 힘이 들어가지 않도록 합니다.

임상 코멘트

설소대 등의 문제가 있는 경우를 제외하면 혀를 앞으로 내밀기 어려운 환자는 드물지만, 혀를 뾰족하게 하는 것이 어려운 환자들은 흔히 볼 수 있기 때문에, 혀의 형태를 바꾸는 내설근의 트레이닝이 유용합니다. 훈련을 할 때는 거울 등을 보면서 혀에 힘을 주는 상태와 힘을 뺀 상태의 감각을 기르는 것이 좋습니다. 혀의 전방 돌출을 지속하는 것은 악관절증 환자에게는 약간 부하가 높을 수 있으므로 주의가 필요합니다. (다카하시 시게키)

립 트레이서

혀를 뾰족하게 하여 상순의 한쪽 구각에 두고, 10초를 세면서 반대편 구각을 향하여 입술을 따라 움직인다.

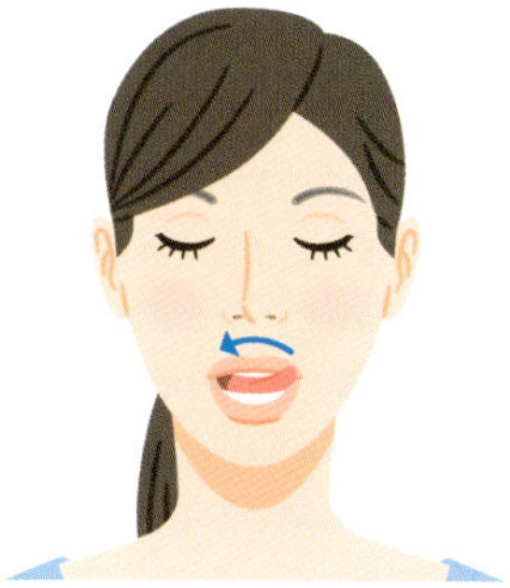

❖ 해부학적 시점에서 보면

주된 움직임은 '혀의 위치를 바꾸지 않고 하는 혀의 측방만곡운동'입니다.

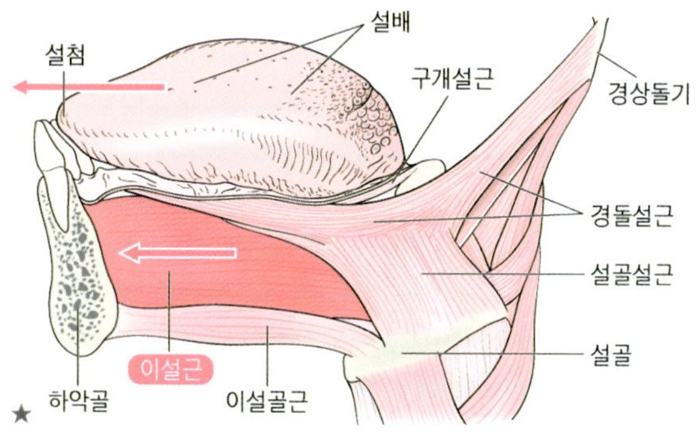

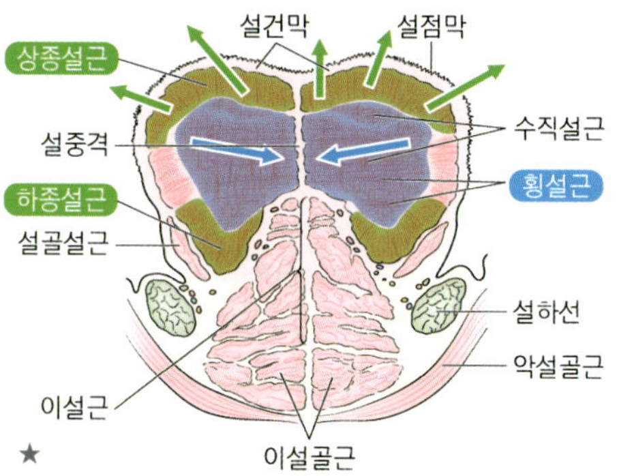

이설근

- 팻팅·스키니텅(p.31 참조)과 마찬가지로 혀를 전방으로 내민(전돌) 상태를 유지하기 위해 이설근이 수축하여 긴장 상태를 유지합니다(⬅).

상종설근·하종설근

- 계속해서 내설근의 하나인 편측(예를 들어, 우측)의 상·하종설근이 긴장하고, 설첨이 우측 구각으로 이동합니다.
- 상순을 오른쪽에서 왼쪽으로 트레이스를 할 때에는 우측 상·하종설근의 긴장이 서서히 약해져 이완하면서 설첨이 정중에 도달하고, 좌측 상·하종설근의 긴장이 서서히 강해지면서 좌측 구각에 도달합니다.

횡설근

- 횡설근이 움직여 혀의 폭을 좁히고 길이를 길게 하여(⬅), 상종설근의 긴장이 약간 하종설근을 초과함으로써 설첨이 위를 향합니다.

왼쪽에서 오른쪽으로 트레이스를 할 때는 위와 반대 동작이 됩니다. 개구운동과 입을 가볍게 벌리는 동작은 팻팅·스키니텅과 같습니다.

가글 스톱

가글을 하면서 위를 향해 입을 크게 벌리고, 비호흡을 하면서 5초간 정지한다.

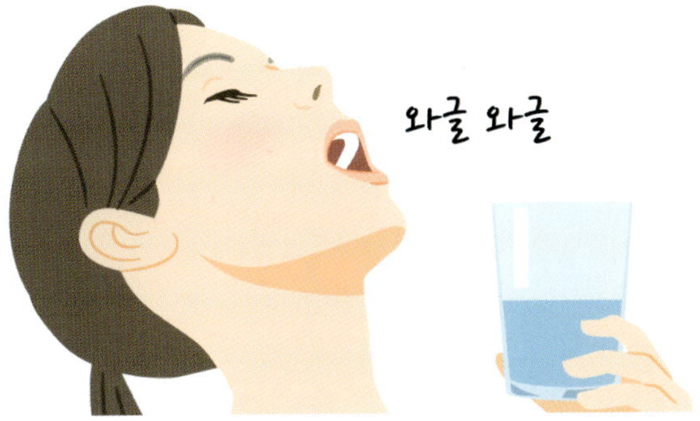

❖ 해부학적 시점에서 보면

주된 움직임은 목을 뒤로 젖힌 상태에서의 '비인강 폐쇄와 구협(목구멍, fauces)의 폐쇄'입니다.

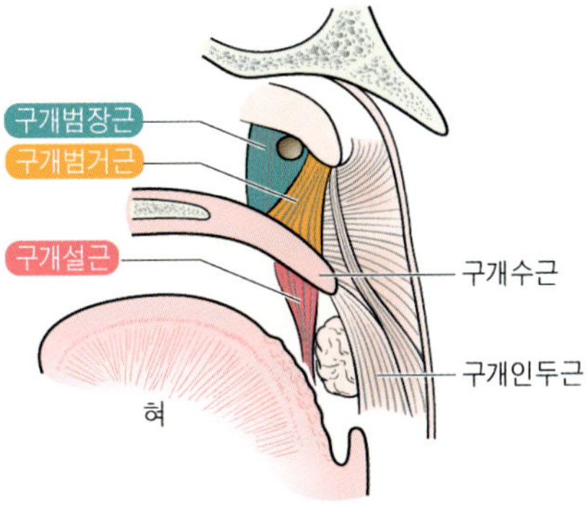

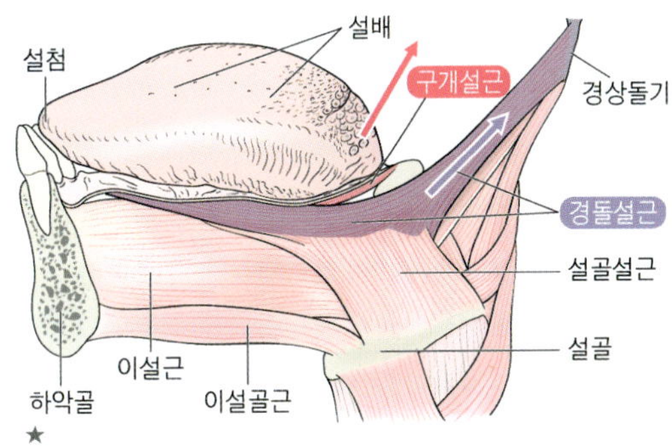

고유배근

- 먼저 후경부 고유배근의 움직임으로 위를 향합니다.

구개범거근 · 구개범장근

- 가글을 할 때에는 주로 구개범거근, 협력근으로서 구개범장근의 움직임으로 연구개를 인두후벽에 붙여(비인강 폐쇄), 물이 인두비부나 비강으로 역류하는 것을 방지합니다.

경돌설근

- 동시에 주로 경돌설근의 움직임으로 설근부를 가볍게 연구개에 붙여 물이 인두로 흘러가는 것을 막습니다. 이 상태로 호흡근을 움직여 "아" 하고 말하면서 숨을 내쉼으로써 와글와글 가글을 하게 됩니다. 이때 경돌설근의 작용이 약하면 물이 인두로 흘러들어가고, 움직임이 너무 강하면 숨을 쉴 수 없게 되어 캇스왈로의 '캇'처럼 되기 때문에 적절한 설근부의 거상력이 필요합니다.

구개설근

- 다음으로 경돌설근의 긴장을 유지하고 설근부를 연구개에 확실히 접촉시켜 구협을 폐쇄한 채로, 주로 구개설근이 작용하여 연구개를 내리면 인두의 코와 입 부분이 교통하여 비호흡이 가능하게 됩니다.

포핑

설첨을 스폿(절치유두 후방)에 붙이고, 혀 전체를 입천장으로 빨아올린 후, 입을 크게 벌려 설소대를 가능한 한 늘린다. 혀로 구개를 튀기는 것처럼 '딱' 하고 소리를 낸다.

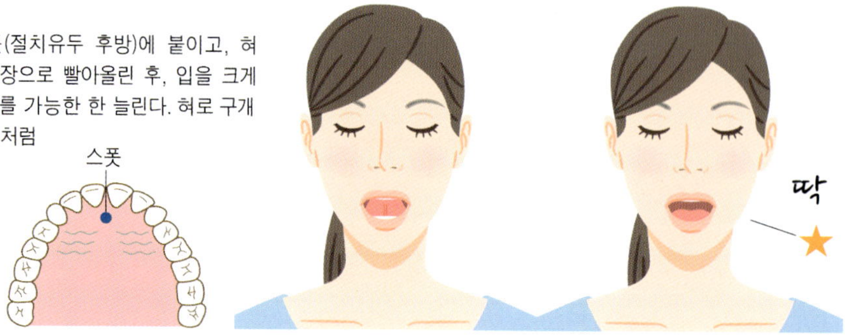

❖ 해부학적 시점에서 보면

주된 움직임은 '혀를 잘 거상시켜서 설배 변연을 구개 주위에 밀착시키면서 입을 벌린다'는 것입니다.

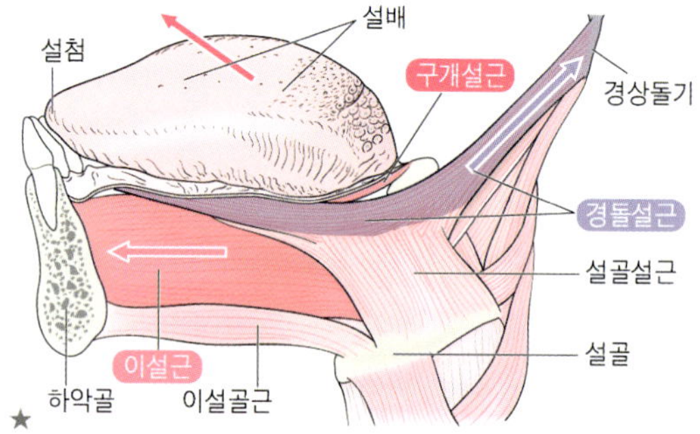

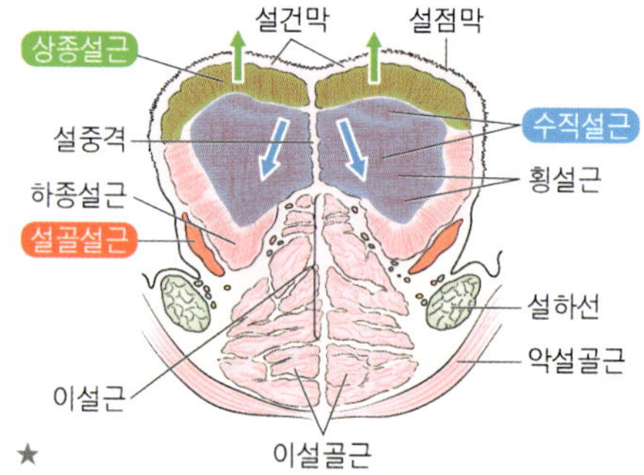

• 혀의 거상

이설근 · 경돌설근

- 횡설근에 힘이 들어가지 않도록 주의하고, 혀의 변연이 부드럽게 펴진 상태에서 이설근과 경돌설근이 충분히 기능하여 혀 전체를 충분히 거상시킵니다(⬅).

이설근 · 상종설근

- 이설근의 작용과 상종설근의 적당한 긴장으로 설첨을 스폿에 접촉시킴과 동시에 혀 변연부를 상악 설측치은에 밀착시킵니다.

경돌설골근 · 구개설근

- 경돌설골근과 구개설근의 협력으로 설근부를 연구개에 밀착시킵니다.

• 소리를 낸다

수직설근 · 설골설근

- 여기서부터 수직설근이 가볍게 긴장되어 설배를 약하게 오므리면서 개구운동을 하면 구개와 설배 사이의 공극에 음압이 형성되어, 혀가 흡반처럼 구개에 달라붙는 상태가 됩니다. 설소대를 늘려 구강저가 보일 정도로 크게 입을 벌립니다. 그리고 설골설근이 강하게 혀를 눌러 내리면, 구개와 혀 사이에 공기가 들어가 혀가 떨어지면서 힘 있게 '딱' 소리가 납니다.

오픈 앤드 클로즈

혀를 구개에 달라붙게 한 채로 입을 벌렸다 다물었다(어금니를 물고)를 반복한다. 다물 때에도 혀를 구개에 달라붙게 한 채로 있는다.

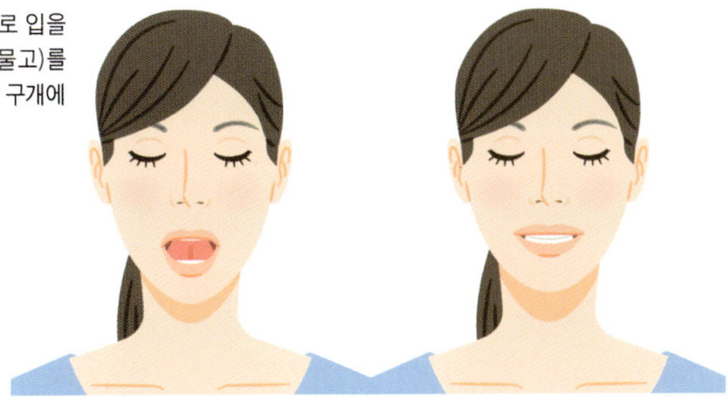

❖ 해부학적 시점에서 보면

주된 움직임은 '혀를 확실히 거상시키고 설배 변연을 구개 주위에 밀착시키면서 개구·폐구 운동을 반복하는 것'입니다.

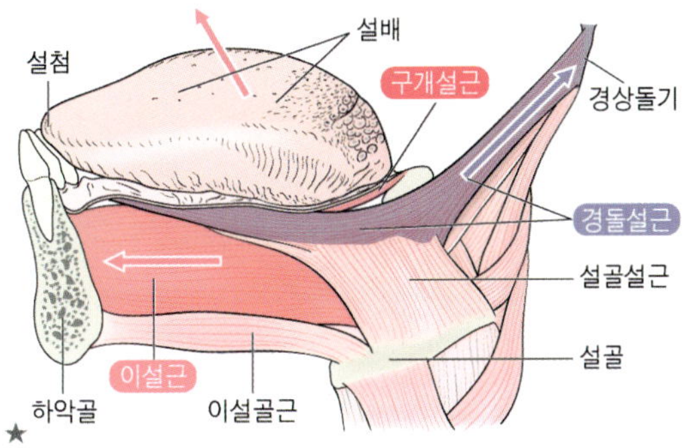

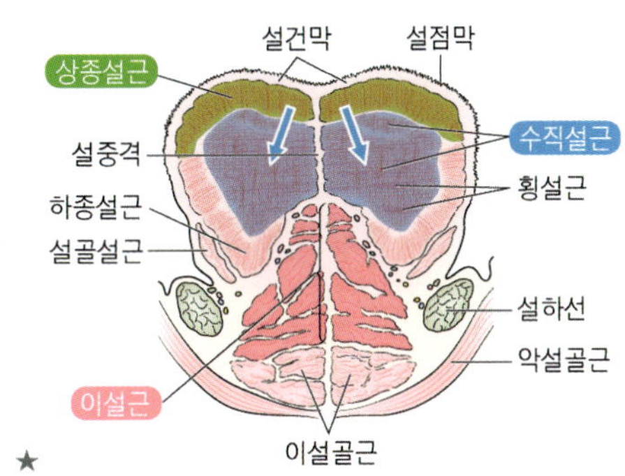

이설근 · 경돌설근

- 횡설근이 이완되어 혀의 폭이 축 늘어진 상태에서 이설근과 경돌설근이 잘 움직여 혀 전체를 충분히 거상시킵니다(←).

이설근 · 상종설근

- 이설근과 상종설근의 협력으로 설첨을 스폿에 접촉시키면서 혀의 변연부를 상악 설측 치은에 밀착시킵니다.

경돌설골근 · 구개설근

- 경돌설골근과 구개설근의 협력으로 설근부를 연구개에 밀착시킵니다.

수직설근

- 여기에서 수직설근이 가볍게 긴장되어 설배를 강하게 누르면서 개구운동을 하면, 구개와 설배 사이의 공극에 음압이 형성되어 혀가 흡반처럼 구개에 달라붙는 상태가 됩니다. 설소대가 팽팽하게 당겨져 구강저가 보이는 정도로 입을 벌립니다. 여기까지는 포핑과 같은 동작이지만, 이대로 혀가 흡반처럼 달라붙은 채로 폐구운동과 개구운동을 반복합니다.

텅 드래그

혀 전체를 구개에 붙인 채로 입을 벌리고, 혀 전체로 구개를 핥는 것처럼 후방으로 미끄러져 갑니다.

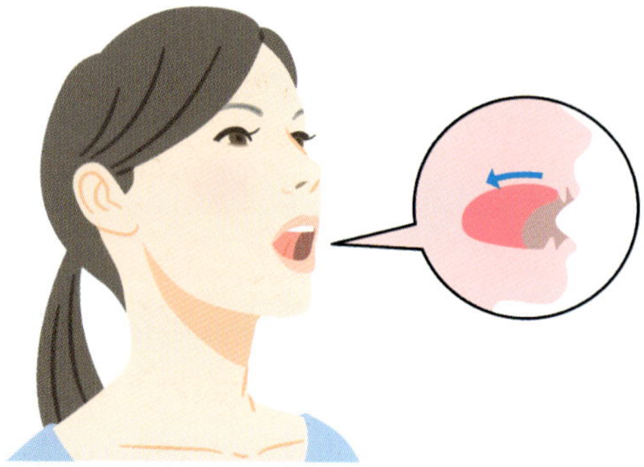

❖ 해부학적 시점에서 보면

주된 움직임은 '혀를 잘 거상시켜 설배 변연을 구개 주위에 밀착시키면서 혀(설첨)를 조금씩 후방 이동시키는 것'입니다.

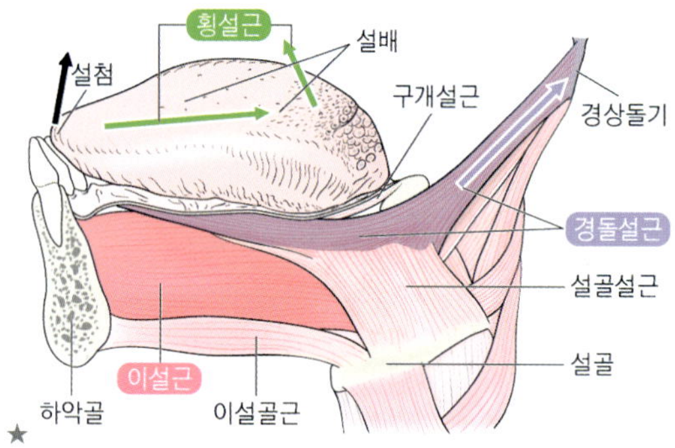

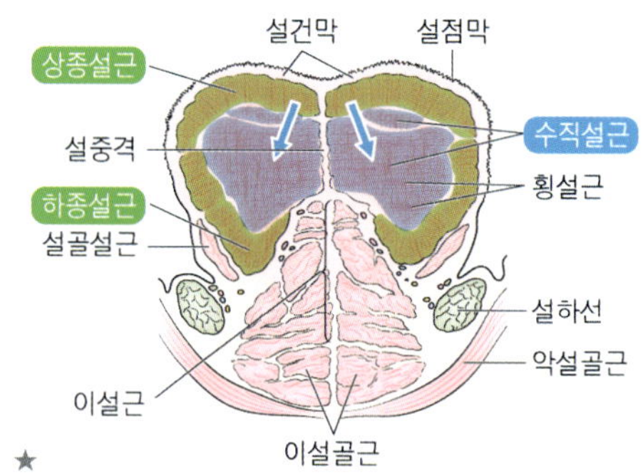

- 동작의 준비는 포핑 및 오픈 앤드 클로즈의 오픈까지와 같습니다.

경돌설근 · 이설근 · 상종설근 · 하종설근

- 경돌설근과 이설근의 긴장을 유지하고 설배가 흡반처럼 구개에 달라붙은 상태를 유지하면서, 상종설근과 하종설근이 수축되어 혀를 후방으로 짧게 하면서 이동시킵니다(➡).

상종설근 · 하종설근 · 수직설근

- 동작 중에는 상종설근을 하종설근보다 약간 강하게 긴장시키고, 또 수직설근을 사용하여 설배가 오목하게 되도록 하면서 구개를 따라 설첨을 후방으로 이동시킵니다(➡). 설첨이 후방에 도달하면 혀 변연의 밀폐성이 풀어져 혀가 구개에서 떨어지게 됩니다.

임상 코멘트

혀 전체를 거상시키는 연습으로, 보다 후방의 거상에 중점을 두고 있습니다. 혀의 전방운동은 환자도 직감적으로 이해하기 쉽지만 혀 뒤쪽은 의식하기 어렵기 때문에, 다시 한 번 의식하게 하는 의미도 있습니다. 경돌설근의 부착 위치나 주행을 알아두는 것은 지도에 도움이 될 수 있습니다. 혀 거상에 의해 저작근 통증이 생길 수 있으므로, 이러한 경향이 있는 환자에게는 주의가 필요합니다.

(다카하시 시게키)

바이트

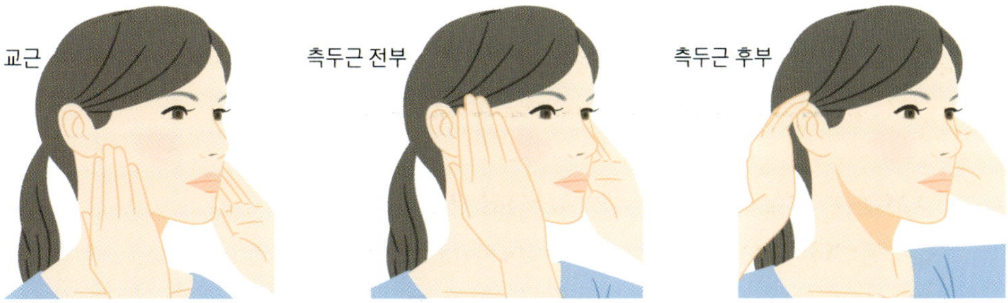

손가락 끝을 뺨(교근 부근)에 둔 채 어금니를 꽉 물어 교근이 긴장되는 것을 확인한다. 그 후에 힘을 빼고 쉰다. 관자(측두근 전부), 귀의 상방부(측두근 후부)도 마찬가지로 한다.

❖ 해부학적 시점에서 보면

주된 움직임은 말 그대로 '꽉 무는 것'입니다.

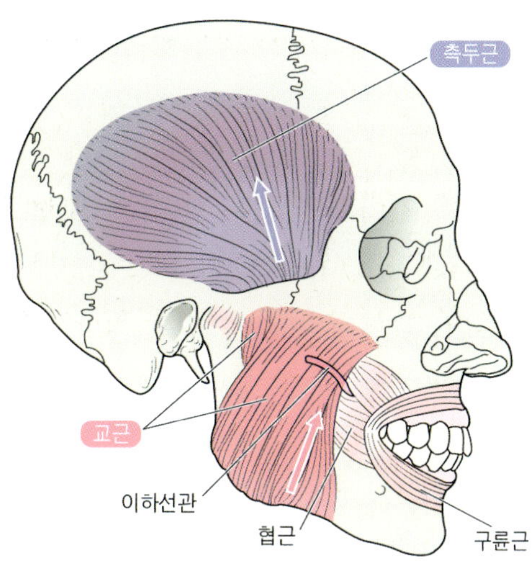

교근 · 측두근 · 내측익돌근

- 교근, 측두근, 내측익돌근이 강하게 긴장합니다. 교근과 측두근의 긴장은 안면이나 측두부를 손가락으로 만져서 느낄 수 있습니다. 이때 좌우 저작근에 균등하게 힘이 들어가는 것이 중요합니다.

임상 코멘트

MFT가 필요한 환자는 연하 시 구치를 교합하고 있지 않는 경우가 많기 때문에 '설첨을 스폿에 둔다 → 어금니를 확실히 교합한다 → 혀 후방을 들어 올린다'라는 일련의 흐름을 의식하게 하는 가운데 교근이나 측두근의 활동을 만져 자각하는 것이 중요합니다.

다만, 안정 시에는 상하 치열이 떨어져 있는 것이 필요하므로 이 연습을 할 때에는 '항상 치아를 물고 있는 것은 좋지 않다'는 것을 강조해서 설명하면 좋습니다. (다카하시 시게키)

슬러프 스왈로

설첨을 스폿에 붙이고 상악 견치 후방에 빨대를 물어 교합한다. 구각 근처에서 스프레이로 물을 뿌려 넣고, 혀 측방에서 한번에 물을 빨아들여 연하한다.

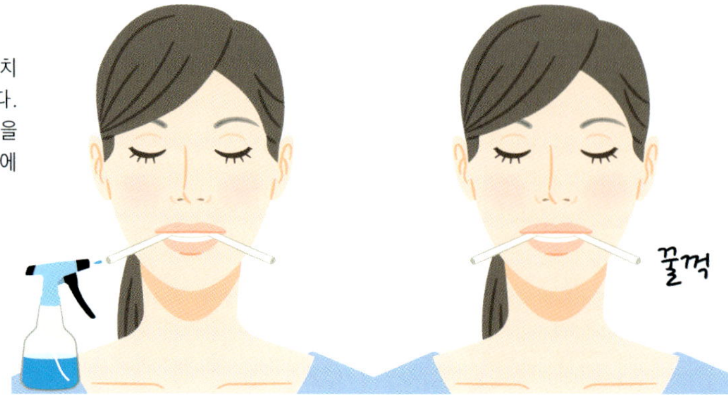

❖ 해부학적 시점에서 보면

주된 움직임은 '혀 후방의 물을 모으면서 하는 구강의 흡입운동과 이어지는 연하운동'입니다.

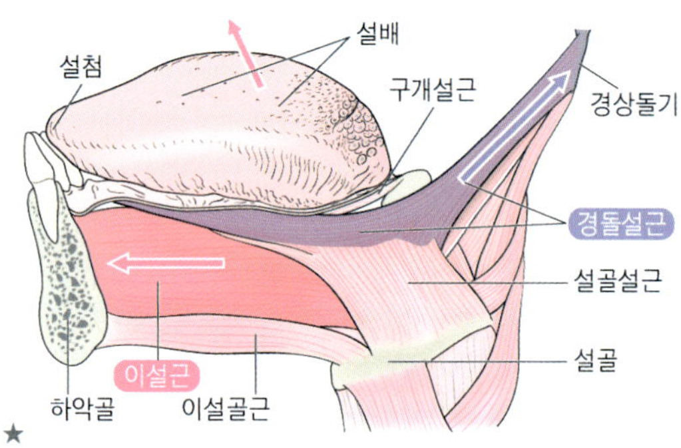

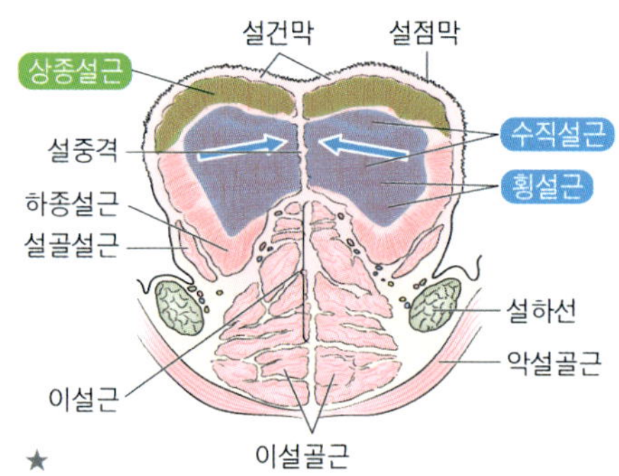

이설근 · 경돌설근

- 혀가 이완되어 폭이 넓어진 상태로 이설근과 경돌설근에 의해 혀 자체를 가볍게 거상시켜, 혀 변연부를 치열의 설면에 접촉시킵니다.

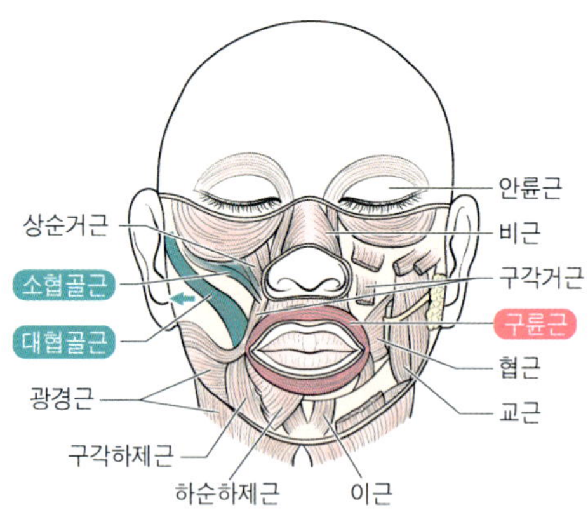

상종설근 · 횡설근 · 설골설근 · 수직설근

- 다음으로 써킹 동작과 같이 상종설근을 움직여 혀 전방을 구개에 붙인 채로 횡설근에 의해 혀의 폭을 좁혀 치열 사이의 공극을 만듭니다. 이때 설골설근과 수직설근이 설배 후방의 높이를 낮춰 연구개와 접촉이 약해짐으로써 공극이 있는 상태가 됩니다. 여기서 숨을 들이마시는 것으로 물이 고유구강으로 빨려 들어가, 혀의 변연과 치열 사이의 공극에 유로가 형성되어 설배 후방으로 물을 모으고, 다음 동작으로 연하합니다.

구륜근 · 협골근 · 저작근 · 설골상근군 · 인두근

- 이 동작 중에 구륜근은 이완하고 협골근 등 구각 외방의 근육이 작용함으로써 구열은 '이-' 하고 열린 상태, 하악은 저작근의 긴장으로 폐구 상태에서 교합이 유지됩니다. 연하 시에는 설골상근군이나 인두근 등 연하에 관여하는 일련의 근군이 협조적으로 움직입니다.

캇 스왈로

연하 시 혀 후방부의 움직임 연습. "캇"이라는 소리를 내서 혀 후방부의 움직임을 확인한 후, 혀 후방부를 붙이고 구강 내에 물을 뿌려 넣고 연하한다. 설첨이 움직이지 않도록 손가락 끝으로 가볍게 누른다.

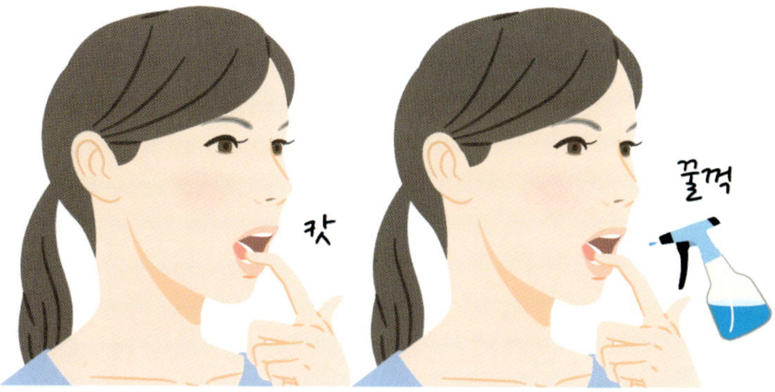

❖ 해부학적 시점에서 보면

주된 움직임은 전반의 '구협 폐쇄'와 후반의 '개구 상태의 연하운동'으로, 연하의 구강기에서 중요한 움직임을 하는 설근부와 연구개에 주목한 동작입니다.

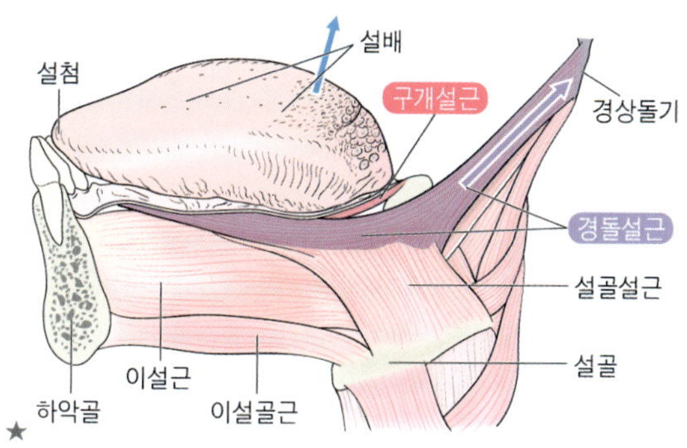

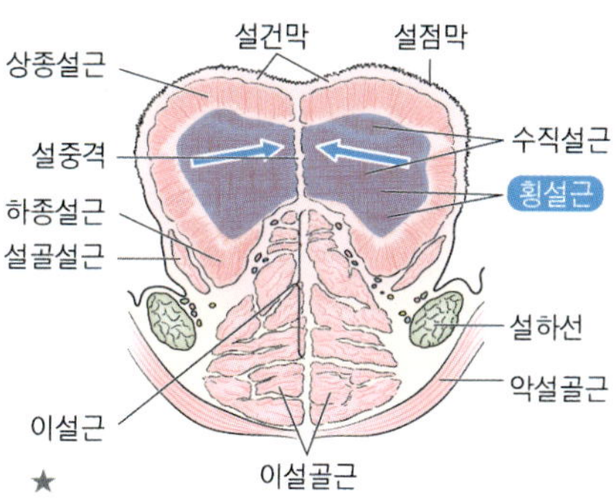

• "캇" 발음 시

횡설근 · **경돌설근**

- 횡설근의 움직임으로 설근 중앙부를 들어 올리면서(➡) 경돌설근의 움직임으로 연구개에 밀착시킵니다(➡).

구개설근

- 동시에 연구개는 주로 구개설근의 움직임에 의해 내려가면서 설근에 밀착됩니다. 여기서 강하게 공기를 뱉으면 "캇" 소리가 납니다.

• 연하

- 후반에는 구강 내에 주입한 물을 연하하지만, 개구 상태에서는 설골상근군이 수축해도 인두 및 후두를 포함한 설골의 거상이 충분히 되지 않고, 일반적인 연하와 비교하여 설근부의 거상과 긴장을 상당히 강하게 의식한 동작이 필요하게 됩니다.

써킹

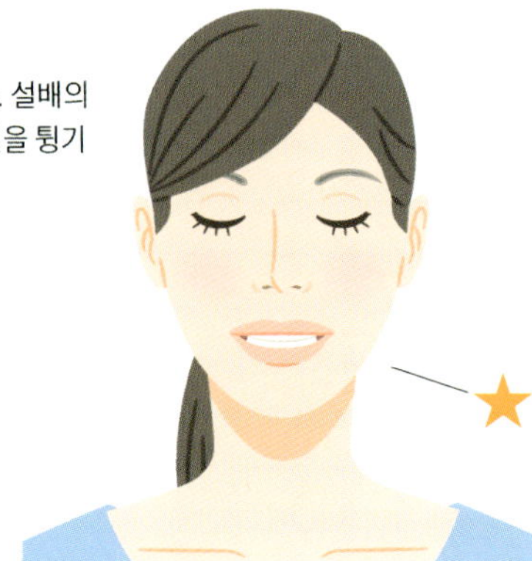

타액의 수집과 관련된 움직임의 연습. 설배의 전방을 구개에 딱 붙이고, 설배의 측연을 튕기는 것처럼 하여 소리를 낸다.

❖ 해부학적 시점에서 보면

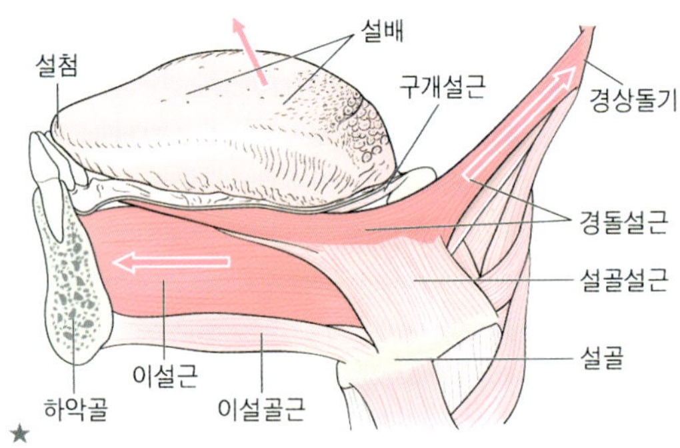

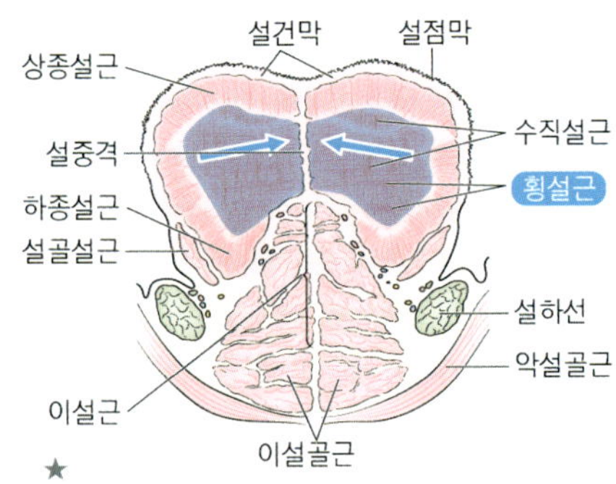

횡설근

포핑과 마찬가지로 혀를 흡반처럼 구개에 달라붙게 한 상태(➡)에서 횡설근을 순간적으로 긴장시킴으로써(➡), 혀의 측연과 치열 사이에 음압이 생겨 구강전정에서 고유구강 측으로 타액이나 공기의 유입을 촉진합니다.

임상 코멘트

습득이 어려운 훈련이지만 바른 연하를 하는 데 반드시 필요한 동작이므로 끈기 있게 지도를 해야 합니다. 써킹은 주로 혀 측연의 움직임이지만, 할 때에는 ① 설첨이 스폿에서 떨어지지 않도록, ② 바른 턱 위치로 교합, ③ 뺨의 안쪽이 치열에서 떨어져 있는 것 등이 포인트입니다. (다카하시 시게키)

이-·우-

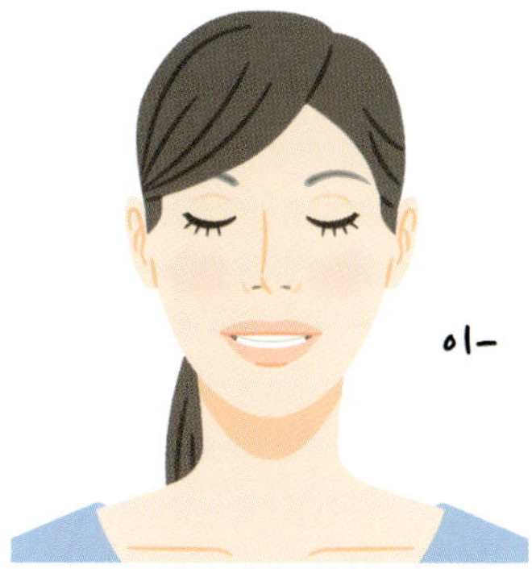

❶ "이-" 하고 소리 내며 입을 옆으로 벌린다.

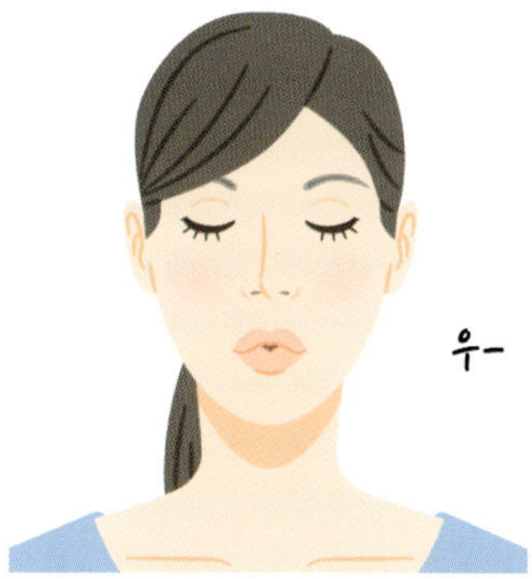

❷ "우-" 하고 소리 내며 입을 오므린다.

❖ 해부학적 시점에서 보면

주된 움직임은 '구순 바깥쪽으로의 신전과 꽉 조임'입니다.

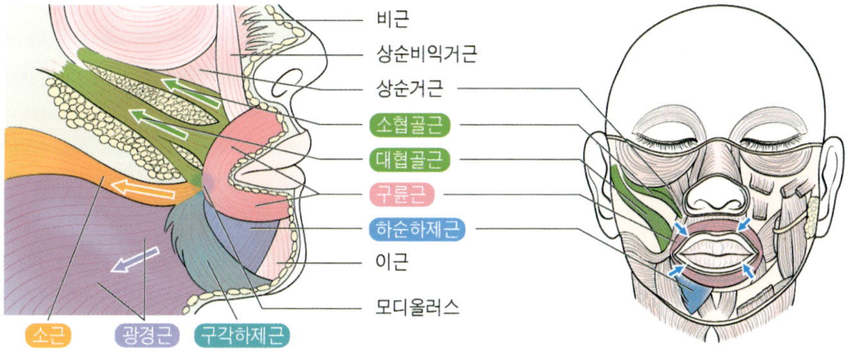

구륜근 · 협골근 · 소근 · 광경근 · 구각하제근 · 하순하제근

'이-'에서는 구륜근을 이완시킨 상태로 협골근(대·소), 소근, 광경근 등을 움직여 구각을 외측으로 당김으로써 구열을 크게 옆으로 벌립니다. 이때 구각하제근이나 하순하제근에 힘이 너무 많이 들어가면 구각이 내려간 동작이 되어버립니다. '우-'에서는 구륜근을 확실히 긴장시켜 입을 오므립니다.

임상 코멘트

아름다운 미소를 얻기 위해 도움이 되는 트레이닝입니다. '이-'와 '우-'의 구순 형태를 확실히 구분하는 것이 중요합니다.
(다카하시 시게키)

버튼풀

입술과 전치 사이에 끈을 단 단추를 끼워 단추가 입에서 빠지지 않도록 끈을 잡아당긴다.

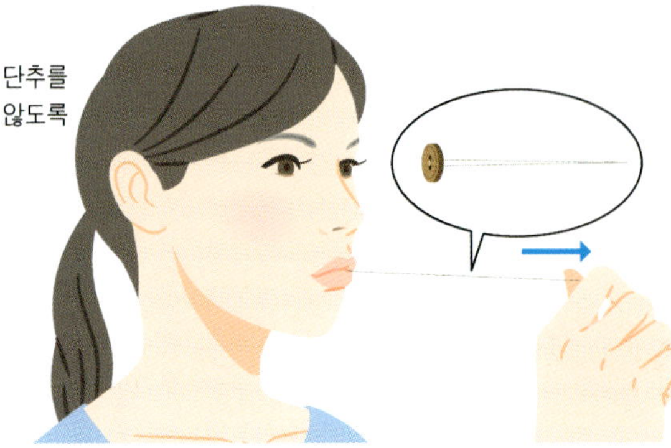

❖ 해부학적 시점에서 보면

주된 움직임은 '구순의 조임'입니다.

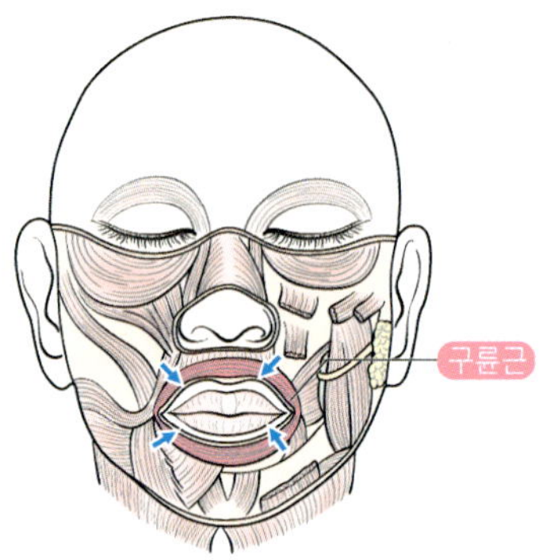

구륜근

'이–·우–'의 '우–'와 비슷한 이미지입니다. 구륜근을 강하게 긴장시키면서도 입술을 앞으로 내미는 것이 아니라, 동시에 구열 주위의 표정근도 적당히 작용하여, 좌우의 모디올러스 사이의 구순 전체를 긴장시켜 전치를 강하게 누르도록 합니다.

임상 코멘트

안정 시의 구순폐쇄를 의도하여 하는 경우가 많지만, 이 훈련을 함으로써 구륜근을 강화하면 모든 증례에서 구순폐쇄가 쉽게 달성되는 것이 아니라는 것을 충분히 이해할 필요가 있습니다. 이비인후과 질환이 있거나 전치의 위치에 문제가 있는 경우에는 그것을 개선하지 않으면 구순폐쇄가 달성되지 않습니다. (다카하시 시게키)

CHAPTER 2

Q & A로 해설! 라이프 스테이지에 따른 구강기능

— 대응·접근법의 힌트

영유아기

영유아기의 구강기능과 MFT

시노우미 류조(치과의사, 카노미 교정·소아치과 클리닉)

영유아기의 특징

유아기는 기능이 획득되어 구강기능의 발달·습득 과정을 거쳐, 획득된 구강기능을 습관화하여 유지하는 단계로 이어지는 중요한 시기입니다. 구강은 코와 함께 호흡기관 및 음성 언어기관으로서 그리고 영양을 섭취하는 소화기관으로서 중요한 역할을 담당하고 있습니다. 적절한 구강기능을 획득해 나가는 것은, 아이들의 심신이 모두 건강하게 자라기 위한 건강, 커뮤니케이션, 일상 생활습관의 기반이 된다고 해도 과언이 아닙니다. 그렇기 때문에 구강관리를 실시하는 치과 임상의 현장에서는 구강에만 주목하는 것이 아니라, 성장·발육 전체를 종합적으로 파악하여 아이나 보호자에게 다양하게 접근하는 것이 필요합니다. 임상에서는 유아의 시기별 성장·발육의 특징을 이해하고, 아이의 발육을 도와주는 지도를 하거나 주의 깊게 성장을 지켜볼 필요가 있습니다.

접근 포인트

① 영아기 전반(포유기)

- 구강영역의 기능과 형태의 발달과정을 이해하고, 포유나 섭식에 관한 기본적인 사항을 보호자에게 지도한다.

② 영아기 후반(이유기)

- 이유 개시의 목적과 이유 개시부터 완료까지의 먹는 방법의 발달에 대해 지도한다.
- 이유의 진행 방법에 대하여 구강 형태의 성장에 의한 변화와 섭식기능의 발달을 관련시키면서 지도한다.

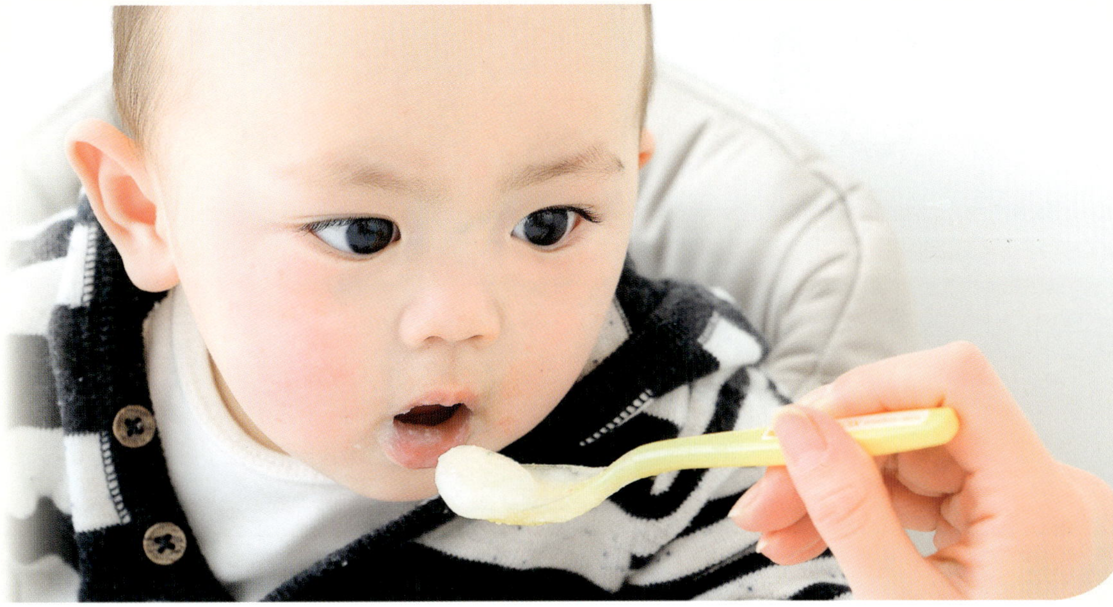

③ 유아기 전반(1세 6개월~3세)

- 이유기를 통해서 획득된 음식을 먹는 방법과 관련된 기본적인 움직임과 함께, 유구치의 맹출에 맞춘 저작·연하·호흡·발음 등의 구강기능을 발휘할 수 있도록 지도한다.
- 이 시기에 보이는 구강습관이 섭식기능에 미치는 영향에 대하여, 육아환경이나 심리발달 면 등과 관련하여 보호자에게 설명한다.

④ 유아기 후반(3~6세)

- 유치의 맹출완료에 의해 치열이나 악안면의 형태가 갖추어진다.
- 충분히 섭식기능을 발휘할 수 있는 식환경 만들기와 지금까지 획득해온 섭식기능을 기초로 하여, 충분한 구강기능을 영위할 수 있도록 구강건강에 대해 적극적으로 지도한다.

구강기능은 다양한 환경과 서로 작용하면서 긴 학습기간을 거쳐 습관화되어 갑니다. 이 장에서는 진료실에서 영유아기의 구강기능 발육상황을 체크하고 개입함으로써 어떻게 구강기능의 발달을 촉진하고, 비정상적인 구강기능의 고착을 막아 부정교합 유발을 경감시켜 나갈 수 있는지에 대해 소개합니다. 또한 구강기능의 발달을 저해하는 요인(표)이 인정되는 경우의 조기 대응에 대해서도 설명하겠습니다.

표. 구강기능의 발달을 저해하는 요인

- 구강습관
- 구호흡
- 설소대, 상순소대의 부착이상
- 구강기능의 발육을 방해하는 부정교합 등

Q. 01 영유아기의 구강기능을 진료실에서 어떻게 체크할까요?

A. 영유아기의 아이들에 대해서는 발육을 경시적으로 관찰하면서 구강관리의 습관화를 시키는 역할을 하는 것이 중요합니다. 물론, 이미 표면화된 구강기능의 문제가 있으면 보호자의 불안이나 걱정에 대해 응대하면서 대처해나갈 필요가 있습니다. 그때마다 '모자건강수첩'을 잘 사용하면 좋습니다.

가와바타 요리코(치과위생사, 가노미 교정·소아치과 클리닉)

모자건강수첩의 활용

치과의사·치과위생사는 '구강의 발육이나 건강', '먹는 것'과 관련하여 다른 직종과 연대할 필요가 있습니다. 이때 모자건강수첩을 활용한 지도가 매우 효과적입니다. 영유아의 진찰 시에는 모자건강수첩을 지참할 것을 추천합니다(그림 1).

모자건강수첩은 일본을 포함한 세계 30개국에서 오랫동안 사용된 실적이 있으며, 보호자로부터도 두터운 신뢰를 받고 있습니다. 또한 영유아기부터 소아기에 이르기까지 연령별로 아이의 발달을 확인할 수 있게 되어 있어, 그 내용도 시대배경에 맞추어 개정되어 변화하고 있습니다. 최근에는 치과에 관한 항목도 많이 반영되어 영유아기의 충치예방을 위한 식사의 주의점이나 먹는 기능의 발달에 관한 것도 기재되어 있습니다.

내용은 자치단체에 따라 조금씩 다르지만, 후생노동성이나 각 자치단체의 홈페이지에서 확인할 수 있습니다. 수첩에 들어 있는 '육아의 안내서'에도 알기 쉽게 육아에 관한 조언이 게재되어 있습니다.

임상 현장에서는 계속적인 치과 건강검진을 실시하고, 모자건강수첩의 내용을 통해 아이의 건강상태를

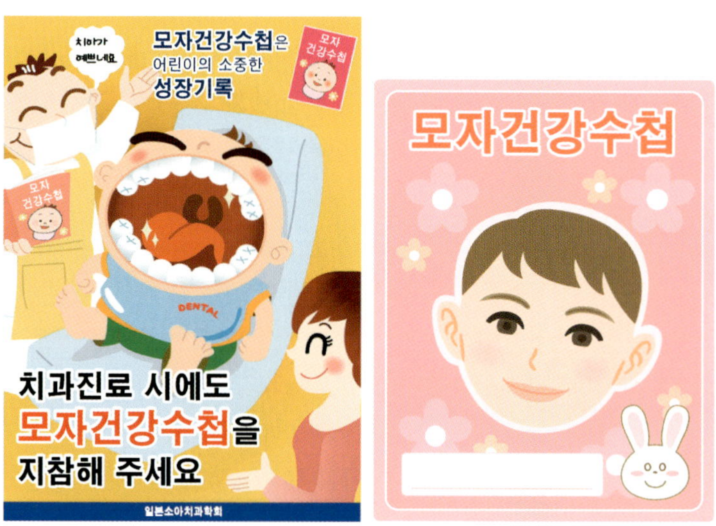
모자건강수첩은
어린이의 소중한
성장기록
치과진료 시에도
모자건강수첩을
지참해 주세요
일본소아치과학회
모자건강수첩

그림 1. 모자건강수첩의 지참을 권하는 치과의원의 포스터. 일본소아치과학회의 홈페이지에서 다운로드할 수 있다.

파악함으로써 보호자와 함께 아이의 성장을 고려하여 조언하는 자세로 응대하는 것이 중요합니다.

지도 전의 주의점

유아기 구강영역의 발육은 현저하게(그림 2) 개인차가 있으며, 월령에 따르지 않는 경우가 많습니다. 따라서 구강기능에 대한 지도 전에는 포유기, 이유식기, 유아식기의 섭식·연하 기능의 획득·발달·습득 과정을 숙지하여, 개개의 아이에게 맞는 구강기능의 발달을 도와주는 지도를 실시할 수 있도록 준비하는 것이 중요합니다(p.16~의 '01. MFT를 하기 전에 알아야 하는 섭식·연하의 기초지식' 참조).

구강기능을 높이기 위한 지도 예

모자건강수첩의 기록 페이지에는 연령별로 보호자가 구강기능 상태를 확인할 수 있는 많은 질문이 게재되어 있습니다. 그 내용을 참고로 보호자에게 조언을 합니다.

1세 정도까지

- **구강관리의 시작 어드바이스**

  → 뺨이나 입 주위를 만지거나 잇몸을 마사지하는 등 아이가 구강 주위를 만지는 것에 익숙해지도록 합니다. 구강관리를 거즈 등을 이용하여 하도록 합니다.

- **"이유는 순조롭게 진행되고 있습니까?"**

  → 9~10개월경부터 잇몸으로 눌러 으깰 수 있는 정도의 딱딱한 것을 먹을 수 있게 됩니다. 또한 스스로 먹고 싶다는 의욕이 생기고, 손가락과 입의 움직임의 협조 발달에 의해 손으로 집어서 먹는 것이 왕성해지는 시기입니다. 흘리거나 어지럽히는 등 잘 먹지 못하는 것처럼 보일 수도 있지만, 손으로 집어서 먹는 것은 먹는 즐거움과 구강기능의 향상을 위해 아주 중요한 과정이라는 것을 설명합니다.

1세 6개월~2세경

- **양치 연습**

  → 입술의 기능을 사용하여 '와글와글' 가글하는 연습을 조금씩 시작하라고 조언합니다.

- **"젖병을 사용하고 있습니까?"**

  → 손가락 기능이 발달하고, '후루룩 마시는' 것을 할 수 있게 되면 컵을 사용할 수 있게 됩니다. '컵을 사용하다 흘리면 큰일'이라고 생각하여 우유병으로 마시는 습관을 그만두지 못하는 경우도 많습니다. 입술을 컵에 꽉 붙이는 기능을 높이기 위해서도 컵 사용을 권합니다.

- **"발음 상황은 어떻습니까?"**

  → 발음기능에는 개인차가 있기 때문에 너무 깊게 관여하지는 않지만, 서서히 말할 수 있는 단어가 늘어납니다.

  예) '마마', '부부' 등 상하 입술을 사용한 구순음이나 설첨을 상악 전치의 바로 뒤에 붙였다 혀를 뗄 때 발음하는 '다', '타' 등 설첨의 거상이 잘되고 있는지 등을 확인합니다.

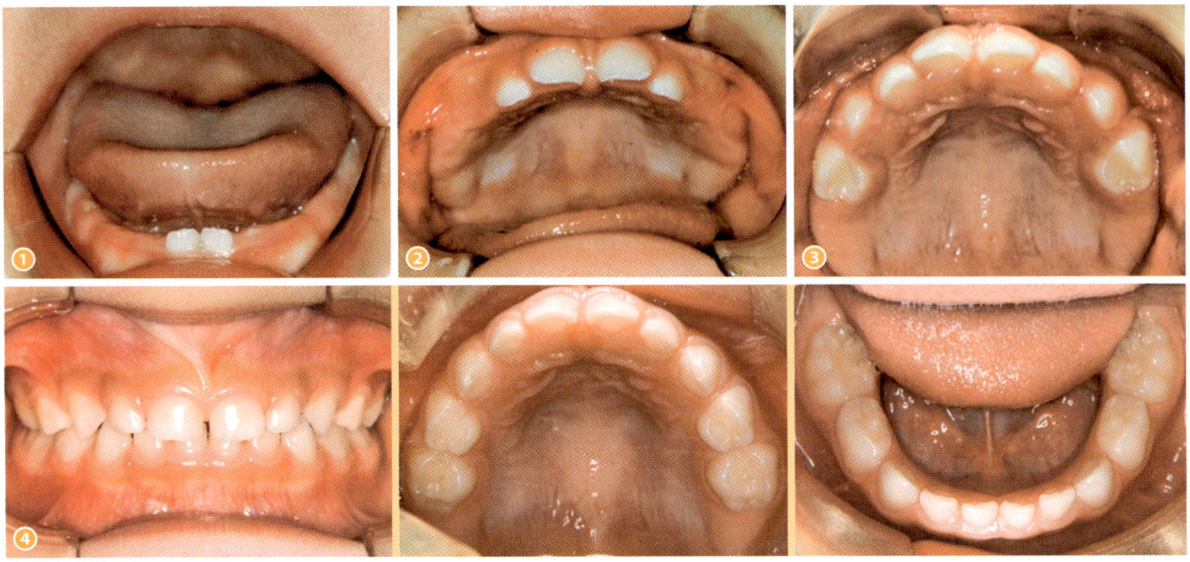

그림 2. 0~3세의 구강 내의 일례. 이 시기는 구강 내의 형태가 크게 변화한다. ❶ 0세 7개월, ❷ 0세 11개월, ❸ 1세 4개월, ❹ 3세경에 유치열이 완성되고, 구강 내의 형태가 안정된다.

- 식기의 사용 상황: "숟가락을 사용해 스스로 먹습니까?"
  → 입술을 사용하여 숟가락 위의 음식을 능숙하게 삼키는지(포식), 삼킬 때 입술을 다물고 있는지 등을 확인합니다. 이러한 움직임은 유아 연하에서 성인 연하로의 이행 및 혀의 돌출이 줄어 하악이 안정되는 등, 장래의 저작 움직임을 학습하기 위한 환경과 연결됩니다. 지금이 중요한 시기라는 것을 이해하고 체크합니다.

3세경

- "잘 씹어 먹는 습관이 있습니까?"
  → 보호자는 어금니나 치열 등의 문제에 주목하기 쉬운 시기지만, 유치의 맹출이 완료되어 섭식기능이 숙련되는 시기에 해당되며, 구강기능을 더욱 높여 가는 데에 중요한 시기이기도 합니다. 잘 씹어 먹을 것을 권합니다.
- 구강기능에 미숙한 곳이 없는지 체크한다
  → 입술이나 전치를 사용해 먹고 있지 않은지, 유구치에서의 저작이 충분히 행해지고 있는지, 저작한 음식을 삼키기 쉽게 혀 중앙에 모을 수 있는지, 구개에 혀를 들어 올려서 음식을 후방으로 보내서 연하할 수 있는지 등 식환경의 문제나 섭식 행동 패턴, 일상의 생활 리듬 등도 고려하여 지도합니다.
- "항상 손가락을 빨고 있습니까?"
  → 손가락빨기, 인공젖꼭지 사용, 혀 내미는 습관, 입술 깨무는 습관, 손톱이나 천을 깨무는 습관, 아래턱을 앞으로 내밀면서 씹는 습관 등 다른 구강습관에 대해서도 체크합니다. 3세를 지나도 구강습관이 장기간 지속되고 있는 경우에는 턱의 성장·발육에 좋지 않은 영향을 미치고, 치열 부정, 구순폐쇄부전 등의 원인이 되는 경우가 있으므로 주의합니다. 그러나 구강습관은 발달기의 생리적인 것으로 자연스럽게 빈도가 줄어드는 경우도 있기 때문에, 경과를 보면서 보호자에게 불안을 주는 지도가 되지

않도록 하는 것이 중요합니다(지도 예는 p.50~의 '02. 유아의 손가락빨기에 대해서 어떻게 어드바이스를 할까요?' 참조).

- **"교합이나 치아 배열에 신경 쓰이는 점이 있습니까?"**
  → 유치열이 완성되고 영구치가 맹출되어 교환되는 6세경까지는 구강 내의 형태가 안정되는 시기입니다. 이 시기에는 구강의 형태와 기능의 양면에서 체크가 필요합니다. 치열 부정은 구강기능 학습을 저해하는 요인이 됩니다(자세한 것은 p.56~의 '조기 대응이 필요한 유아의 부정교합에는 어떠한 것이 있습니까?' 참조).

4세경

- **"입 헹구기(가글)를 합니까?"**
  → 2세경부터 양치질을 권하지만, 4세쯤이 되어도 못할 때에는 입술의 기능이 약한 것으로 의심됩니다. 입에 머금은 물을 삼켜버리거나 바로 입 밖으로 뱉어버려, 입안에 물을 머금을 수 없는 등의 문제가 있는지 체크합니다. 입 헹구기는 입술 및 뺨의 근육 발달에 관여합니다(입 헹구는 훈련 방법은 p.53의 '⑥ 가글' 참조).

- **"항상 손가락을 빨고 있습니까?"**
  → 낮에도 빈번하게 손가락을 빠는 등 심할 정도로 손가락빨기를 계속하는 경우에는 적극적인 개입을 할 필요가 있습니다. 아이의 생활환경에 심리적인 문제가 있거나 이러한 문제가 의심될 경우에는 지도에 들어가기 전에 소아신경과 의사나 임상심리사와 상담합니다.

5세경

- **"확실한 발음으로 이야기할 수 있습니까?"**
  → 먹는 기능과 마찬가지로 구음의 기능도 턱과 혀의 협조운동을 학습하는 것으로 발달됩니다. 일상회화에 문제가 있으면 취학 전에 언어청각사에 의한 언어요법도 필요하게 됩니다. 또한 구강의 기질적인 문제(구순열·구개열, 설소대 부착이상, 치열 부정 등)가 없는지 체크합니다. 그리고 말을 할 때 하악 및 혀가 측방으로 편위되거나(측음화구음), 전방위를 취하는 것으로 발음에 문제가 생기거나, 설첨이나 혀 후방부가 거상되지 않기 때문에 치경음이나 오설음을 바르게 발음할 수 없는 등의 문제가 있는 경우에는 턱과 혀의 협조운동이나 혀의 움직임을 촉진하는 훈련을 하는 것이 효과적입니다.

6세경

- **"영구치(제1대구치)는 나왔습니까?"**
  → 제1대구치의 맹출 후, 유구치로 확실하게 저작하는 것이 중요하다는 것을 재확인합니다. 지금까지 습득되어 익숙해진 섭식기능이 치아 교환에 동반한 구강 내 변화로 인하여 불안정해지기 쉬운 시기입니다. 전치가 빠지고 전치로 한입 베어 무는 것이 어려워지는 경우가 많기 때문에, 전치 상태에 대해서도 확인합니다.

Q. 02 유아의 손가락빨기에 대해서 어떻게 어드바이스를 할까요?

A. 영유아기 전반(1~2세)의 손가락빨기는 기본적으로 생리적인 행위이므로, 그 연장으로 지켜보라고 조언합니다. 다만 아이가 손가락빨기 이외에 여러 다른 것에 흥미를 가지도록 생활환경을 조성하는 것이 중요합니다. 유아기 후반(3~5세)은 손가락빨기가 '습관'으로 어린이의 생활에 정착해가는 시기이므로, 아이의 생활환경이나 성격 등을 고려하여 좀 더 적극적으로 대처하는 것이 필요합니다.

이노우에 미츠코(쇼와 대학 치학부 소아성육치과학 강좌 객원교수)

태아도 손가락빨기를 한다

초음파 관찰에서는 태생 14~15주를 지나면 태아가 손을 입에 가져가는 움직임이, 20주경에는 손가락을 입에 넣고 빠는 모습이 보입니다. '손가락을 빨면서 양수를 마신다'라는 행위를 통해 태아는 포유에 필요한 반사를 성숙시키고 있습니다.

유아기의 손가락빨기

생후 2~4개월경에는 대부분의 아이에게 일과성의 손가락빨기를 보입니다. 이 시기에는 어떤 손가락이든 상관없이 빨거나 주먹째로 빠는 아이도 있습니다(그림 1). 손가락을 빠는 것으로 얻어지는 감각적 만족이나 정신적 안정은 포유 시의 흡인과 통용되기 때문에, 흡인 본능이 강한 아이에게서는 빠는 시간이 길어집니다. 4~5개월경부터는 손과 손가락뿐 아니라 주변의 물건을 뭐든지 입에 가져가며, 핥고 빠는 '입 놀이'를 열심히 합니다. 이러한 입 놀이는 입의 수의적인 움직임의 발달을 촉진하고, 포유반사를 감소시켜 이유 준비를 하게 합니다. 생후 반년경에는 이유가 개시되고 유치의 맹출이 개시됩니다. 이유기에는 입의 움직임도 '빠는(흡인) 행위'에서 '씹는(저작) 행위'로 이행되고, 빠는 행위의 기능발달 면에서 의의도 점점 줄어들게 됩니다. 장난감을 손에 들고 놀기도 하고, 말을 걸면 소리 내어 응하기도 하면서 손이나 입이 주위와의 관계가 길러지는 가운데 혼자 놀기 위한 손가락빨기의 빈도가 줄어듭니다.

이와 같이 유아기의 손가락빨기는 발달적 의의가 크기 때문에 지켜보는 것이 좋다고 여겨집니다. 4~5개월쯤 되면 깨끗하고 안전한 장난감 등을 주어, 손가락 이외의 물건으로 입 놀이를 충분히 시켜주는 것이 좋습니다.

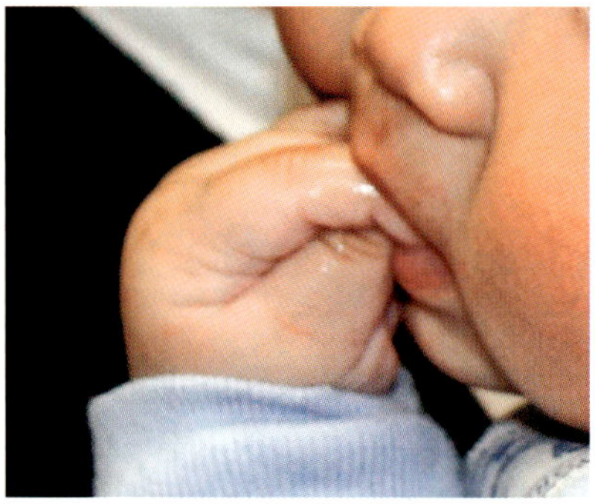

그림 1. 2~4개월 아이에게서 보이는 손가락빨기.

유아기 초반(1~2세)의 손가락빨기

1세 반경에는 혼자 걷는 것으로 행동 범위가 넓어지고, 말에 의한 소통도 시작하기 때문에 아이가 자발적으로 활동하게 되면서 손가락빨기는 줄어들게 됩니다. 다만, 새로운 체험을 할 기회도 많아지기 때문에 긴장과 불안을 잠재우기 위해 손가락빨기의 필요성이 높아집니다. 조사에 따르면, 1세에서는 대부분의 아이들이 무언가를 빠는 행위를 하고, 손가락빨기는 2세까지 이어지는 비율이 가장 높았습니다(표).

발음 및 언어를 기억하고 운동기능도 높아지는 1~2세에는 주위와의 소통 및 놀이가 확대되는 상황에서 손가락빨기의 빈도를 줄여나가는 대응이 바람직합니다. 아직 생리적인 빨기 행위의 연장이기 때문에 너무 예민하게 반응하지 말고, 아이의 생활 전체를 따뜻하게 지켜보는 자세가 중요합니다. 그러면서 바깥 놀이의 기회를 늘리거나, 말을 하거나 스킨십을 하면서 손가락빨기보다 즐거운 시간을 늘려줍니다. 인공젖꼭지를 주는 것으로 손가락빨기를 멈추게 하는 방법도 생각할 수 있지만, 아이의 상황이 변하지 않으면 인공젖꼭지도 습관화되며, 2세 이후에도 상용하면 교합이상이 생길 수 있다는 보고도 있습니다.

유아기 후반(3~5세)의 손가락빨기

3세를 지나면 보육원이나 유치원에서 집단생활의 체험에 의해 사회성이 발달하고, 또한 언어에 의한 이해와 표현력도 높아집니다. 놀이와 주변과의 대화로 손이나 입을 사용할 기회가 증가하고, 활발하게 친구들과 놀면서 손가락빨기의 빈도는 자연스럽게 감소합니다. 한편 주위에 흥미가 적거나, 불안·긴장이 강하거나, 즐겁게 활동할 수 있는 장소가 적은 아이는 손가락빨기에 대한 의존도가 높아져 습관화되기도 합니다. 이 시기까지 이어지는 손가락빨기는 엄지손가락빨기가 많이 관찰되며(그림 2), 치열과 교합에 영향을 미치기 쉽습니다.

3세 이후에도 손가락빨기가 계속되는 경우에는 일상의 생활 리듬을 정돈하고, 바깥 놀이 등으로 에너지를 발산시킴으로써 빈도를 줄여나가는 대응이 바람직합니다. 또한 치아 배열에 주는 영향을 설명함으로써 스스로 그만두려는 아이들도 생깁니다. 그러나 4~5세가 되어도 낮에 자주 손가락빨기를 보이는 경우에는 좀 더 적극적인 대응이 필요하며, 발달 상황 등을 확인하면서 생활환경을 정돈하거나 주변 환경을 고려하여 아이가 스스로의 힘으로 극복하는 것을 지원합니다.

표. 손가락빨기의 빈도(도내 K 보건소의 앙케트 조사로부터)

	1세 2개월 아이	2세 아이
손가락빨기	30.1%	23.6%
인공젖꼭지 빨기	25.5%	16.0%
타월·거즈 빨기	9.8%	4.8%
모유 수유 계속	23.4%	3.6%
젖병 수유 계속	41.6%	5.2%
	(286명)	(250명)

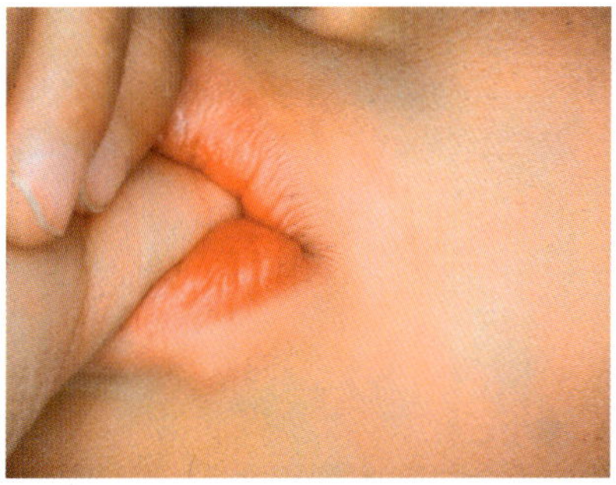

그림 2. 손가락빨기를 계속하는 3세 아이 (엄지손가락이 많이 보임).

Q. 03 늘 입을 벌리고 있는 유아의 경우에는 어떻게 대응할까요?

A. 구호흡에 대해 코나 목의 병이나 알레르기 등이 없는지 보호자에게 문진을 하고, 코나 목의 검사를 합니다. 코가 막히거나 편도 비대가 있더라도 증상이 현저하지 않으면 이비인후과 진료를 하지 않는 경우가 많습니다. 진료 시에 기도 문제가 인정되는 경우에는 이비인후과 진료를 권장하고 적극적인 치료를 받도록 합니다. 하지만 이러한 문제가 없는데도 입을 벌리고 있거나 구호흡 습관이 있는 아이의 경우에는 구순폐쇄력이 약하고 혀도 저위에 있습니다. 또한 고인 침을 잘 삼키지 못하고, 입에서 침이 흘러나오기도 합니다. 구호흡 습관은 아이의 구강기능 습득을 방해한다고 여겨지기 때문에 구순폐쇄를 촉진하는 립 트레이닝과 더불어 방해된 구순의 기능을 적극적으로 개선해나가는 것이 필요합니다.

요시노카이 류조·카와바타 준코(치과의사·치과위생사, 카노미 교정·소아치과 클리닉)

구호흡 습관이 있는 유아의 특징과 대응

입가의 근육이 약하고, 입술이 건조하며, 구각이 거칠고, 상순이 위를 향하고 번전되어 있는 등의 특징을 보입니다(그림 1).

입을 다무는 습관을 들이기 위해서는 구순폐쇄의 지도와 함께 방해된 구순 기능을 적극적으로 개선해 나갑니다.

① 포식

유견치부나 유구치부로 한입 베어 무는 움직임이나 혀를 전방으로 내밀어 음식을 마중 나오는 잘못된 움직임을 없애기 위해, 입술을 다물고 음식을 씹을 수 있도록 합니다. 한입 먹는 양이 너무 많지 않도록 손을 사용하여 음식물의 한입 먹는 양을 습득할 수 있도록 조언합니다.

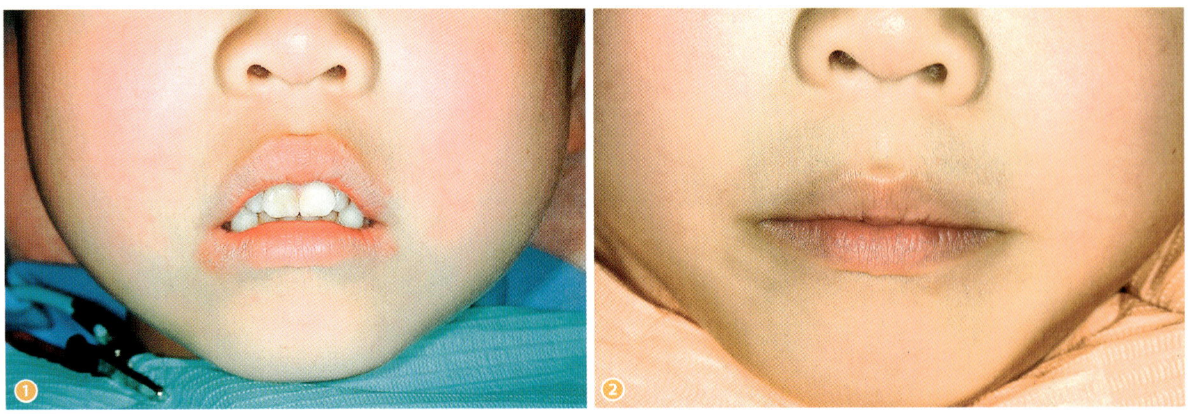

그림 1. 구호흡을 하는 유아. ❶ 지도 전(4세 3개월), ❷ 지도 후(5세 8개월).

② 저작

입을 벌린 채로 전방부로 씹는 잘못된 움직임을, 입을 다물어 음식을 유지하고 구치부로 저작할 수 있도록 지도합니다.

③ 연하

입을 벌린 채로 혀를 내밀면서 삼키거나 하순을 말아 넣으면서 삼키는 잘못된 움직임을 입을 다물고 구치를 교합하면서 연하할 수 있도록 지도합니다.

④ 숟가락 사용법

입을 벌리고 있으면 입술을 잘 사용할 수 없고, 숟가락을 치아로 물거나 음식을 잘 먹지 못하는 등의 모습을 볼 수 있습니다. 평평한 숟가락의 전방부에 올린 음식을 상하 입술 사이에 끼워 음식물을 먹을 수 있도록 지도합니다.

⑤ 컵 사용법

입술로 컵을 잘 붙잡지 못하고, 치아에 컵이 '딱' 하고 접촉하는 소리가 나거나, 뺨에 물을 너무 많이 머금은 경우에는 입술이나 혀가 제대로 기능하지 않습니다. 물을 마실 때에는 구순폐쇄를 하여 윗입술로 수분량을 감지하고, 입술을 다물어 혀가 구개에 닿기 쉬운 상태에서 마실 수 있도록 합니다.

⑥ 가글

입술을 다물지 않으면 물을 입안에 둘 수도 없습니다. 구순의 근력강화를 촉진하여 부글부글 양치질을 할 수 있도록 지도합니다(그림 2). 입술을 다문다 → 공기를 입안에 넣는다 → 물을 입안에 가둔다 → 물을 좌·우, 윗입술, 아랫입술 순으로 흘리지 않고 이동할 수 있도록 지도합니다.

이러한 일상의 생활습관과 관련되는 구강기능의 지도는 구강 주위의 기능을 높임과 동시에 매일 실시하는 것으로 효과가 나타나고 습관화에도 연결됩니다. 또한 구순폐쇄를 적절히 할 수 있게 됨으로써 혀의 위치도 개선되어 올바른 연하를 도와주는 효과도 기대할 수 있습니다. 게다가 아이의 협력을 얻을 수 있는 경우는 MFT의 립 엑서사이즈도 실시하면 좋을 것입니다(p.16 참조).

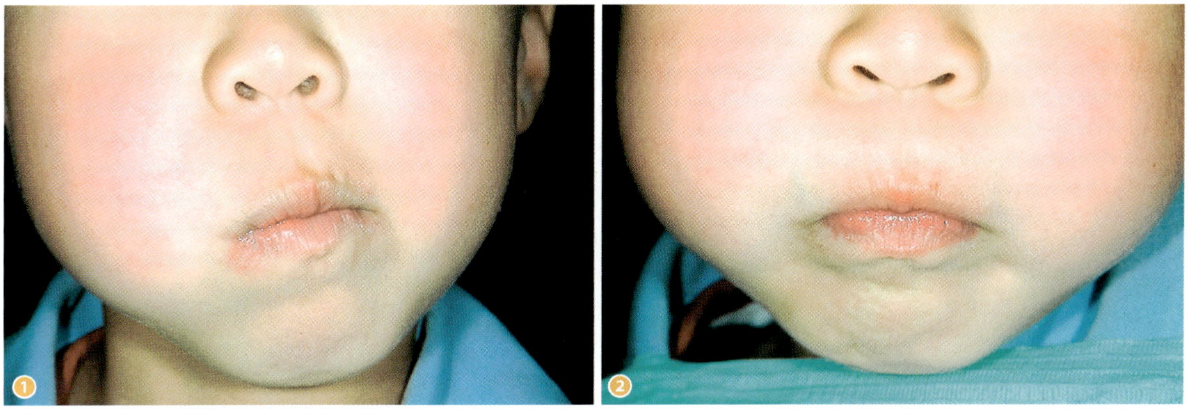

그림 2. 부글부글 양치의 지도. ❶ 좌우의 뺨을 교대로 움직인다. ❷ 입술을 다물고 상하로 움직인다.

Q. 04 소대 부착이상인 유아의 경우에는 어떻게 대응할까요?

A. 상순소대 부착이상은 전치의 맹출 완료 후에 절제술의 필요성을 판단합니다. 경과 관찰을 하는 시기에는 치태가 정체되기 쉽고 양치질은 하기 어렵기 때문에, 보호자에게 상순소대를 배제하면서 하는 양치질을 지도하는 것과 동시에, 상순을 하방으로 늘리고 구순을 오므려 수축시키는 연습을 적극적으로 지도하면 좋을 것입니다.

설소대 부착이상에는 수유가 곤란한 경우를 제외하고, 3~4세경에 절제술의 필요성을 판단하기 위해서 혀의 기초적인 운동기능을 확인합니다. 이때 혀의 운동장애나 발음장애가 확인되는 경우에는 설소대절제술을 시행합니다. **요시노카이 류조·카와바타 준코**(치과의사·치과위생사, 카노미 교정·소아치과 클리닉)

상순소대에 대한 대응

상순소대는 출생 시에는 크고 부착부도 치조정부 근처가 되지만, 일반적으로 유치 맹출과 함께 퇴축합니다(그림 1). 유치열이 완성되는 시점을 지나도 상순소대의 비후 및 부착이상으로 유중절치 사이에 공극을 보이는 경우에는 6~7세의 영구치 맹출 후에 다시 진단하여 상순소대 제거의 필요성을 판단합니다. 상순소대가 치관 측의 치은 부근에 부착되어 있는 경우에는 상순의 신장 및 운동이 저해되기 때문에 구순폐쇄부전을 일으키는 경우가 있습니다(그림 2).

설소대에 대한 대응

설소대의 단축이나 부착이상이 있으면 혀의 움직임이 억제되어 포유, 저작, 연하, 발음 시에 혀의 운동

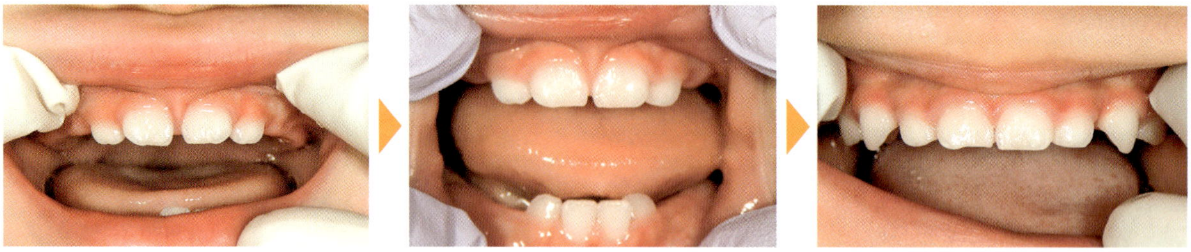

그림 1. 유전치 맹출에 따라 상순소대의 부착 부위가 서서히 위로 이동하고 정중의 치간공극이 없어지는 모습.

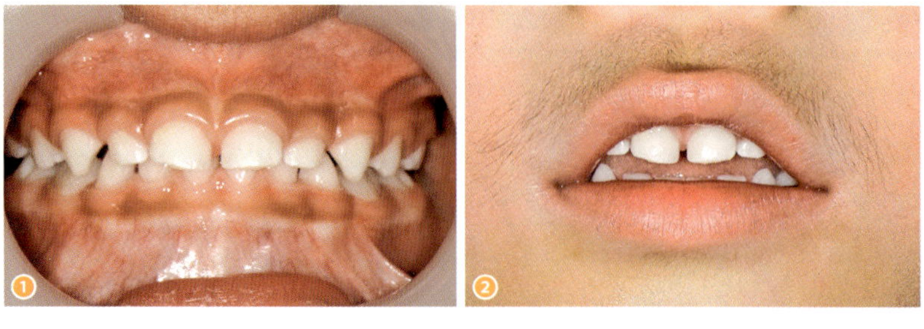

그림 2. 상순소대에 의한 치간공극(❶)과 구순폐쇄부전(❷).

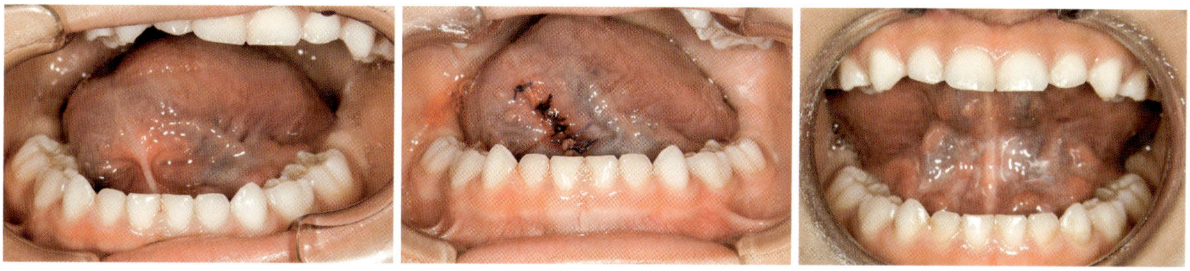

그림 3. 설소대절제술이 필요한 증례. 저작·연하 장애, 발음장애 등 기능면에서 문제를 보이기 때문에 설소대 절제를 하였다.

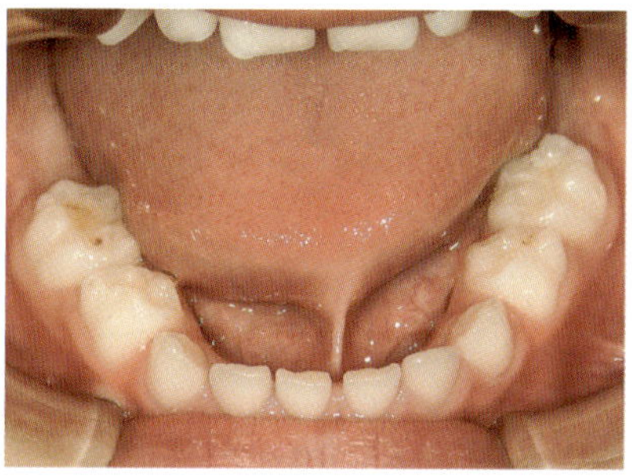

그림 4. 설소대가 설첨 부근에 부착되어 있는 증례. 혀를 좌우로 조절할 수 없다.

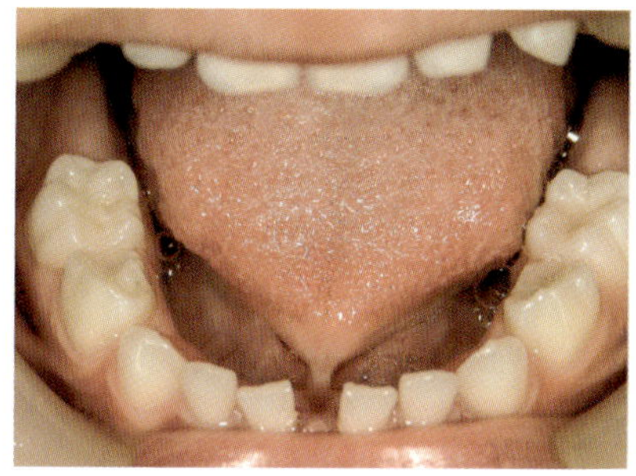

그림 5. 설소대가 하악 치조제에 부착되어 있는 증례. 하악 전치에 이개가 있다.

기능 장애를 일으키게 합니다. 혀의 거상이 어렵기 때문에 혀의 전방 돌출이나 저위설의 원인이 되어 연하 시에 하악 전치가 전방으로 눌려 치열에도 영향을 줍니다. 신생아기의 수유 곤란인 경우에는 출산 후 바로 설소대절제술을 하는 경우가 있습니다. 그 후에는 3~4세경에 설소대 절제를 할지 말지를 판단하기 위해 기능검사를 포함하여 혀의 기초적인 운동기능을 확인합니다. 이 검사는 혀를 앞으로 내밀고, 혀를 좌우로 움직이며, 혀로 구개에 '딱' 하는 소리를 내는 등 유아기의 아이도 할 수 있습니다. 그중에는 이 운동을 하는 것으로 설소대 신장이 보여 수술이 필요 없게 되는 경우도 있습니다. 이때 혀에 현저한 운동장애가 확인되는 경우에는 설소대절제술을 실시하는 것이 좋습니다. 또한 설소대절제술이 필요한 경우에도 이 검사를 하는 것에 의해 술전에 혀 거상훈련이 되어, 설소대 신전 및 수술 후의 반흔화 방지 효과를 기대할 수 있습니다(그림 3).

설소대 부착이상으로 인한 저작·연하 장애

섭식기능의 습득기에 설소대가 짧은 것으로 인해 혀를 좌우로 잘 움직이지 못한다면 식괴를 형성하여 중에 구치로 음식을 보낼 수 없기 때문에 저작운동을 적절하게 할 수 없습니다. 이러한 경우에는 혀를 구개에 거상할 수 없기 때문에 연하 시에 혀를 전방으로 내밀게 됩니다(그림 4, 5).

발음장애

설소대 부착이상이 있으면 구음이 완성되는 5~6세경에 발음이 잘 획득되지 않는 경우가 있습니다. 구체적으로는 설첨을 이용하여 발음하는 '사', '타', '나', '라'행 등이 혀를 늘어뜨린 발음이 됩니다. 발음장애는 기능면뿐만 아니라, 친구와 대화 시에도 소극적으로 되어 정신적인 면에도 영향을 주는 경우가 있습니다. 우선은 설소대를 신장시키는 훈련을 한 후, 절제 1주일 후에는 혀 거상훈련과 설근 강화훈련을 하여 혀의 운동범위를 넓힙니다. 이로 인해 설소대 부착이상으로 인한 발음장애를 개선할 수 있습니다.

Q. 05 조기 대응이 필요한 유아의 부정교합에는 어떠한 것이 있습니까?

A. 부정교합에는 유전적인 요인도 관여하지만, 생후의 환경요인에 의한 치열이나 악안면 형태의 성장발육이 깊이 관련되어 있습니다. 유아기 후반(3~6세)에 볼 수 있는 '개방교합', '반대교합', '과개교합', '교차교합', '상악 치열의 협착' 등의 부정교합은 먹는 방법이나 말하는 방법에도 영향을 줍니다. 그리고 교정치료에 의해서 형태가 개선되어도 구강기능에 문제가 남으면 교합이 불안정해져, 장래의 치열이나 악안면의 발육에 영향을 미치는 가능성도 있습니다. 그렇기 때문에 부정교합에 대해서는 기능면과 형태면의 양면에서의 대응이 필요하게 됩니다.

요시노카이 류조·카와바타 준코(치과의사·치과위생사, 카노미 교정·소아치과 클리닉)

개방교합

손가락빨기가 4~5세 이후까지 계속되면, 전치가 물리지 않는 개방교합 증상을 보이는 경우가 있습니다(그림 1). 원인인 '손가락빨기'를 그만두는 것을 우선해서 지도하는 것이 바람직한 대응입니다(p.50~의 '유아의 손가락빨기에 대해서 어떻게 어드바이스를 할까요?' 참조). 그러나 손가락빨기를 멈추어도 개방교합 증상이 남는 경우도 많이 있습니다. 이것은 손가락빨기의 영향에 의해 안정 시에 혀가 저위가 되어, 연하 시에도 혀가 돌출되기 쉬워지기 때문입니다. 그리고 전치의 개교부로 인해 포식이 잘 되지 않아 구순폐쇄도 불충분하게 되고, 미숙한 구강기능의 상태가 정착되어 구음이나 측모의 돌출에도 영향을 주기 쉽습니다. 이를 위해 혀 거상이나 구순 훈련을 실시해 올바른 연하의 습관화를 도모하는 것이 필요하게 됩니다.

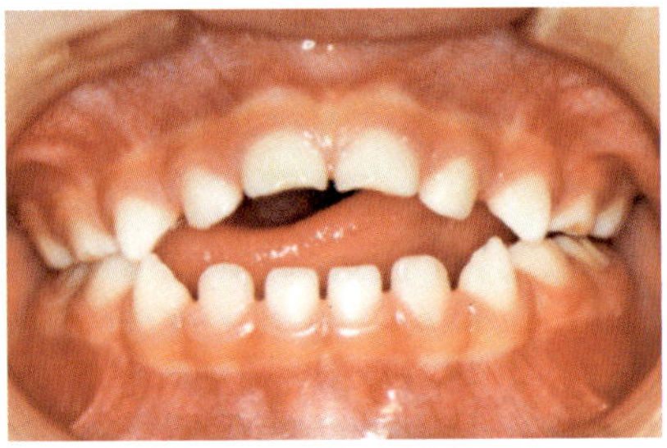

그림 1. 개방교합.

반대교합

유치열기의 반대교합(그림 2)에는 상악골 열성장에 의한 것, 기능적으로 하악이 전방위에 의한 것, 하악 전치의 치축이 전방으로 기운 것, 또는 그것들이 복합되어 있는 것 등이 있습니다. 골격적인 개선이 필요한 경우에는 우선 상악의 전방 견인이나 치열확대에 의한 형태의 개선을 하여 피개가 개선된 후에 구강기능을 향상시키는 것이 바람직할 것입니다. 반대교합 상태에서는 씹어서 으깨는 구치의 기능이 잘 일어나지 않게 되며, 전치부에서의 교합간섭을 일으

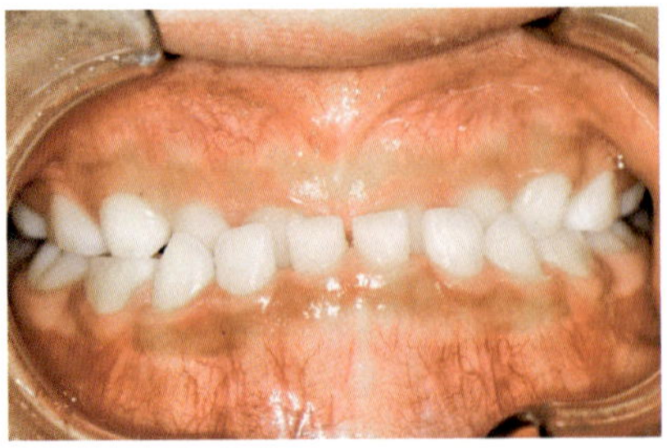

그림 2. 반대교합.

키기 쉽고, 하악과 혀의 협조운동이 잘 되지 않기 때문에 좋지 않은 저작 패턴이 정착되어버립니다.

또한 반대교합을 보이는 영유아의 대부분은 안정 시에 혀가 저위이면 전방으로 하악을 내미는 것처럼 연하합니다. 유구치로 충분한 저작기능을 발휘할 수 있도록 하고, 혀 거상과 혀 위치의 개선, 바른 연하 패턴 습득을 위한 훈련을 실시합니다. 전방부에서의 포식 시 입술을 잘 사용하지 못하고, 상순이 짧고(숏 립), 하순이 이완되어 있는 경우에는 상순을 늘리고, 구순의 힘을 강화하는 훈련을 실시합니다.

과개교합

전치의 피개가 깊고 하악 전치가 보이지 않는 교합 상태입니다(그림 3). 하악이 후퇴되어 있는 경우에는 하악이 작은 경우도 있습니다. 다른 부정교합에 비해 교합에 이상이 있다는 것을 보호자가 알지 못하는 경우가 많기 때문에 구강기능의 문제를 알기 어렵습니다. 하악을 후퇴시켜 구치로 저작하는 것에 의해 전치 및 구치의 교모를 자주 볼 수 있습니다. 또한 구치를 교합하지 않고 하순을 말아 넣으면서 연하하는 패턴도 나타납니다. 그러한 구강기능의 정착이 하악 전방으로의 성장·발육을 억제하여, 영구 치열로 교환되면서 현저한 과개교합으로 이행되는 경우도 있습니다. 유치열기의 과개교합에서는 다른 치열 부정과 같이 적극적인 교정치료가 행해지는 일은 적지만, 바른 연하를 습관화시켜 하악의 전방 성장을 방해하는 습관이 없는지 체크할 필요가 있습니다.

교차교합, 상악 치열의 협착

상하 구치부의 수평적인 피개 관계에 문제가 있는 교차교합(그림 4)에서는 상악 치열의 협착(그림 5)을 보입니다. 좌우의 골격이 틀어짐에 따른 하악 측방편위는 손가락빨기, 코막힘, 구호흡에 의한 저위설이 원인이 되어 상악 치열이 협착되는 결과가 일어날 수 있습니다. 유구치의 저작기능이 올바르게 발휘될 수 있도록, 조기에 상악 치열의 측면 확대를 실시하여 형태를 개선한 후, 편저작 등의 습관을 개선하는 훈련을 실시합니다. 또한 확대된 상악 치열궁 내에 혀 전체가 잘 들어가도록 혀 거상훈련을 합니다. 이때 혀가 좌우 균등하게 거상되는지도 확인하고, 입을 다물고 비호흡을 하도록 지도합니다. 저작근이나 구순의 근력을 높이도록 지도하면서, 장래에 악안면의 대칭성에 영향을 주지 않는지 충분히 경과 관찰을 합니다.

부정교합 치료 후에는 혀와 뺨과 하악의 움직임을 협조시켜나가는 지도가 필수적입니다. 평상시의 식사가 올바른 기능을 습득하는 좋은 기회가 되도록 올바른 저작·연하의 습득을 촉진하는 지도를 적극적으로 도입해야 합니다.

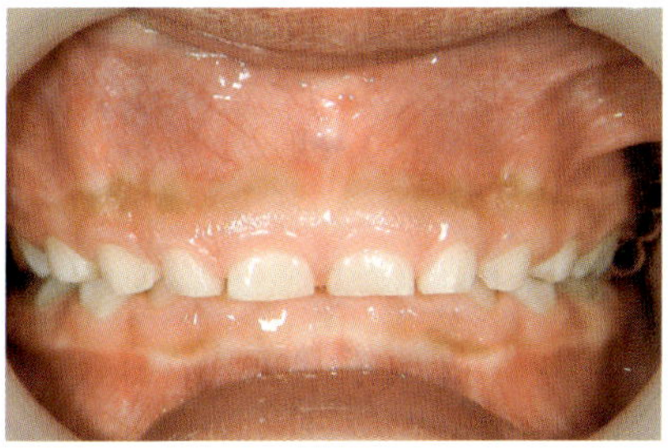

그림 3. 과개교합.

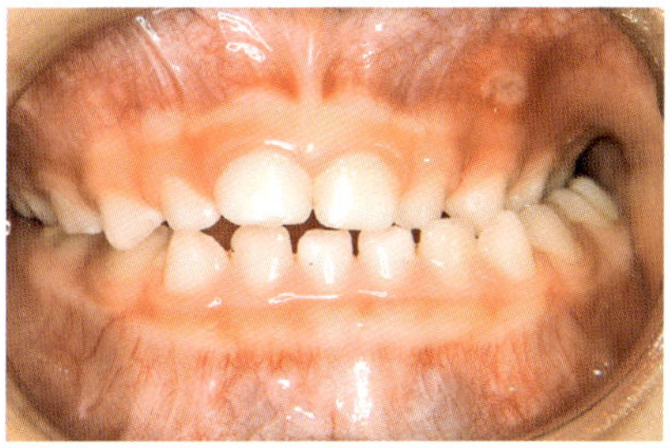

그림 4. 교차교합.

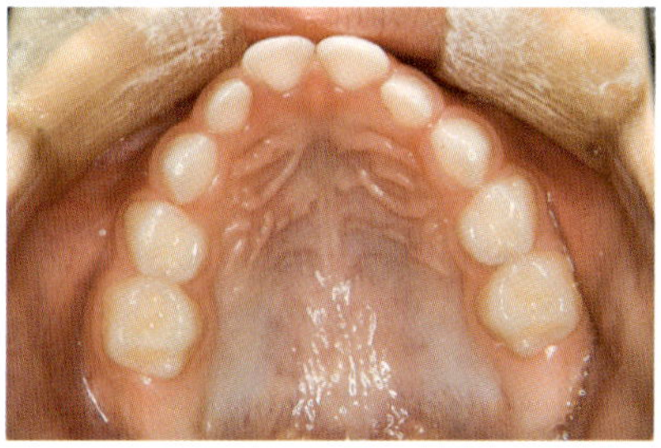

그림 5. 상악 치열의 협착.

COLUMN

바른 식생활 교육—저작 측에서의 접근법

모기 에츠코(치과의사, 도쿄치과대학 객원 교수, 시라야마키린 아이 교정치과)

'바른 식생활 교육' 면에서 치과는 치아관리, 음식을 바르게 먹는 방법과 잘 씹는 법 등을 설명하는 등 여러 가지 형태의 개발활동에 임하고 있습니다(그림 1).

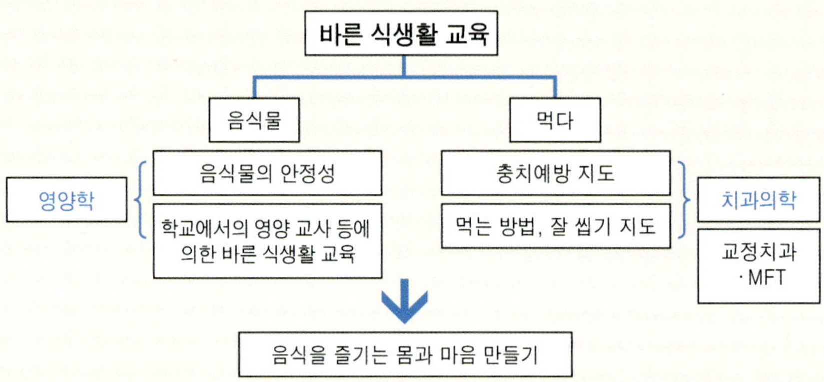

그림 1. '바른 식생활 교육'에서 치과의 역할은 '바르게 먹는 방법'을 지원하는 것이다.

치아를 지키고, 바르게 먹는 방법을 배운다

후생노동성에 의한 2016년 치과질환 실태 조사에 따르면, 일본인의 20세 시점에서 1인 평균 DMF 치아 수는 5.9개입니다. 12세 1인 평균 충치 개수가 0.8개(문부과학성, 2016년 학교보건통계조사)임에도 불구하고, 그간의 증가는 무엇이 원인일까 생각하지 않을 수 없습니다.

이 시기에는 음식 관리가 부모로부터 아이 자신으로 바뀌어 음식에 대한 자유도가 높아지는 것을 하나의 요인으로 생각할 수 있습니다. 시간 관리도 그중 하나로, 식사 시간 이외에 간식을 자주 먹는 아이들도 적지 않습니다.

충치의 원인을 '세균', '음식물', '숙주'의 3가지 요소로 하는 '카이스의 고리'가 알려져 있지만, 여기에서는 제4요소로 시간(그림 2)을 더할 수 있습니다. 입안의 타액은 pH6.8로서 거의 중성을 유지하지만, 음식을 먹고 있을 때는 pH가 산성에 가까워지고, 이때 에나멜질은 탈회의 위험이 높아집니다. 원래의 pH로 돌아가기까지 20분 정도가 걸린다는 것을 나타낸 것이 '스테판 커브'[1](그림 3)로, 자주 음식을 먹는 것에 경종을 울린 것입니다. 타액의 역할과 함께 음식의 타이밍에 대해 지도하는 것도 치과에서의 '바른 식생활 교육'이라고 생각됩니다.

바르게 먹는 방법, 입술을 다물고 씹는다

입술을 다물고 먹는 것은 식사 예절에서도 필요하지만 음식과 타액을 잘 섞는 데에도 중요합니다. 저작 초기에는 입을 다물고 씹는 것이 입을 벌리고 씹는 것보다 개구거리가 짧고, 단위시간당 저

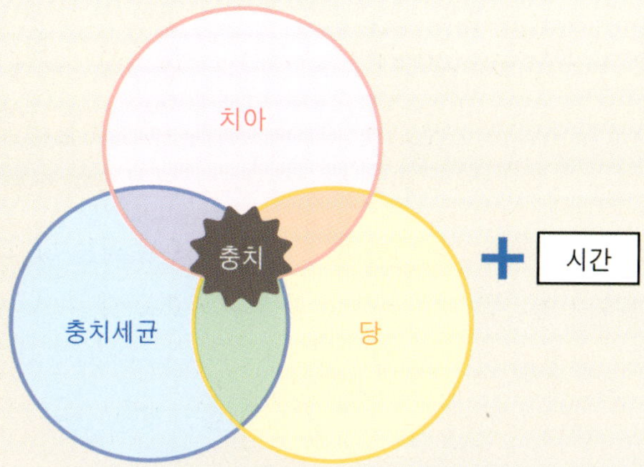

그림 2. 카이스의 고리 + 시간.

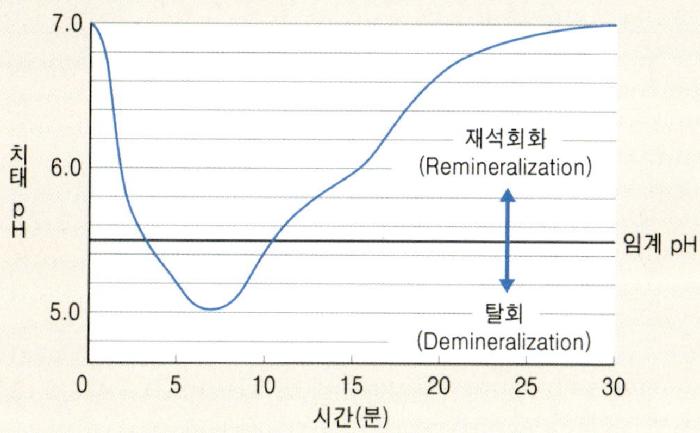

그림 3. 스테판 커브[1]. 입안에 설탕 용액을 머금은 후 0.5mm 두께의 치태에 대해서 예측한 스테판 커브. 입을 헹군 후 pH가 저하되지만, 약 20분 후에 정상 pH로 돌아간다.

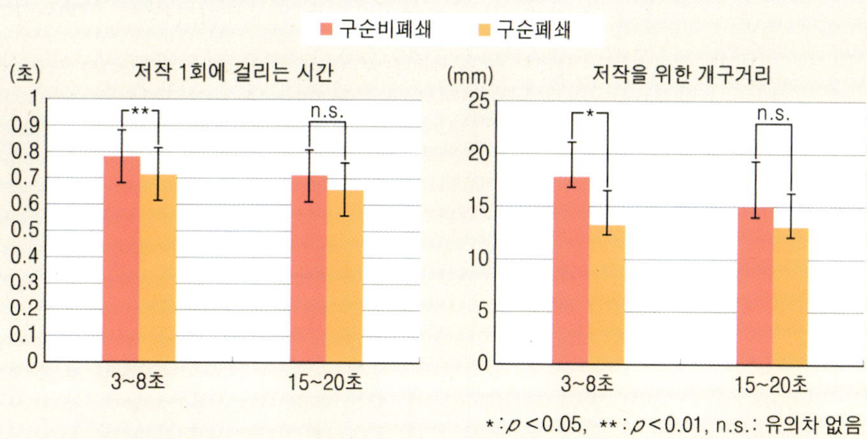

그림 4. 구순폐쇄 시와 구순비폐쇄 시 입을 벌리는 거리, 저작 횟수의 차이[3].

작 횟수가 많아 더 잘게 분쇄할 수 있다는 것을 보여주는 연구결과가 있습니다[3](그림 4). 입술을 다물고 씹는 것은 잘 씹지 않고 삼켜버리는 아이들에게 더욱 좋은 저작습관을 형성하는 데 도움이 된다고 여겨집니다.

잘 씹는다, 30회 저작

올바른 저작을 위해 '한입에 30회 씹기'라는 말이 있지만, 어느 보육원에서 이것을 체험하기 위해 1인당 1개의 오이를 30회 씹어 보는 실험을 했는데, 30회 전에 먹는 것이 다 끝나버렸습니다[4]. 지표가 되는 수를 표시하는 것은 어떤 의미에서 효과적이라고 생각되지만, 모든 음식을 30회 저작하는 것은 아닙니다.

미국의 부호 호러스 플레처의 건강법 '플레처리즘(Fletcherism)'[5]은 잘 씹는 것을 제창한 것으로 널리 알려져 있습니다. 무엇을 해도 빠지지 않았던 100kg의 체중이, 정말 배고픔을 느낄 때만 신선한 것을 단순하게 조리해 천천히 맛보면서 잘 씹어 먹는 것을 실행하여 건강한 몸으로 돌아갈 수 있었습니다. '바른 식생활 교육'을 몸소 실천한 사람이라고 해도 과언이 아닙니다.

바른 식생활 교육에 대한 치과의 역할을 더욱 어필해 나갈 필요가 있다는 것에 틀림없을 것입니다. 끝으로, 쿠로이와 히사코가 쓴 "바른 식생활 교육의 추천"[6]에 바른 식생활 교육을 왕성하게 주창한 소설 "식도락"의 작가인 무라이 켄사이(1864~1927)의 이야기가 상세하게 씌어 있어 소개합니다.

켄사이의 분신으로 여겨지는 주인공 나카가와는 결혼 상대로부터의 질문에 다음과 같이 답했습니다.

"사람들이 무엇 때문에 양치질을 하는지를 잘 생각하지 않고, 단순히 표면을 문지르는 사람이 많지만 그것은 위생상 좋지 않다. 치아는 반드시 표면과 안쪽 면, 가운데 들어간 3군데를 닦아야 한다. …… 그렇지 않으면 치아 사이나 가운데 들어간 곳에 음식물 찌꺼기가 끼어 부패하고 나쁜 세균이 생겨, 그 세균이 치아의 골질을 부식한다. 그 부식된 곳에 또 음식이 쌓이고 나쁜 가스가 생기면, 치아의 신경을 자극한다. 그래서 이가 아파지는 것이다."

게다가 켄사이는 "식도락" 집필 이후에도 다양한 실험을 시도해 음식에 관한 3가지 원칙(표)을 정리했습니다. 이것은 현재의 '바른 식생활 교육' 기본법이 목표로 하는 것과 거의 차이가 없다고 쿠로이와는 말했습니다.

표. 무라이 켄사이에 의한 '음식의 3원칙'

바른 식생활 교육의 원칙	요리의 원칙	식사법의 원칙
1. 가능한 한 신선한 것 2. 가능한 한 살아 있는 것 3. 가능한 한 천연에 가까운 것 4. 가능한 한 수명이 긴 것 5. 가능한 한 조직이 조밀한 것 6. 가능한 한 어린 것 7. 가능한 한 장소에 가까운 것 8. 가능한 한 자극이 적은 것	1. 천연의 맛을 잃지 않도록 2. 천연의 배합에 가깝게 3. 소화와 배설의 조화를 도모할 것 4. 오미를 갖출 것(오미는 맛의 미, 향의 미, 색의 미, 형태의 미, 그릇의 미)	1. 배고픔을 기다렸다가 먹을 것 2. 잘 저작할 것 3. 배의 80%만큼 먹을 것 4. 천연을 표준으로 할 것

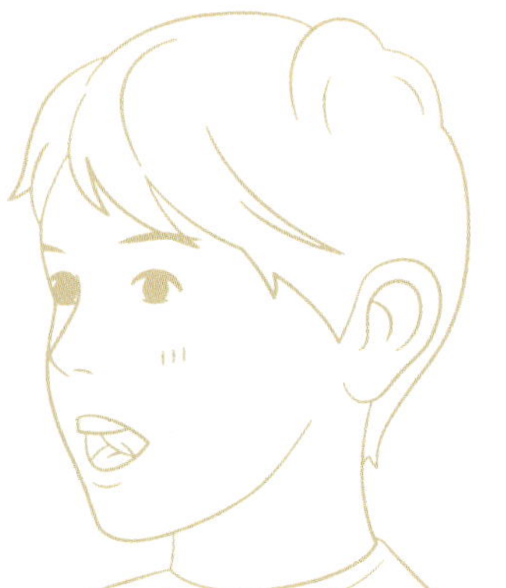

학령기

학령기의 구강기능과 MFT

오노 토시히데(치과의사, 오노 교정 클리닉)

학령기의 특징

학령기와 사춘기에 '씹고', '삼키고', '호흡하고', '말하는' 등의 구강기능장애 및 구강기능저하는 치열과 악안면의 골격뿐만 아니라 심리면에도 영향을 미칩니다. 그렇기 때문에 치과의사나 치과위생사가 조기에 구강기능의 이상을 찾아내 조언하여, 기능의 회복훈련을 함으로써 정상적인 발육을 촉진시켜 나갈 필요가 있습니다(그림).

학령기나 사춘기의 성장·발육기에는 구강의 기능이상이 진행되고 악화되어가는 경향이 있기 때문에, 다음과 같은 점을 고려하여 MFT 지도를 실시합니다.

① 학령기, 사춘기의 성장발육기를 구강기능을 개선할 좋은 기회로 생각한다.

② 성장발육기의 아이가 가지고 있는 잠재능력이나 자연치유력을 유효하게 활용한다.

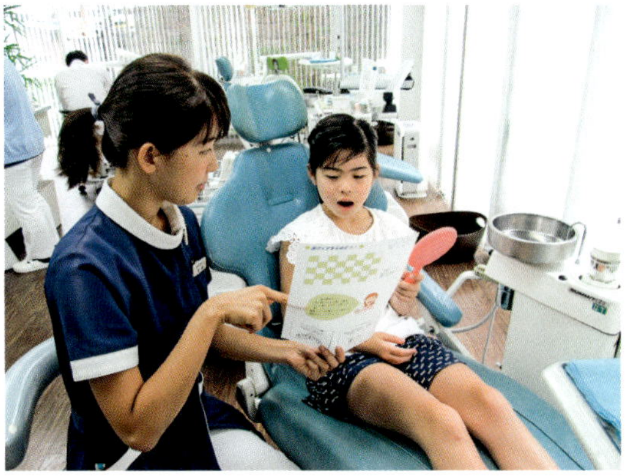

그림. 진료실에서 MFT를 지도하는 모습.

지도면에서 보면, 일반적으로 초등학교 저학년까지는 응대하기가 쉽지만, 사춘기(초등학교 고학년부터 중학생)가 되면 응대가 어려워져 지도 시에 곤란한 경우가 적지 않습니다. 이 중요한 시기에는 본인의 노력에 의해 구강 내의 문제를 해결한다는 것은 소셜스킬(사회적 적응력)을 몸에 배게 하는 것과도 연결됩니다. 학령기·사춘기는 장래의 건강을 생각하여 바른 구강기능이나 생활습관을 스스로 몸에 익힐 수 있는 좋은 시기입니다.

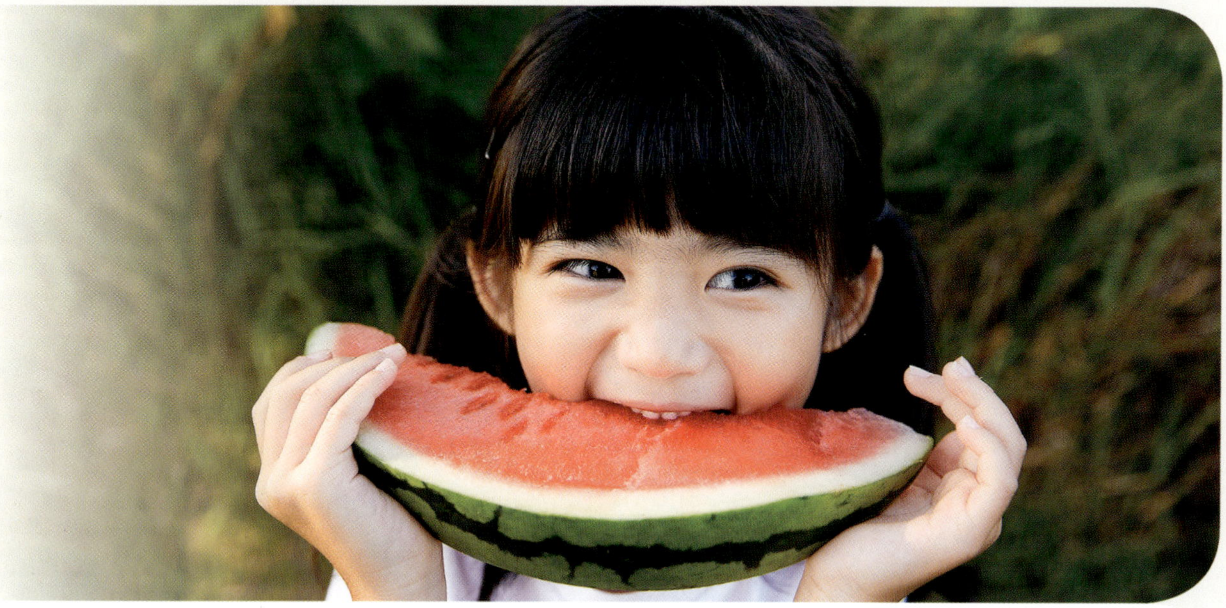

접근 포인트

현대의 아이들은 학원이나 동아리활동 등에 쫓겨 바쁜 나날에 여유가 없는 생활환경에 있습니다. 아이들마다 구강기능 문제가 다르기 때문에 발달수준에 따른 설명이나 지도가 필요하게 됩니다. 이 때문에 지도자도 소통(communication) 방법이나 MFT 기술을 향상시키기 위해 노력해야 합니다.

접근 포인트로는 다음과 같은 것을 들 수 있습니다.

① 환아 본인의 노력과 함께 보호자의 협력도 필수불가결하다.

② 바쁜 생활환경 속에서 MFT에 협조할 수 있도록 연구한다.

학령기나 사춘기 아이들을 지도하는 지도자는 아이들의 생활환경의 복잡함을 인식해두지 않으면 안 됩니다. MFT 지도에도 시간적인 제약이 있기 때문에, 생활환경이나 아이의 성격 등을 고려한 대응을 검토해 나갈 필요가 있습니다.

Q. 01 입을 늘 벌리고 있는 아이가 늘어나고 있다는데, 정말입니까?

A. 환아를 진료하다 보면 안정 시에 자주 입을 벌리는 구순폐쇄부전이 있는 아이들을 많이 볼 수 있습니다. 그 비율은 연령이 증가함에 따라 증가하여 12세 시점에는 40% 정도까지 증가하는 것을 알 수 있었습니다. 성장 발달상의 어린이에게서 구순폐쇄부전은 구강의 형태적·기능적인 성장·발육에 장애를 줄 뿐만 아니라 전신과의 관련성이 시사되고 있어 조기의 대응이 권장됩니다.

사이토 가즈마사(니가타 대학 대학원 의치학종합연구과 구강건강과학 강좌 소아치과학 분야 준교수)

구순폐쇄부전의 아이들이 늘고 있습니다

3~12세의 어린이에 대해서 구순폐쇄부전의 실태와 그 관련 항목에 대한 전국 조사를 실시하였습니다. 앙케트는 '전신질환의 기왕력', '코·목·귀 상태', '교합 상태', '음식습관', '구순·치은' 등에 관한 53개 항목으로, 보호자가 기재하도록 하였습니다. 이에 따라 '낮에도 자주 입을 벌리고 있다'의 어린이 비율은 30.7%였습니다(그림 1-❶). 연령별로는 3세에는 20%이지만, 연령이 증가함에 따라 비율은 유의하게 증가하는 경향을 보였고, 12세의 시점에서는 40% 정도까지 상승한다는 것을 알게 되었습니다(그림 1-❷).

구순폐쇄부전의 원인과 영향

위의 조사에서 소아기의 구순폐쇄부전과 관련이 있는 항목을 추출하여 보면, 상관성이 높은 12개 항목을 발견할 수 있었습니다(그림 2). 가장 관련성이 높은 것은 '입술에 힘이 없다'이고, 그다음으로 상관관계가 높았던 것은 '입을 벌리고 잔다'였습니다. 이러한 2개 항목과 '낮에도 입을 벌리고 있다'에 해당하는 어린이는 일상적으로 구호흡을 할 가능성이 높습니다. 또한 '입이 잘 마른다'와 '상순과 하순 사이에 치아가 보인다'가 중등도의 상관을 보였습니다.

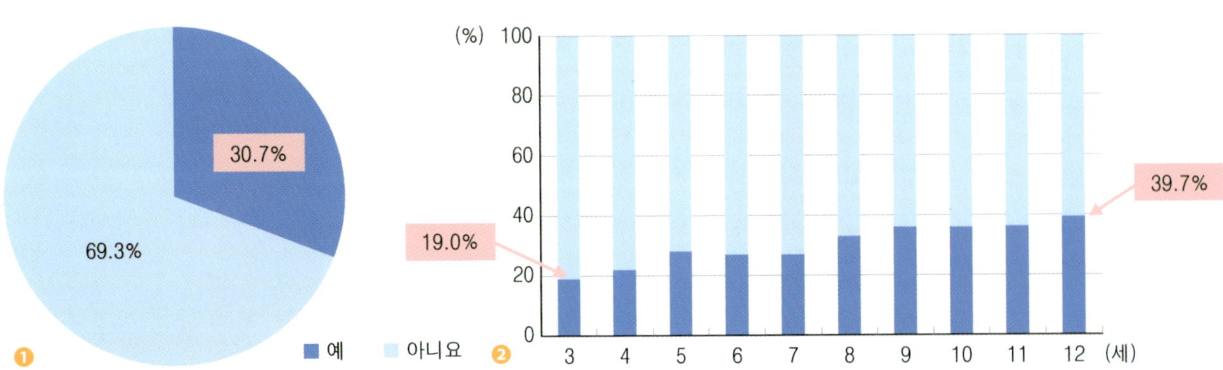

그림 1. 구순폐쇄부전 어린이의 비율과 연령별 변화[1].

항목 상관관계	입을 잘 다물지 못함 0.602**	입을 벌리고 잠 0.542**	입이 잘 마름 0.385**	상순과 하순 사이에 치아가 보임 0.314**
항목 상관관계	1분 이상 구순 폐쇄부전 0.257**	쩝쩝 소리 내며 먹음 0.248**	수면 중 코가 막힘 0.237**	입을 다물고 먹지 못함 0.232**
항목 상관관계	돌출된 치아 0.213**	낮에도 코가 막힘 0.227***	낮에 구취 있음 0.219**	아침에 구취 있음 0.209**

**: $p<0.01$, ***: $p<0.001$

그림 2. 구순폐쇄부전과 관련 있는 인자[1].

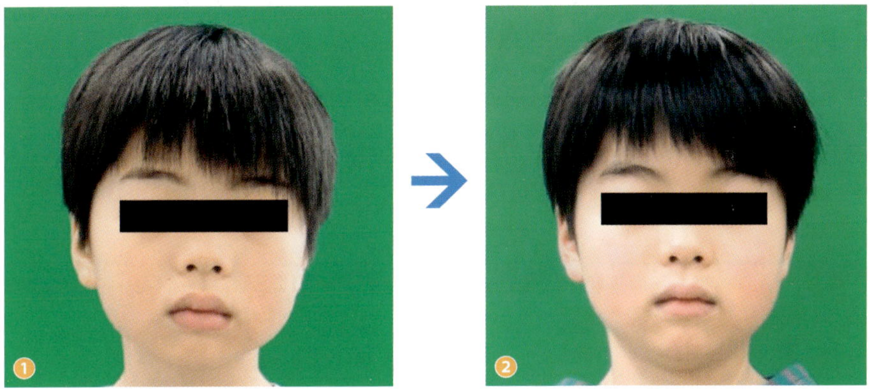

그림 3. 2개월간의 훈련에 의한 구순 형태의 변화. ❶ 초진 시, ❷ 2개월 후.

구순폐쇄부전에 대한 대책

문진을 하면서 구순폐쇄부전과 관련된 전술한 인자의 유무를 추출하여 임상 소견과 함께 진단하게 됩니다. 이비인후과와 관련된 질병이 원인이라고 생각된다면 전문과에서 질병을 개선하는 것을 우선시합니다. 또 치열이나 교합에 문제가 있어 구순폐쇄가 어려운 경우에는 먼저 구순폐쇄가 가능하도록 교정치료나 MFT 등에 의한 개선을 추천하는 경우도 있습니다.

구순폐쇄부전에 대한 치과적 대응으로는 입술을 다무는 습관의 확립, 정상적인 설위의 인식과 유지 및 정상적인 저작과 연하의 확립 등을 들 수 있습니다. 또한 구순폐쇄력의 측정도 효과적인 구순폐쇄부전의 진단기준이 됩니다. 성장기의 어린이에게는 지속적으로 구순폐쇄력을 평가하지만, 악안면의 성장변화에 대응한 측정 시스템이 필요합니다. 구순폐쇄력은 임상 검사법의 하나로 정량화할 수 있으므로, 진단기준이 명확하게 됨과 동시에 환아의 동기부여(motivation) 및 유지에도 도움이 됩니다.

그림 3의 증례는 6세 남아로, 두꺼운 상하 입술과 혀 내미는 습관이 관찰되고, 상하 전치의 순측 경사와 정중 이개, 구순폐쇄력 저하 등을 보였습니다. 혀 위치의 지도, 혀 내미는 습관 개선 등을 목적으로 한 지도, 일상생활에서 입술을 다물도록 의식하는 것, 상하 입술을 다물고 식사하는 것 등을 지도하면서 2개월간 구강주위근과 표정근의 훈련을 실시했습니다. 그 결과, 구순폐쇄력 증가와 함께 느슨하고 두꺼워 보이던 상하 입술이 긴장되는 등 구순폐쇄부전의 개선이 보였습니다. 또한 그 후의 경과 관찰에서 구순폐쇄의 유지도 양호했습니다.

구순폐쇄부전의 개선 후에도 치아 교환 또는 치열·교합 성장 등에 따라 다시 나타날 수 있기 때문에 환아와 보호자에게 지속적인 의식 부여와 정확한 지도가 중요합니다.

Q. 02 학령기의 설소대 부착이상에 대해서 어떻게 대응합니까?

A. 학령기의 아이가 설소대 부착이상을 보이는 경우에는 설소대의 부착 위치에 따라 차이가 있지만, 운동기능 장애나 연하·발음의 영향, 구강 내의 자정작용 저하 등을 생각할 수 있습니다. 이러한 경우에는 외과적인 '설소대절제술'을 할 수 있습니다. 설소대절제술 전후에는 운동기능 개선이나 수술창의 반흔화를 방지하기 위해 혀 거상훈련을 실시할 필요가 있습니다. 설소대절제술 시행 여부는 소대 부착이상의 종류, 아이의 정신 연령 등 여러 가지 면을 고려하여 판단합니다.

츠치야 사야카(치과위생사, 오노 교정 클리닉)

설소대 부착이상이란

'설소대단축증', '설소대강직증', '설소대유착증' 등 다양한 명칭으로 불리며, 혀 아래에 있는 소대의 부착부가 설첨 부근에 위치하고, 구강부의 부착이 하악 설측 치조점막 상부에 위치한 상태입니다. 설소대 부착이상의 종류는 소대가 얇은 점막 형태로 혀 운동장애가 가벼운 '막양속형'과, 이설근 하부와 설소대가 굵게 섬유화되어 혀 운동장애가 현저한 '섬유속형'으로 분류될 수 있습니다. 임상적으로는 막양속형이 4/5를 차지합니다.

설소대 부착이상에 의한 영향

설소대 부착이상이 있는 경우에는 혀의 운동범위가 제한되기 때문에 포유·저작·연하 장애 및 발음장애, 구강 내 자정작용 저하 등의 운동기능 장애를 일으키는 경우가 있습니다. 또 저위설·설전방위 등 설위에 영향을 미쳐 MFT 지도를 방해하고, 부정교합을 일으키는 원인이 되기도 합니다. 초등학교 고학년 때에 설소대 부착이상이 인정되는 경우에는 혀를 잘 움직이지 않는 것이 습관화되어 있기 때문에, 무의식적으로 딱딱한 음식이나 큰 음식을 피하고 입을 크게 벌리지 않고 말하는 경향이 있습니다. 초등학교 '언어교실' 등의 통합교육 지도교실에 다니는 아이로 발음이 좀처럼 개선되지 않는 경우에는 설소대 부착이상을 보이는 경우가 있습니다. 이러한 경우에도 설소대절제술과 함께 수술 전후의 혀 거상훈련이 필요하게 됩니다.

설소대절제술을 하는 시기

유아로 수유가 곤란한 경우에는 일반적으로 출산 후 바로 절제하지만, 최적인 시기는 취학 전의 5~6세 경으로 알려져 있습니다. 그 이유는 올바른 발음을 하려면 혀 운동이 중요하고, 언어발달 면에서부터 '사'행, '라'행이 거의 완성되는 5~6세에 설소대절제술을 시행하여 혀의 운동범위를 넓혀 구강 내 환경을 개선할 필요가 있기 때문입니다. 저학년 아이의 경우에는 공포심 등으로 인해 수술을 쉽게 결심하지 못할 수 있습니다. 이러한 경우에는 아이의 협력을 얻을 수 있는 연령까지 경과 관찰을 실시합니다. 설소대 부착이상은 초등학교의 치과 건강검진에서도 고학년까지 간과되는 경우가 많은 것 같습니다. 고학년 아이는 설소대 부착이상에 의한 발음이나 식괴 형성 등에 대한 영향을 설명하면 이해할 수 있습니다. 아이가 이해할 수 있으면 특별한 문제 없이 절제술을 시행할 수 있습니다(표 1, 2).

설소대절제술 전후에 지도하는 MFT

설소대 부착이상의 혀는 발음이나 연하 시에 설첨 운동이 제한되어, 습관적으로 혀를 거상할 수 없는 상태를 계속하고 있습니다. 따라서 설소대절제술로 혀의 운동범위를 크게 하여 기능적 개선을 도모하지만, 혀의 정상적인 움직임을 획득하기 위해서는 수술 전후에 혀 거상훈련이 필요합니다(그림). MFT의 내용은 혀의 컨트롤, 설소대의 신장, 혀를 거상하는 근력강화 연습을 중심으로 구성합니다. 설소대절제술 후의 훈련은 발사 시에 통증이 없으면 시작하며, 안정 시의 혀 위치 및 바른 연하 패턴을 혀 거상훈련과 함께 지도합니다. 경도의 설소대 부착이상일 때는 혀 거상훈련으로 설소대가 충분히 신장되면, 설소대절제술을 하지 않아도 되는 경우도 있습니다. 학령기 아이의 훈련은 보호자의 협력이 반드시 필요하므로 보호자에 대한 설명도 필요합니다. MFT는 우선은 한두 가지만 지도하지만, 개선되지 않으면 본격적인 MFT로 이행하는 경우도 있습니다(자세한 훈련 내용은 p.148~의 부록 '레슨 프로그램' 참조).

표 1. 설소대절제술의 판단기준(본원의 경우)

- 설첨을 구개에 거상했을 때 개구량이 최대 개구의 1/2 이하이다.
- 설첨을 거상했을 때 혀가 하트형이 된다.
- 혀를 전방으로 내밀 때 설첨이 내려가거나 갈라진다.

※ 모쯔키 등의 분류(표 2)도 참고한다. 그 밖에 발음장애를 보이는 경우에는 MFT나 교정치료에 장애가 되는 경우도 검토한다.

표 2. 모쯔키 등의 분류[1]

1도 충분히 개구하여 설첨을 거상해도 구개에 닿지 않는다. 설첨이 갈라져서 2개로 보인다.
2도 설첨을 거상해도 교합평면보다 약간만 올라간다.
3도 설첨을 거의 거상할 수 없다(교합평면까지 거상 불가능한 경우).

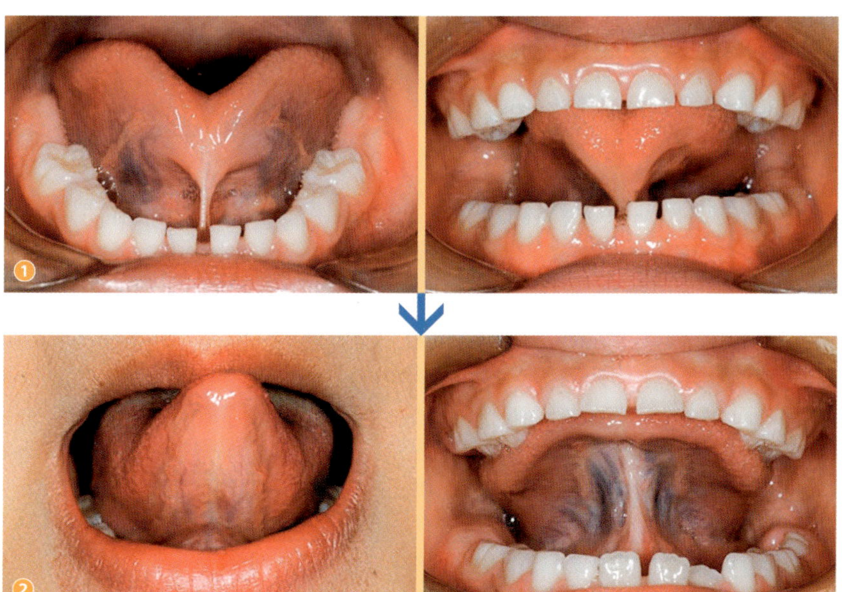

그림. 설소대 부착이상으로 설소대절제술과 수술 전후의 MFT 지도 증례. ❶ 6세 7개월인 여아. 혀를 거상하면 설첨이 하방으로 당겨져 하트형이 된다. 혀 전체를 거상하려고 해도 설소대가 당겨져 거상할 수 없다. ❷ 설소대절제술 후 9개월. 설소대절제술과 거상훈련에 의해 혀의 가동역이 넓어져, 혀 전체를 구개에 거상하는 것이 가능하게 되었다.

Q. 03 학령기의 손가락빨기에 대한 대응은 유아와 같습니까?

A. 지도법은 유아기 후반의 '개입하는 시기'의 경우와 유사합니다(자세한 것은 p.50의 '유아의 손가락빨기에 대해 어떻게 어드바이스를 할까요?' 참조). 다만, 손가락빨기의 요인이 단순히 습관적인 버릇인지 또는 심리적인 문제의 영향이 있는지에 따라 접근하는 방법이 다르므로 판별이 중요합니다.

하시모토 리츠코(치과위생사, 오노 교정 클리닉)

지켜보는 시기와 개입하는 시기

손가락빨기에 대해 '지켜보는 시기'와 '개입하는 시기'의 판단에 대해서 신체연령 및 정신연령, 생활환경 등을 고려합니다. 유아기 전기(1~3세)는 생리적인 것이므로 문제시할 필요는 없고 '지켜보는 시기'라고 생각합니다. 유아기 중기(3~5세)는 손가락빨기의 빈도가 자연히 감소해 가는 경향이 있기 때문에 기본적으로는 경과 관찰을 합니다. 다만, 손가락빨기가 장기간 계속되는 경우나 밤낮을 불문하고 빈도가 높은 경우에는 서서히 그만두도록 합니다.

유아기 후기(5~6세) 이후에도 습관적으로 손가락빨기를 하면 치열과 교합에 영향을 미치게 되어 상악전돌, 전치부 개방교합, 교차교합이 될 가능성이 높아집니다. 또한 이러한 부정교합에 동반하여 혀 내미는 습관을 보이는 경우도 많습니다. 그 때문에 학령기는 손가락빨기를 그만두도록 적극적으로 '개입하는 시기'라고 여겨집니다. 다만, 본인에게 그만둘 의사가 전혀 없는 경우나 가정환경 또는 부모와 자식 관계 등의 심리적인 요인이 있는 경우에는 손가락빨기 지도를 하기 전에 생활환경을 재검토하거나 아이의 불안 또는 스트레스 제거를 우선으로 하며 경과 관찰합니다.

소책자를 활용한 지도 방식

필자들은 시판 중인 소책자 "아름다운 치아 배열과 얼굴을 갖는 방법"(와카바 출판)을 이용하여 지도하고 있습니다(그림 1). 이 중에서는 손가락빨기에 대한 정보 매체, 각 연령에 따른 생각이나 대응, 지도 방법, 주의사항, 보호자를 위한 어드바이스 등이 기재되어 있습니다. 그 외에 지도용 달력이 부록으로 붙어 있기 때문에 지도 전에 대상 환아별로 사용하도록 하고 있습니다.

지도 여부는 수집한 정보를 기초로 '본인이 손가락빨기를 그만두고 싶은 의지가 있는지', '가족의 협력을 얻을 수 있는지', '뚜렷한 생활환경의 불안이나 스트레스가 없는지'를 확인하고 판단합니다. '습관적인 버릇이다'라고 판단되면 손가락빨기의 지도를 시작합니다(그림 2).

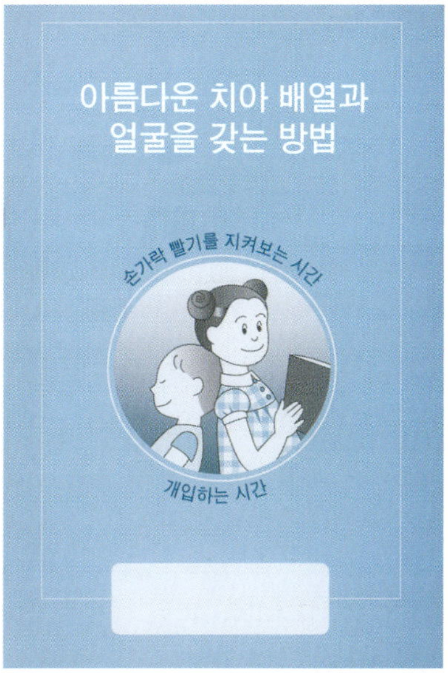

그림 1. 손가락빨기의 지도에 사용하는 소책자. "아름다운 치아 배열과 얼굴을 갖는 방법"(와카바 출판).

문진(정보수집)	손가락빨기의 빈도 및 시간, 생활 리듬의 파악
↓ 본인에 대한 설명	손가락빨기에 의한 악영향보다는 그만두는 것에 의한 좋은 영향에 대해서 이야기하는 것이 좋다(본인의 동기부여를 더욱 높임).
↓ 목표설정	높은 목표설정은 하지 않고, 달성감을 경험할 수 있는 정도의 목표를 단계적으로(예: 밤낮으로 손가락을 빤다→낮에는 참는다)
↓ 가정에서의 기록	부록의 달력을 이용하여 목표를 달성하면 스티커를 붙인다. 보호자는 그날에 일어난 일을 달력이나 일기에 기록한다(그림 3).
↓ 성과의 확인	2~3주마다 내원하여 설정한 목표가 어느 정도 달성되었는지 확인한다.
↓ 다음 목표를 설정	목표가 달성되면 지도자와 보호자가 칭찬하는 것을 반복하여 환아의 동기부여의 유지·향상을 도모한다.
↓ 지도종료	손가락빨기를 그만둔 후에는 경과 관찰, 혀 습관 지도(MFT), 교정치료에 대해 의논하고 결정한다.

그림 2. 손가락빨기의 지도방법.

지도 중에 고려할 사항

손가락빨기의 지도는 환아가 그만두고 싶은 마음을 도와주는 것입니다. 설정한 목표를 달성하지 못하더라도 결코 비난하지 않고 '하루 걸러 노력해 보자'는 식의 간단한 목표를 설정합니다.

또한 가족 간의 협력도 성공의 열쇠입니다. 가족과 함께 보내는 시간을 늘리거나, 손가락을 적극적으로 사용하는 놀이를 하거나, 자기 전에 부모가 책을 읽어주는 등 가족이 협력하도록 합니다. 소책자에는 지도 중에 보호자가 고려해야 하는 사항도 기재되어 있기 때문에 활용하면 좋을 것입니다.

지도 중 손가락빨기 대신 손톱깨물기 등의 버릇이 나타나지 않는지 보호자가 확인하는 것도 중요합니다. 손가락빨기를 그만두기 위한 준비가 안 된 상태에서 억지로 그만두게 하면, 보상행위(손톱깨물기, 야뇨 등)가 나타날 가능성이 있기 때문에, 보호자는 가정에서 아이의 모습을 주의 깊게 관찰하도록 합니다.

소책자를 활용하는 것으로 원활히 지도를 진행할 수 있습니다(그림 3). 또한 아이나 보호자에게 잘 맞춰진 지도를 할 수 있도록 지도자는 손가락빨기에 대한 지식이나 아이의 발달·심리에 대해 알 필요가 있습니다.

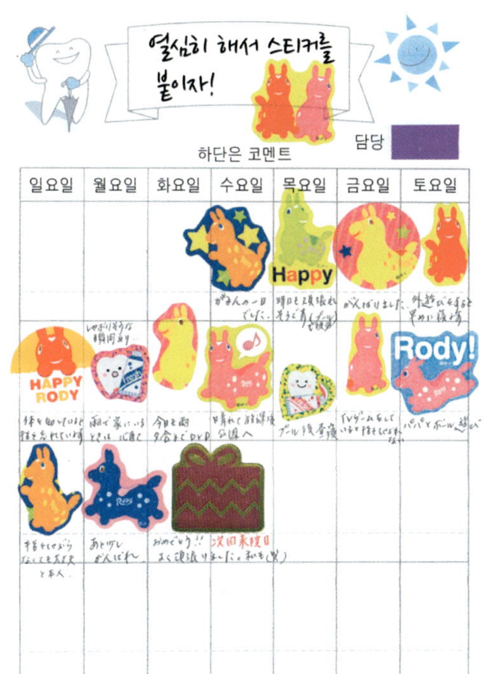

그림 3. 부록 달력의 활용.

Q. 04 MFT의 지도효과를 방해하는 높은 구개 및 치열 협착을 확대하는 타이밍은?

A. MFT의 지도를 방해하는 요인으로 높은 구개 및 치열 협착이 있습니다. 코막힘에 의한 구호흡이 원인으로, 높은 구개 및 치열 협착이 보이는 증례에서는 저위설이 되어 MFT를 할 때 혀의 거상이 어려워집니다. 이러한 증례에서는 MFT 지도 전에 미리 치열 협착을 확대하여 혀의 거상이 가능하도록 구강 내 환경을 정돈할 필요가 있습니다. 확대장치의 종류는 치열 협착의 정도에 따라 선택합니다. 또한 치열 확대는 성장·발육이 왕성한 혼합 치열기에 하는 것이 바람직합니다. **이마무라 미호**(치과의사, M.I.H.O. 교정치과 클리닉)

높은 구개 및 치열 협착을 일으키는 원인

유전적인 요소 외에 알레르기 비염, 아데노이드 비대, 구개편도 비대 등에 의한 코막힘이 구호흡의 원인이 됩니다(표 1). 학령기(성장·발육기)에 구호흡이 있는 경우에는 치열이나 악골 형태, 교합 등에 대한 영향이 커집니다. 형태와 기능은 원인과 결과의 관계이며, 구강기능은 부정교합 상태에 따라 적응하고 변화합니다(그림 1).

높은 구개 및 치열 협착의 증례(그림 2)에서는 상악전돌, 개방교합, 상·하악전돌 등의 부정교합을 일으키는 경우가 많고, 이러한 형태에 구강기능이 순응하여 마이너스의 스파이럴이 생기게 됩니다(표 2). 또한 학령기에서 하악이 좁고 후퇴한 증례는 수면무호흡증후군을 일으키는 원인이 되기도 합니다.

치열 협착의 확대

높은 구개, 현저한 치열 협착을 보이는 증례에서는 MFT 지도 전에 치열을 확대하여 혀의 거상이 가능할 수 있도록 구강 내 환경을 정비할 필요가 있습니다. 혀 거상뿐만 아니라 혀 위치의 습관화를 위해서도 상하 치열폭이 넓고, 구강 내 용적이 큰 환경이 필요합니다.

표 1. 코막힘에 의한 구호흡이 높은 구개 및 치열 협착에 영향을 주는 과정

① 구호흡을 계속하면 저위설이 되어 구순폐쇄부전이 되는 경우가 많다.
② 저위설이 되면 상악 치열의 구개측으로부터의 지지가 없어져 협근에 의해 눌려 치열 협착이 된다.
③ 상악 치열이 협착되면 하악 치열은 상악 치열에 맞추어 협착된다.
④ 상습적인 구호흡에 의해 안정공극이 커져 대구치가 정출해 교합고경이 높아진다. 그 결과, 치열 협착을 동반한 높은 구개가 된다.
⑤ 하악 하연 경사가 커지면 하악이 후퇴한다(턱이 없는 안모).

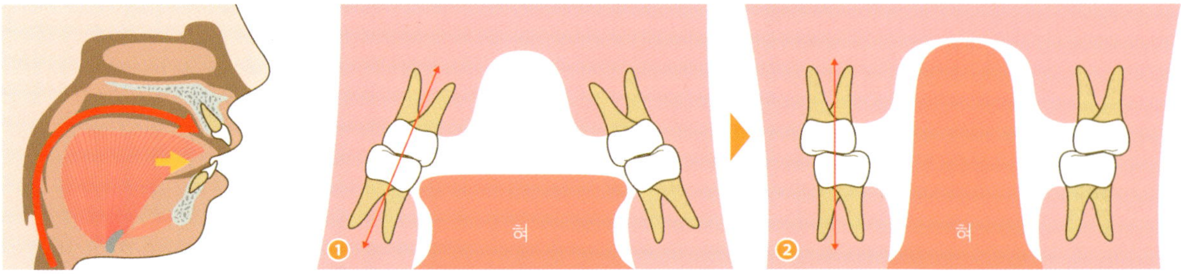

그림 1. 혀의 위치와 구개의 형태는 관련이 있다. ❶ 높은 구개 및 치열 협착, ❷ 치열 확대 후.

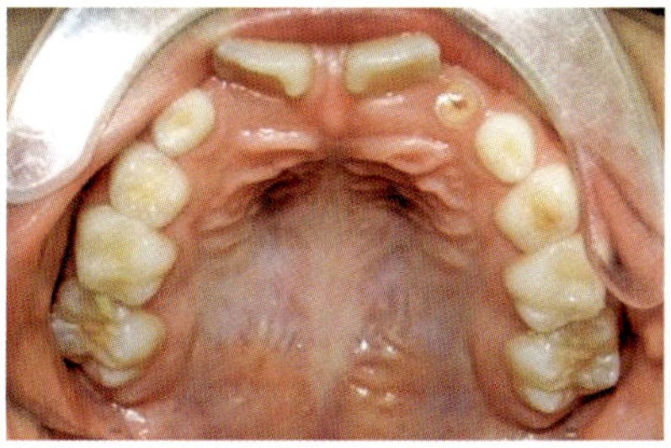

그림 2. 높은 구개 및 치열 협착.

표 2. 높은 구개 및 치열 협착의 원인과 문제점

원인	문제점
• 비염, 구호흡, 편도 비대 • 강한 흡인을 동반한 손가락빨기, 취침 시 엎드려 자기	• 치열 부정이 보인다. • 저위설을 동반한다. • 구순폐쇄부전이 많다. • 구개폭의 성장이 적다. • 치열폭이 좁다. • 구강 내 위생 상황이 악화되어 우식, 치은염, 치주병 등이 발생하기 쉽다.

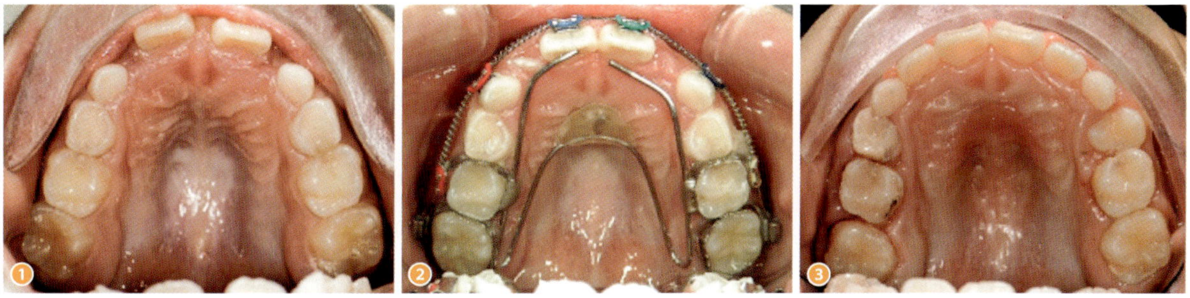

그림 3. 치열 협착의 확대. ❶ 8세 1개월. 초진 시. 높은 구개 및 치열 협착에서 좌우측 절치의 맹출 공간이 부족해 MFT를 시작하였다. ❷ 9세 1개월. 교정치료 시작. 포터 타입의 고정식 확대장치에 팔라탈레스트(palatal rest)를 스폿 연습용으로 장착하고, 혀 거상을 습관화하였다. ❸ 10세 8개월. 1기 치료종료. 치열궁은 U 자형으로 되고 구치부의 폭경도 개선되었다. 혀 거상에 의해 치열을 안쪽에서 보정하였다.

학령기(혼합 치열기)는 성장·발육이 한창인 시기로 치열 협착을 확대하기에 좋은 시기입니다.

치열 협착 확대의 구체적인 방법

① 가철식 상확대장치를 이용한 경도의 치열 협착 확대

확대 나사가 들어간 가철식 상확대장치나 기능적 악교정 장치는 뺐다 꼈다 할 수 있기 때문에 MFT 지도를 방해하지 않습니다.

② 쿼드헬릭스(quad-helix) 및 포터 타입의 고정식 확대장치를 이용한 경도의 치열 협착 확대(그림 3)

MFT와 병행하여 사용하는 경우의 주의사항으로 설첨을 스폿에 붙이고 설배를 구개에 충분히 거상할 수 있도록 와이어의 위치를 설계하는 것입니다. 혀의 거상을 방해하지 않는 확대장치라면 병행하여 MFT를 지도할 수 있습니다.

③ 고정식 급속 확대장치를 이용한 현저한 치열 협착의 확대

급속 확대장치는 4개의 굵은 와이어가 소구치, 대구치 밴드에 납착되고, 큰 나사가 구개에 위치됨으로써 설첨 및 설배 전체가 구개에 거상하는 것을 방해하고 MFT 훈련을 충분히 할 수 없게 합니다. 이 때문에 가능한 한 확대 나사를 구개를 따라 제작하여 혀 거상훈련이 가능하도록 설계하는 것이 좋습니다.

혼합 치열기의 현저하게 높은 구개 및 치열 협착을 동반한 증례에서는 치열 확대나 MFT만으로는 문제를 해결할 수 없습니다. 따라서 치열 협착 확대 후 영구 치열의 완성을 기다리며 발치를 동반한 교정치료에 의해 형태개선을 실시하고, MFT 지도를 실시합니다. 이것에 의해 MFT와 교정치료의 상승효과(시너지 효과)를 얻을 수 있습니다.

Q. 05 저위설의 아이에게 효과적인 MFT는?

A. 먼저, 저위설의 원인이 무엇인지 판별하는 것이 중요합니다. 구호흡이 원인이라고 생각되는 경우에는 구호흡이 코막힘에 의한 것인지, 습관성에 의한 것인지를 확인하고, 습관성 구호흡인 경우에는 의식하에서 구순폐쇄 지도를 시작합니다. 코막힘이 원인인 경우에는 MFT만으로 개선이 어렵고, 전문의(이비인후과)와의 연계가 필요한 경우가 있습니다. 저위설을 개선하기 위해서는 혀 거상훈련이 아주 중요합니다.

테라다 노리에(치과위생사, 긴자나미키토오리 샤유미 교정치과 덴탈 클리닉81)

저위설이란

안정 시, 혀가 하악 구강저에 위치하는 상태를 '저위설'이라고 합니다. 저위설에서는 항상 혀가 하악의 치아에 접촉하여 하악 구치부 교합면을 덮는 상태를 많이 볼 수 있습니다.

원인으로는 화분증 등에 의한 알레르기 비염, 아데노이드(인두편도)나 구개편도 비대 등의 비인두 질환에 의한 코막힘, 영유아기의 구호흡이나 손가락빨기의 장기화, 인공젖꼭지의 상용, 설소대 부착이상 등을 생각할 수 있습니다.

저위설을 방치하면 어떻게 될까

저위설은 혀 내미는 습관을 동반하는 경우가 많고, 연하 시에 하악 전치를 설측에서 누르는 상태를 보입니다. 혀의 전방 및 측방에 압흔이 보이는 경우가 많으며, 성장기에서는 하악 치조부 및 하악 치아를 전방 또는 측방으로 밀어내, 설골상근군인 이설골근이 하악체를 전방으로 유도하기 때문에 반대교합이나 교차교합이 생기는 원인이 됩니다.

또한 안정 시에 설첨이 항상 하악 전치에 접촉하기 때문에 공극치열이나 개방교합을 유발할 수 있습니다(그림 1).

설소대 부착이상이 원인인 경우에는 혀 운동을 저해·제한하기 때문에 발음장애를 일으킬 수 있습니다. 또한 혀 내미는 습관 및 교설벽, 농설벽 등의 구강습관이 생기는 경우가 있습니다. 교정치료 중에서도 발치에 의한 공극 폐쇄가 방해되어 구치부 교합을 일으키고, 교정치료 기간이 늘어나는 원인이 될 수 있습니다.

저위설 개선에 효과적인 MFT란

구호흡이 원인이라고 생각되는 경우에는 구호흡이 코막힘에 의한 것인지 습관성에 의한 것인지 확실히 구분할 필요가 있습니다. 이것은 체어사이드에서 미러를 사용하여 간단하게 확인할 수 있습니다. 코밑에 미러를 두고 코로 숨을 내쉬도록 해서 미러가 흐려지면 코가 뚫려 있다고 생각됩니다. 이 경우에는 입을

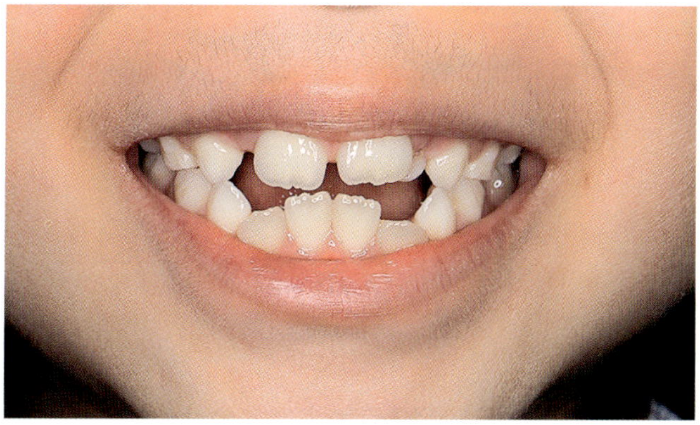

그림 1. 저위설에 의한 전치부 개방교합.

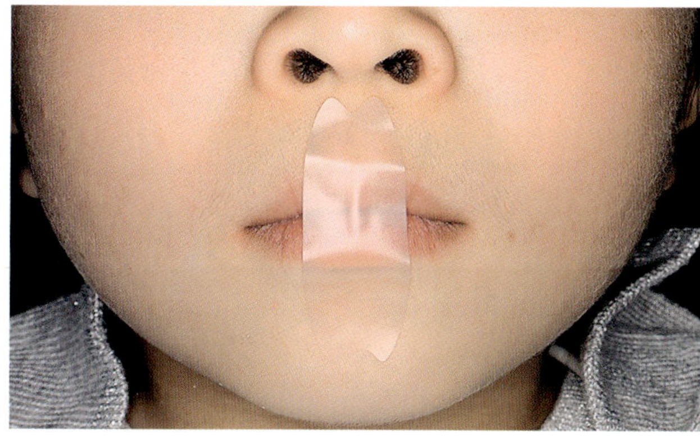

그림 2. 구순폐쇄 테이프 사용 시.

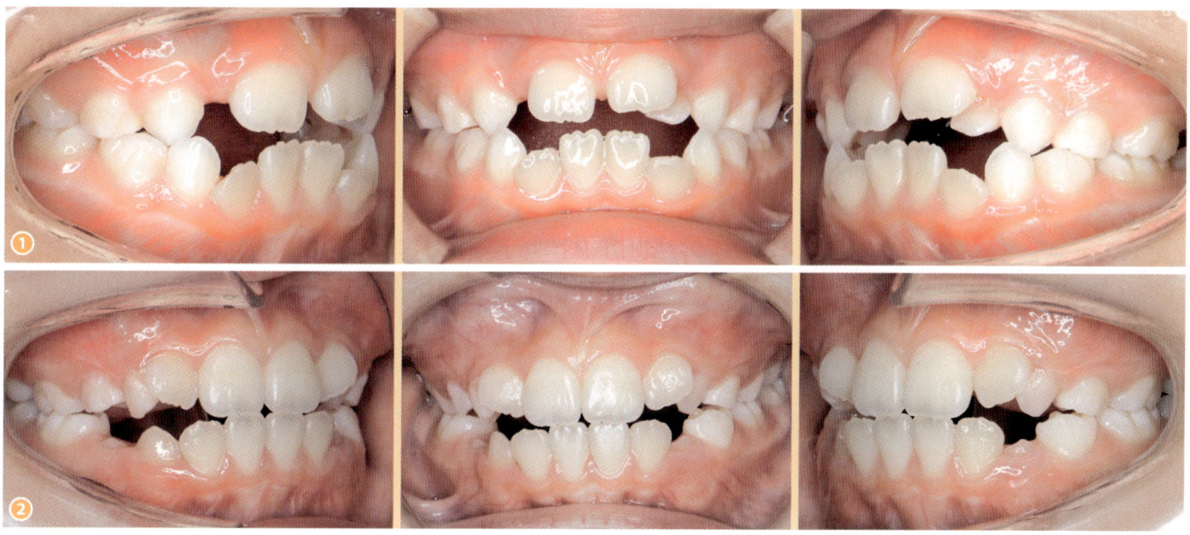

그림 3. 6세 5개월 여아의 초진 시(①)와 MFT 시작 후 1년 6개월(②). 개방교합과 총생을 주소로 내원. 3세까지 지속적으로 손가락빨기를 하였고, 아데노이드 비대를 보였다. 발음장애가 현저하고 습관성 구호흡, 혀 습관이 있었다. 가철식 치열교정용 교합유도장치와 MFT를 병용하여 치료를 개시하였다. 혀 위치의 개선이 좀처럼 되지 않고 습관성 구호흡도 계속되었기 때문에, 혀 거상훈련과 스낵 프랙티스(p.7 참조)를 병용하여 1년 6개월에 전치부 피개의 개선을 보였다.

다물지 않고 벌리고 있기 때문에 일어나는 습관성 구호흡이라고 생각되므로, 의식하에서 구순폐쇄 지도부터 시작하면 좋을 것입니다. 구순폐쇄 테이프를 보조적으로 사용하는 것도 효과적입니다(그림 2). 코막힘이 원인인 경우에는 MFT만으로는 개선이 어려워 이비인후과와 연동이 필요한 경우도 있습니다.

저위설을 개선하기 위해서는 혀 위치의 개선이 불가결합니다(그림 3). 그러기 위해서는 혀 거상훈련이 매우 중요합니다. 이때 설첨만 스폿에 붙이는 것이 아니라 혀 전체를 구개에 빨아올리는 감각을 기억하는 것이 중요합니다. 설첨만 스폿에 붙이고 혀 후방부가 거상되지 않으면, 구치부의 교차교합이 발생할 가능성이 있기 때문입니다.

저위설의 아이들 대부분은 설배가 구강에 접촉하는 상태를 경험한 적이 없기 때문에, 혀 거상을 이해하기까지 시간이 걸릴 수 있습니다. 이 경우에는 설배, 구개를 스틱 등으로 자극함으로써 설배의 접촉 부위를 가르치는 것이 효과적입니다.

혀 거상훈련으로는 포핑(p.34 참조), 바이트 팝, 오픈 앤드 클로즈(p.35 참조)를 지도합니다(p.6~7 참조).

Q. 06 유치에서 영구치로의 교환기에 출현하는 일과성 구강습관에 대한 대응은?

A. 유치열에서 영구치열로의 교환기에 출현하는 구강습관은 편저작이나 혀 내미는 습관 등 일과성으로 여러 가지 형태가 나타납니다. 방치하면 본격적인 습관이나 부정교합을 일으키는 원인이 되기 때문에 예방적인 지도가 필요합니다.

하나다 미노리(치과위생사, 오노 교정 클리닉)

유치가 빠지고 영구치가 나올 때까지 — 단계별 출현 구강습관

개인차는 있지만, 유치가 탈락하고 후속 영구치가 맹출하기까지 약 6개월에서 1년 정도 시간이 걸립니다. 초등학교 저학년은 전치부 교환기에 해당하여, 유치가 탈락되면 갑자기 전치부의 공극이 출현하기 때문에 전치로 음식을 베어 먹기 어려워지며, 측방치도 베어 먹는 습관이 출현하는 경우도 있습니다. 또한 초등학교 고학년의 측방 치아의 교환기에는 유구치의 동요 및 영구치 맹출 전의 공극에 의해 음식을 저작하기 어렵기 때문에 편측만으로 씹는 습관, 통째로 마시는 버릇, 흘려 넘기는 습관 등을 보이는 경우가 있습니다.

또한 유치가 탈락하고 영구치가 맹출하기까지의 시간에 공극으로 혀가 들어가기 쉬우며, 일과성으로 연하 시 또는 대화 시에 혀가 돌출되는 경우도 있습니다. 유전치가 조기에 탈락한 경우에는 치은이 비후되어 후속 영구치가 오랫동안 맹출하지 않는 경우도 많으며, 전치부에 일과성의 혀 내미는 습관을 보입니다. 저위 유구치나 영구치의 선천성 결여치가 있는 경우도 상하적인 공극이 출현하는 것으로 혀가 돌출되고 측방 치아의 개방교합으로 이행되는 경우도 있습니다(그림 1, 2).

이러한 영구치로 교환기에 일과성 습관이 몸에 배면 치열이나 교합에 영향을 미칠 수 있으므로 주의가 필요합니다.

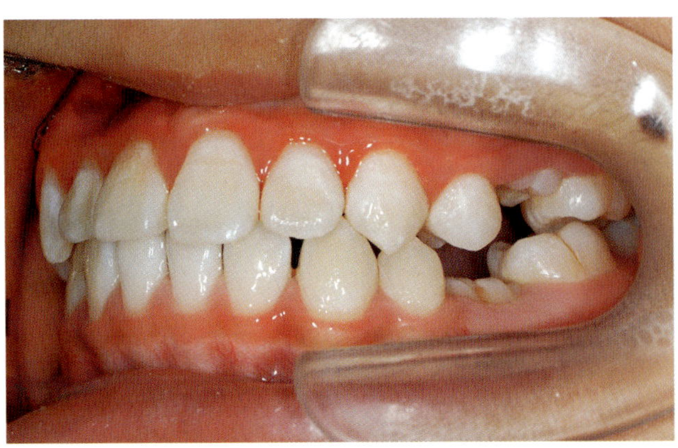

그림 1. 저위된 유구치(#75)에 의한 공극이 생긴다.

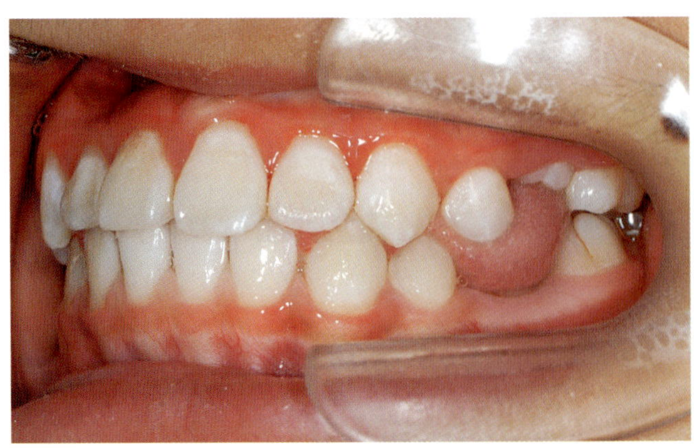

그림 2. 저위된 유구치의 공극으로 혀가 측방으로 나오고 있다.

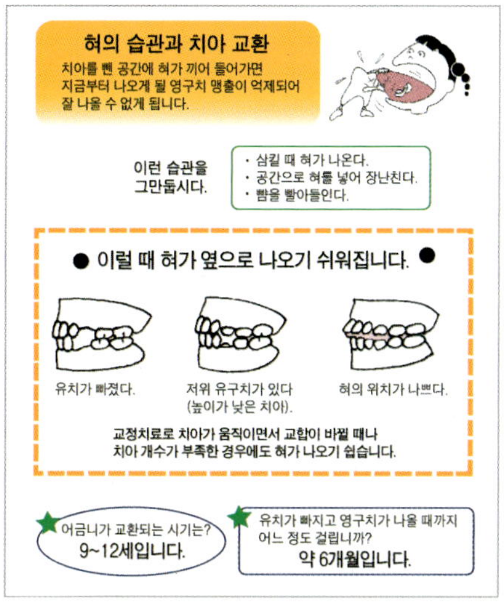

그림 3. 측방 치아 교환기의 환아에게 주는 리플릿.

표 1. 혀 내미는 습관의 주의사항

- 공극에 고의로 혀를 밀어내거나 혀를 넣으면서 장난치지 않는다.
- 공극에 혀가 돌출되기 쉽기 때문에 입술을 확실히 다물고 먹도록 한다.
- 연하 시 공극에 혀를 내밀지 않도록 유의한다.
- 씹는 방법에 대해: 전치(절단), 견치, 구치(저작) 등 각각의 역할에 대해 설명한다.
- 전치가 나오게 되면 전치로 적절한 양을 한입 베어 문다.
- 구치가 나오게 되면 구치로 음식을 갈아 으깬다.
- 입술을 잘 다물고 좌우 균등하게 잘 씹는다.

표 2. 치아 교환기의 MFT 지도(훈련에 관해 자세한 것은 p.6~, p.31 참조)

전치부 교환기의 MFT 지도	측방치부 교환기의 MFT 지도
• 혀를 거상시키는 근육강화(포핑, 오픈 앤드 클로즈, 텅 드래그 등) • 혀 위치와 구순위(자세 등) ※ 혀가 전방위가 되기 쉬우므로, 안정 시의 올바른 혀의 위치를 확인하고 습관화하도록 지시한다.	• 혀를 거상시키는 근력강화(포핑, 오픈 앤드 클로즈, 텅 드래그 등) • 혀의 측방부를 강화하는 훈련(사이드 텅 레지스턴스, 써킹, 부르부르 스폿 등) ※ 혀의 측방부를 강화하는 훈련을 선택한다. 혀를 거상시키는 훈련은 혀 측방부와 후방부를 확실히 거상시키도록 한다.

유치가 탈락하고 영구치가 맹출하기까지의 주의사항

이 시기에 바른 설첨 위치, 안정 시 혀 위치, 바른 연하 패턴에 대해 설명합니다. 본원에서는 교환기의 혀 내미는 습관에 대해 설명한 리플릿(그림 3)을 활용하고 있습니다. 경과 관찰 중에 혀 내미는 습관이 나타나는 아이들에게는 표 1과 같은 주의사항을 설명합니다.

일반적으로 '잘 씹기' 위해서는 씹는 맛이 있는 음식이나 씹는 횟수가 많은 식재료 또는 조리법을 연구하지만, 치아의 교환기에는 각 단계에 맞는 먹기 쉬운 음식의 크기나 적절한 식재료를 선택하도록 합니다.

일과성 혀 내미는 습관이 나타나면

경과 관찰 중에 전치부나 측방 치부의 일과성 혀 내미는 습관이 보이는 경우에는 증상이나 아이의 연령, 협조도에 따라 MFT 훈련을 2~3종류 선택하고, 원 포인트 훈련을 지도하면 좋을 것입니다(표 2). 그 밖에 증상에 따라 다른 훈련이 필요한 경우도 있어, 올바른 혀 위치와 입술 위치를 평상시의 생활에서 의식하도록 하는 것이 중요합니다. 후속 영구치가 맹출하여 제대로 교합할 수 있게 될 때까지 정기적으로 경과 관찰하고, 필요에 따라 본격적인 MFT 지도로 이행하는 경우도 있습니다.

기억된 습관을 바꾸는 것은 쉬운 일이 아니기 때문에, "혀를 내밀면서 먹는 방법은 좋지 않아."라고 말을 들어도 일상생활에서 실행하는 것은 어려운 일입니다. 습관으로 정착하기 전에 예방적으로 접근하는 것이 이상적입니다.

Q. 07 구강습관과 부정교합은 관계가 있습니까?

A. 구강기능에는 저작·연하·호흡·발음 등이 있으며, 건강한 신체를 유지하기 위한 중요한 역할을 담당하고 있습니다. 이러한 기능은 선천적인 것도 있지만, 대부분은 유아기부터 습득되는 것으로, 각각의 가정환경이나 생활습관에서 배우게 되어 바르게 정착하게 됩니다. 그러나 그것을 습득하는 과정에서 구강습관이 생기거나 형태를 나쁘게 하는 습관이 발생함으로써 부정교합의 원인이 되는 경우가 있습니다.

이시이 다케노부(치과의사, 도쿄 치과대학 치과교정학 강좌 강사)
야마구치 히데하루(치과의사, 야마구치 치과·교정치과)

구강습관이란

구강의 여러 가지 습관 중에서 특히 구강 형태에 나쁜 영향을 미치는 것을 '구강습관'이라고 하며, 구순폐쇄부전, 혀 전방 돌출 습관, 혀 습관, 손가락빨기, 입술 빠는 습관 등이 이것에 해당됩니다(표).

안정 시에 구순폐쇄부전이 있는 경우에는 구개편도나 인두편도 림프조직의 증식비대, 비강이나 인두부의 만성 염증 등에 의한 비폐색을 일으킴으로써 구호흡이 심해지게 됩니다.

또한 주의력이 산만해지거나, 눈밑이 검게 되거나, 이른바 아데노이드 안모를 나타내는 경우가 있습니다. 안정 시에 입술을 벌리고 구호흡을 하거나, 대화 시 혀 내미는 습관과 이에 따라 하순을 빠는 습관을 자주 볼 수 있고, 상악 치열은 V 자형으로 전치부에 공극이 생기고 수평피개(overjet)가 커집니다.

연하 시의 습관으로 치아가 움직일까

사람은 매일 1,500~2,000회 연하를 합니다. 연하 시에는 설첨을 구개 전방부에 대고, 전방부를 폐쇄함과 동시에 음식물을 후방으로 보냅니다. 이때 구개에 가해지는 압력을 측정한 결과, 어린이인 정상 교합자의 연하 시 혀 압력은 4.4N으로, 상악전돌자 및 반대교합자 군과 거의 같은 수치로 남자가 여자보다 조금 큰 값을 보입니다. 이러한 것으로 어느 교합군에서도 연하할 때마다 약 350~400gf가 가해지는 것을 알 수 있었습니다. 반면, 구개 전방부에 혀를 댄 후 그 최대 설압을 측정하면, 남자가 18.8N, 여자가 15.7N이었고, 반대교합자 군이 조금 높은 값을 보였습니다. 이것은 반대교합자 군에서는 저위설이기 때문에 일어나는 것으로 여겨집니다.

일반적으로 교정치료로 치아를 움직이기 위해 사용 압력은 20~150g 정도로 알려져 있습니다. 이는 매우 약한 힘이지만 3~4주마다 조절하는 것으로 예상되는 치열로 치아를 움직이게 됩니다. 연하 시의 값과 비교하면 연하 횟수, 연하압이 가해지는 시간, 혀 습관 횟수 등으로 치아에 가해지는 힘에 차이가 생겨, 연하 시의 습관도 치아를 움직이는 한 가지 요소라고 여겨집니다.

표. 구강습관과 부정교합 관련

구강습관		부정교합
손가락빨기		상악전돌, 개교
혀 전방 돌출 습관		상악전돌, 개교, 상·하악전돌
구호흡, 구순폐쇄부전		상악전돌, 개교
입술 빠는 습관	하순 흡인	상악전돌
	상순 흡인	반대교합
	상·하순 흡인	반대교합
혀 측방 돌출 습관		측방부 개교
저위설		하악전돌, 반대교합

손가락빨기와 부정교합

손가락빨기에서 가장 많은 것은 엄지손가락으로, 유아기부터 소아기까지 계속되면 교합을 나쁘게 합니다. 빠는 방식은 다양하며 손가락을 깨무는 경우, 깊게 빠는 경우, 단지 핥기만 하는 경우 등이 있고, 빨고 있을 때 치아로 물어 '손가락 굳은살'이 생기는 경우 또는 불어서 손가락의 피부가 쭈글쭈글해지는 경우도 있습니다.

손가락빨기의 영향을 조사하기 위해 손가락빨기를 하고 있을 때에 어느 정도의 압력이 구개에 가해지는지를 계측했습니다. 피험자는 8세 여아이며 엄지손가락 등에는 현저한 굳은살이 있고, 전치부는 개방교합 상태였습니다. 기록된 손가락의 파형은 강한 압력 피크를 5초마다 만드는 산형으로 61~87kpa의 하중을 나타냈습니다. 또한 파장의 진폭이 작고 빠른 것, 압력의 피크가 20kpa 정도로 그대로 몇 초간 지속되는 것, 도중에 멈췄다 다시 계속되는 것 등의 특징을 보였습니다. 이러한 파형의 차이는 손가락 빠는 방법 등의 차이라고 생각됩니다. 또 계측치의 크기는 빨아들이는 힘의 크기로서 피크의 빈도, 시행하는 시간·기간 등이 다양하고, 각각 치열에 주는 영향이나 부정교합의 양상에 따라 차이가 나타나는 것으로 여겨집니다.

여기서 계측된 값은 교정치료에서 사용되는 치아 이동의 하중력에 비해 몇 배 큰 값이었습니다. 이러한 강한 압력이 매일, 여러 번, 매회 수 분부터 수십 분, 수면 시에는 수 시간 연속되어 가해지는 것으로, 총량으로는 매우 큰 부하가 됩니다. 그 결과, 영향이 치열궁이나 악골의 변형, 부정교합의 발생으로 나타난다 해도 이상하지 않다고 여겨집니다.

Q. 08 손톱 깨무는 습관이 있는 아이에게 어떻게 대응하는 것이 좋을까요?

A. 손톱 깨무는 습관은 4~5세부터 학령기에 걸쳐서 많이 보이며, 그 위의 연령에서는 점차 감소합니다. 손톱 깨무는 습관의 배경에는 심리적인 문제가 숨어 있을 가능성도 있기 때문에, 아이의 환경이나 심리적인 면도 고려하여 손톱 깨무는 습관이 어떠한 문제가 있는지를 설명해줌으로써, 아이가 자신의 신체를 소중하게 여기는 마음을 갖게 합니다. 정도가 심하고 지속되는 것 같다면 임상심리사 등의 전문가에게 상담하는 것도 도움이 됩니다.

고바야시 마사유키(도쿄학예대학 교육실천연구지원센터 교수)

손톱을 깨무는 요인

습관은 반복되는 것으로 몸에 익숙해져 고정된 행동입니다. 과도한 손톱 깨무는 습관은 '습관 이상'으로 '신경성 습관'이라고 불리기도 합니다. '신경성'이란 습관의 배경에 심리적인 문제가 있어, 이 때문에 습관이라는 형태로 증상이 나타나는 것을 의미합니다. 하지만 모든 손톱 깨무는 습관에 심리적인 문제가 있다고는 할 수 없습니다.

손톱 깨무는(그림 1) 습관이 생기는 것은 씹는 것에 대한 '쾌감' 때문입니다. 그것은 음식을 섭취하는 쾌감과도 연결됩니다. 또한 손톱을 깨물었을 때 공격성이 발휘되기 때문에 '딱' 하는 쾌감을 동반합니다. 손톱을 한 번 씹을 때 느끼는 쾌감은 작지만, 이것에 견줄 만한 쾌감이 없을 때 손톱을 깨무는 것으로 느끼는 쾌감은 상대적으로 커집니다.

실제로 손톱 깨무는 습관이 있는 사람은 긴장이 풀렸을 때 손톱 깨무는 빈도가 적으며, 스트레스를 받거나 심심할 때 증가한다는 데이터도 있습니다. 또한 완벽주의 경향이 있는 사람도 손톱 깨무는 습관을 갖기 쉬운 경향이 있습니다. 이 경우에는 길어진 손톱이 신경 쓰여 씹어서 정돈하고 싶은 마음이 반복되는 것 등이 습관화되는 것입니다.

손톱깨물기로 인한 폐해

손톱깨물기는 4~5세부터 학령기까지 많이 나타납니다. 심해지면 발톱을 깨무는 아이도 있습니다. 연령 증가와 함께 점차 감소해갑니다.

첫 번째 폐해는 위생적인 문제입니다. 잡균이 몸에 들어가기 쉬워 감염증 등의 질병에 걸릴 가능성이 높아집니다. 두 번째로, 손톱에 문제가 생깁니다. 손톱이 까칠까칠해지고 때때로 깊은 손톱이 되어 손톱의 뿌리 쪽 피부가 벗겨지기도 합니다. 이러한 일이 일어나면, 물건

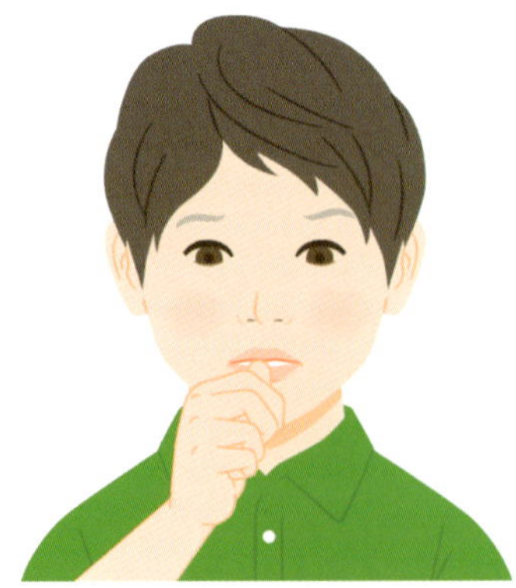

그림 1. 손톱깨물기.

을 잡을 때 통증이 생기는 경우가 있습니다. 또한 통증이나 위화감이 있으면 손가락 끝의 섬세한 감각이 없어지는 경우도 있습니다. 세 번째, 구강의 문제로는 씹기 위해 전치에 부담이 가해지기 쉬울 것을 생각할 수 있지만, 교합 등에 대한 영향은 손가락빨기 정도는 아니라고 알려져 있습니다.

심리적인 문제의 배경을 고려하다

손톱깨물기가 경도인 경우에는 손톱에 대해 직접 지도하지 않고, 아이의 심리적인 배경을 먼저 생각해 대책을 마련하는 것이 좋을지도 모릅니다. 손톱 같은 신체를 만지는 버릇을 하면 주위가 주목하게 되어 오히려 역효과를 낼 수 있기 때문입니다. 전술한 것처럼 생활환경이 쾌적하지 않은 상태는 아닌지, 스트레스나 불만이 없는지를 살펴봅니다. 대인관계가 서툴러서 괴로워하지 않는지, 가족관계는 잘 유지되는지 등 아이를 둘러싼 환경에 대해 고려해봅니다. 또한 가정이나 학교 등 사회적 환경 중에서도 좋은 인간관계에 둘러싸여 안정되고 안심할 수 있게 됨으로써, 무언가를 즐기고 임할 수 있는 시간을 늘리도록 유도하는 것이 바람직합니다.

보호자를 위한 어드바이스

① 손톱깨물기를 문제로 개입하는 경우

'손톱 깨무는 것은 나쁜 아이', '부끄러운 아이' 등 아이 자신을 문제로 파악하지 않도록 하면서, 그 습관 때문에 어떠한 불이익이 있는지 설명합니다. "손톱을 깨물면 상처가 생기니까 그만두는 것이 좋아." 하고 설명하는 것입니다. "더러워진 손톱을 깨무는 것은 불결하기 때문에"라는 설명이나 이야기를 알아들을 수 있는 나이라면 깊은 손톱의 위험을 설명합니다.

② 신체의 일부로서 손톱을 소중히 여기는 마음을 기른다

손톱을 보호하기 위해 투명한 매니큐어를 바르는 등 손톱을 깨끗하게 하는 즐거움을 알고 소중히 여기는 마음을 기릅니다. 자신의 신체 일부로서의 손톱을 소중히 하는 자세를 보여 주는 것에 의미가 있습니다.

③ 토큰 이코노미법

손톱깨물기를 하지 않는 것을 확인했을 때에 스티커를 붙여줍니다. 그 스티커가 연속해서 일정한 매수가 되면 큰 성공 스티커를 붙여주고, 손톱을 함께 자릅니다. 그리고 큰 성공 스티커가 몇 장 모이면 미리 약속한 포상(놀이공원에 가는 등)을 합니다. 이를 '토큰 이코노미법'이라고 합니다(그림 2).

또한 정도가 심하고 위의 방법을 해도 개선되지 않는 경우에는 임상심리사와 상담하는 것도 하나의 방법입니다.

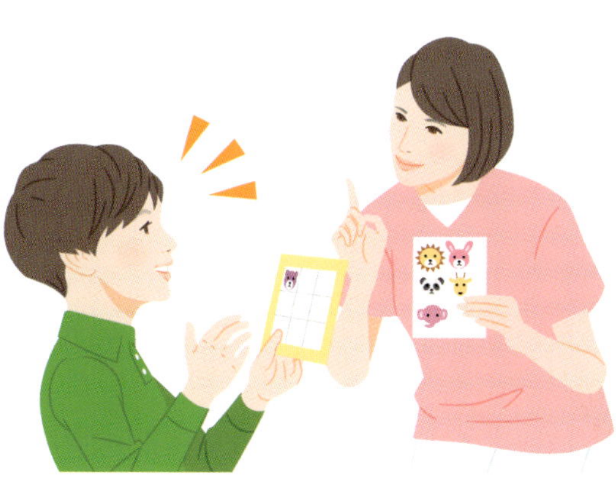

그림 2. 토큰 이코노미법.

Q. 09 혀 습관 제거장치는 어떠한 경우에 사용하는 것이 좋을까요?

A. 혀 습관의 개선 방법에는 장치를 사용하는 기계적 방법과 근육훈련을 하는 기능적 방법이 있지만, 어느 쪽이든 먼저 본인이 혀 습관을 개선하려는 의지가 중요합니다.

다음 단계로서 MFT 지도와 함께 본인이 혀 습관을 인식하고 개선하기 위한 혀 습관 제거장치를 사용할 수 있습니다.

또한 MFT에 의한 혀 습관 제거 훈련이 좀처럼 습관화되지 않는 경우나 지도에 너무 비협력적인 경우에도 혀 습관 제거장치를 보조적으로 사용합니다. 이때는 올바른 혀 위치와 연하 패턴 습득을 위한 MFT를 병용할 것을 권합니다.

사토미 유우(치과의사, 사토미 교정치과 클리닉)
시미즈 키요에(치과의사, 시미즈 치과 클리닉)

혀 습관 제거장치(기계적 방법)란

혀 습관 제거장치는 상악 구개측에 설치된 울타리 모양의 가드에 의해 혀의 전방 돌출을 물리적으로 차단하여 치아나 치조골에 대한 부적절한 힘을 배제함으로써, 혀 내미는 습관 자체의 개선을 기대하는 장치입니다(그림 1). 혀 습관 제거장치는 본인의 의지로 착탈이 가능한 가철식과 강제적으로 혀 습관을 배제하는 고정식이 있습니다.

가철식은 상장치 등의 기능적 교정장치에 클립(금속제 와이어가 격자상으로 배열되어 혀가 물리적으로 나올 수 없는 것)이나 월(금속이나 레진제의 혀 돌출 방지벽)이 설치되어 있습니다. 고정식은 링구얼 아치(lingual arch, 설측호선) 형태의 장치에 클립이나 월이 납착되어 있습니다.

가철식 혀 습관 제거장치는 상악에 장착하는 타입과 하악에 장착하는 타입이 있습니다.

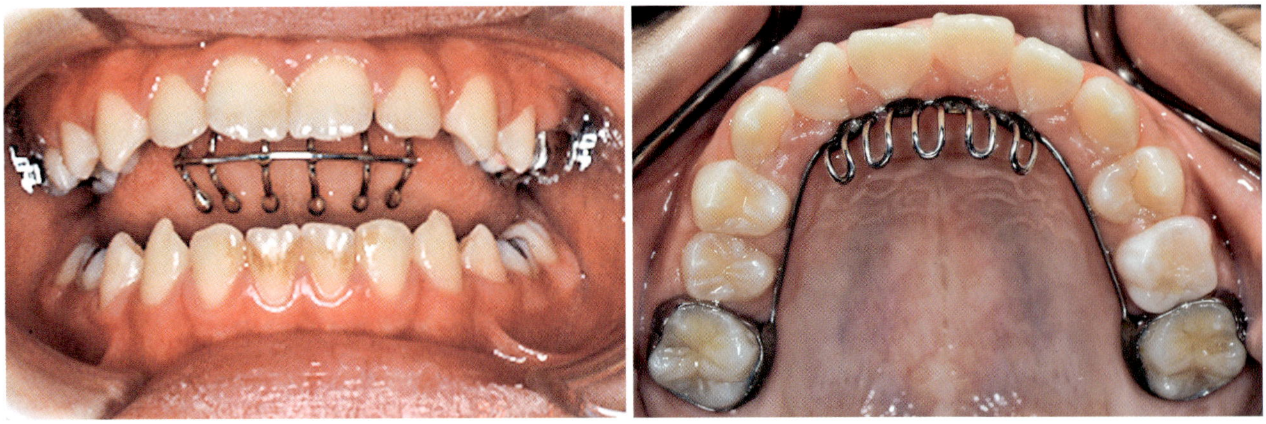

그림 1. 고정식 텅 가드[2].

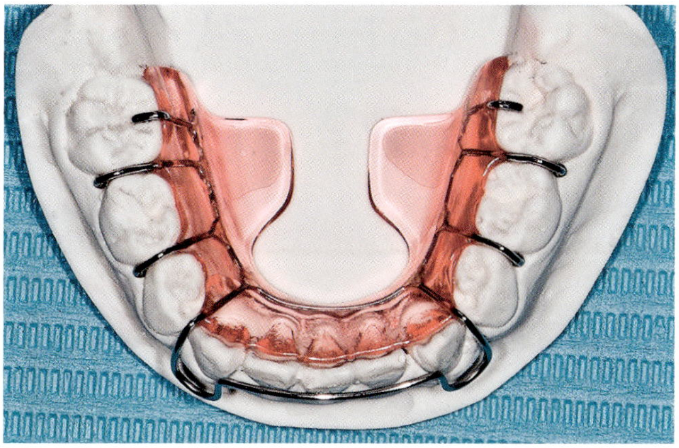

그림 2. 웨지 플레이트[2].

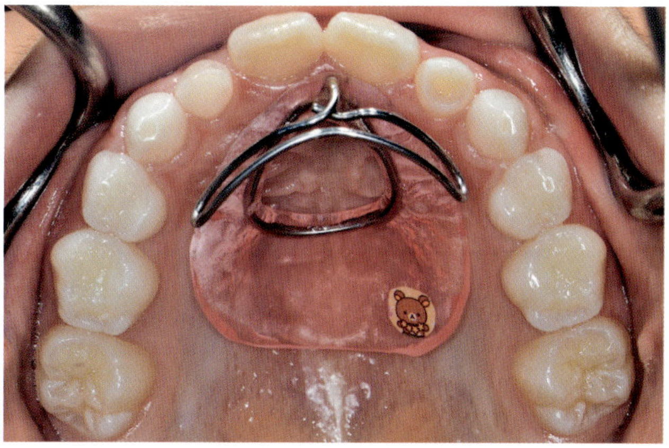

그림 3. 텅 트레이닝 플레이트(TTP) 장착 시.

우선은 착탈 가능한 가철식 장치를 사용하고, 필요에 따라 고정식을 사용합니다. 그 밖에 저위설의 개선을 촉진하는 장치(웨지 플레이트)(그림 2), 저위설용 링구얼 아치, MFT 지도 시 등에 보조적으로 사용하며 MFT를 보다 효과적으로 실시하기 위해 고안된 장치(텅 트레이닝 플레이트; TTP)(그림 3) 등이 있습니다.

MFT와 혀 습관 제거장치

혀 습관 제거를 위해서 저작·연하·호흡·발음과 관계되는 구강주위근 전반을 조화시키는 MFT가 널리 응용되고 있습니다. 혀 습관 제거장치나 MFT에 의한 형태 변화는 치열에 가해지는 부적절한 힘을 배제함으로써 부가적으로 얻어지는 것입니다. 부정교합의 원인이 구강근기능장애 이외인 경우에는 혀 습관 제거장치를 사용해도 충분한 효과를 얻을 수 없는 경우가 있어 원인에 따른 치료가 필요합니다.

수평피개(overjet)와 수직피개(overbite)에 대한 MFT와 혀 습관 제거장치를 각각 단독으로 단기적인 개선 비율을 비교해보면, MFT로는 50%, 혀 습관 제거장치로는 60%였다는 흥미로운 보고가 있습니다[1]. 또한 양호한 컨트롤하에 있다고 생각되는 혀 내미는 습관도 환경이나 사춘기 성장 시의 기질적 변화에 동반하여 더욱 나빠지는 경우도 임상에서는 드물지 않습니다. 적어도 교합이 안정되는 성인기에 이르기까지 주의 깊은 경과 관찰이 필요합니다.

혀의 위치나 혀 내미는 습관, 즉 기능이 혀 습관 제거장치에 의해 개선되는지에 대해서는 기능과 형태의 개선이 잘 순응하는 임계기가 있다고 하며, 모든 증례에서 반드시 개선된다고는 할 수 없습니다. 혀 습관 제거장치를 사용해도 혀의 위치나 혀 내미는 습관이 전혀 변화가 없는 경우에는, 반대로 부적절한 힘이 장치에 지속적으로 걸려 고정식 장치를 유지하고 있는 지대치의 정출이나 근심 이동을 일으킬 우려가 있습니다. 특히 고정식 장치에서는 부정교합을 만들 가능성이 있다는 것을 잊어서는 안 됩니다.

장치를 안이하게 사용하는 것이 아니라, 바른 혀 위치와 연하 패턴 습득을 위해서 MFT를 병용할 것을 강력히 권합니다.

Q. 10 씹는 훈련을 하는 것으로 치아 배열이 달라지나요?

A. 씹는 패턴이 치열의 형태에도 영향을 주는 것이 시사되었습니다. 생애에 걸쳐서 자신의 치아로 씹기 위해서는, 소아기에 올바른 저작운동을 몸에 익힘으로써 건전한 교합을 육성하는 것이 필요합니다.

카사이 가즈키(일본대학 마츠도 치학부 치과교정학 강좌 교수)

영구치의 총생이 늘고 있다

한 세대 전에는 유치의 우식을 방치하거나 또는 유구치 조기 탈락 후의 공간유지 장치를 사용하지 않는 것에 의한 총생 치열을 자주 볼 수 있었지만, 현재에는 유치가 건전하면서 영구 치열에 총생이 보이는 아이들이 많아지고 있습니다(그림 1).

저작 패턴과 치열의 관계

그러면 왜 현대 아이들의 치열폭 성장이 불충분할까요? 저작운동경로와 치열 형태의 관계를 조사해보면, 수직운동을 주로 하는 초퍼형 저작을 하는 아이의 경우에는 치열폭이 좁고, 구마운동을 주로 하는 그라인딩형 저작을 하는 아이의 경우에는 치열폭이 넓은 점에서, 치열폭 증가의 배경에는 저작운동 패턴이 관여한다고 여겨집니다[2]. 따라서 영구 치열이 정상적으로 완성되기 위해서는 유치가 건강한 것과 구강습관이 없는 것 등 다양한 조건에 더해, 음식물의 성상에 따른 적절한 저작운동을 할 수 있는 것이 요구됩니다. 저작·연하·발음 등의 악구강기능은 식습관, 생활습관에서 자연스럽게 몸에 배는 것이라고 생각하지만, 최근

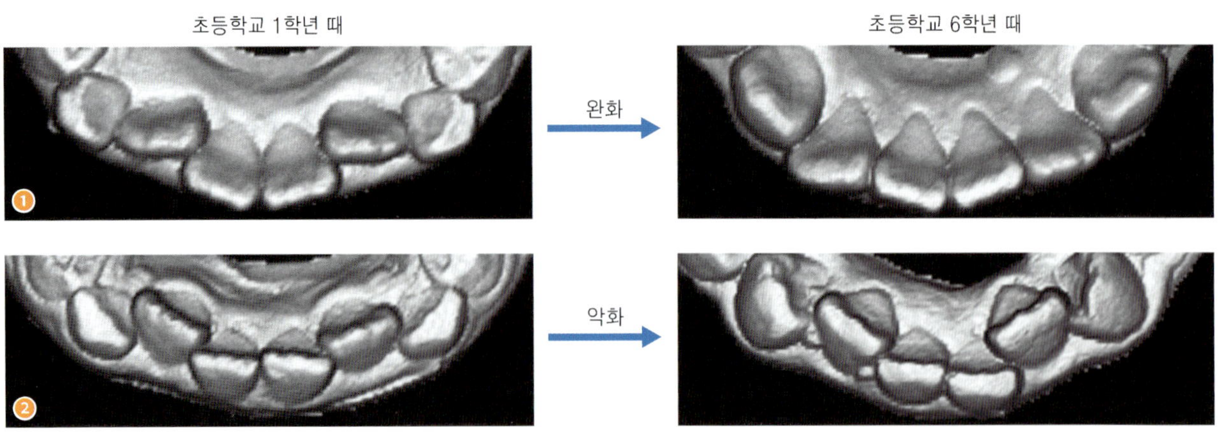

그림 1. 하악 절치의 총생 개선과 악화[1]. 하악 절치 맹출 시에는 유치보다 영구치의 치관이 크기 때문에 발육공간이 충분하지 않으면 총생 상태가 된다. ❶ 하악 절치의 교환시기에 초등학교 1학년 때는 약간의 공간 부족을 보이는 경우가 많지만, 6학년 때 50% 정도로 총생이 완화되었다. ❷ 총생이 증가한 사례도 50% 정도 보이며, 상악 치열폭은 좁고 하악 대구치는 설측 경사된 채로 치열폭이 협착되어 있다[1]. 치열의 측방성장은 상악에서는 정중구개봉합의 측방성장에 의해 치열폭이 증대되고, 하악에서는 하악 구치가 안쪽(설측)에서 맹출한 후, 상악 치아와 교합함으로써 점차 직립하면서 치열폭이 증대된다.

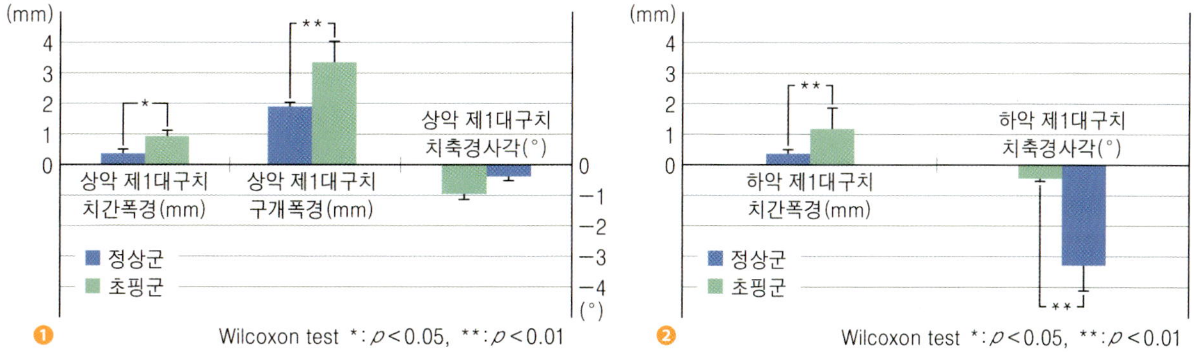

그림 2. 훈련 시작 시부터 경과 관찰 종료 시까지 정상군과 초핑군의 변화량 비교[4].

연식화 등의 환경 변화에 따라 씹는 기능이 저하되어, 정상적인 연하·발음 등의 악구강기능을 얻을 수 없는 아이들이 늘어나고, 치열궁 협착으로 인한 총생이 증가하는 것으로 보입니다.

저작운동경로 및 최대 교합력과 치열 형태의 관계

저작운동경로 및 최대 교합력과 치열 형태의 관계를 조사했는데, 저작운동경로의 측방 성분이 크고 교합력이 강한 사람은 상·하악의 치열폭이 넓고, 하악 제1대구치도 직립되어 있었습니다. 즉 상·하악 치열폭이 큰 사람은 저작운동 시에 하악이 측방으로 크게 움직이고, 그라인딩형 저작(구마운동)을 하는 것으로 보입니다. 이러한 점에서부터 초퍼형 저작에서 그라인딩형 저작으로 유도하는 것이 치열폭 증대로 이어진다고 여겨집니다.

따라서 초등학생 아동을 대상으로 딱딱한 껌*을 사용한 그라인딩형 저작을 학습하고 정착시키기 위한 저작훈련 효과를 검증하였습니다. 저작훈련은 1일 2회, 각 10분씩 3개월간 실시했습니다. 훈련 시작 전, 훈련 종료 시, 훈련 종료 3개월 후에 저작기능으로 교합력, 구순력, 저작 시 하악운동을 측정한 결과, 트레이닝 종료 후의 저작기능은 향상되고 대구치 협측으로의 직립과 치열폭의 증가가 확인되었습니다[4](그림 2-❶, ❷)

* 사용하는 껌은 응집성·탄력성이 높고, 쇠고기 육포(beef jerky)와 저작성이 유사하다. 같은 식품으로서 프랑스빵도 유용하다.

적절한 저작을 할 수 있는 아이는

전술한 연구의 앙케트 조사에서는 그라인딩형 저작이 가능한 아동은 저작운동의 학습기에 딱딱하고 씹히는 느낌이 있는 음식물을 즐겨 섭취하며, 음식의 물성에 따른 적절한 저작운동을 하고 있었습니다. 한편, 초퍼형 저작의 아동은 프랑스빵, 양배추, 당근 등을 먹기 어렵다고 하는 결과를 보여 저작성이 높은 음식물을 별로 좋아하지 않았습니다.

영구 치열 완성 후의 총생 치열은 교정치료를 실시하지 않는 한 개선되는 일이 없습니다. 특히 상악 측절치의 설측 전위 등은 정상적인 턱 운동을 저해하여 구마운동을 할 수 없습니다. 따라서 초핑 운동을 피할 수 없게 되어 상·하악 치열의 정상적인 발육을 저해합니다. 현대 식생활의 연식화는 부정교합의 원인 중 하나라고 생각됩니다. 평생 자신의 치아로 씹는 것을 최종 목적으로 한다면, 저작운동을 학습하기 시작하는 유아기 및 초등학교 저학년 때에 바른 저작운동과 음식의 물성에 맞는 적절한 저작운동을 익혀 건전한 교합을 육성하는 것이 필요합니다.

Q. 11 신경 써야 하는 발음이상은 어떠한 것이 있습니까?

A. 발음의 완성시기는 6~7세 정도지만 개인차가 있습니다. 언어의 발달을 이해하고, 적절한 시기에 병원·보육시설 등의 언어청각사, 학교의 언어교실 담당자 등의 언어 전문가와 상담하는 것을 권합니다.

야마시타 유카리(언어청각사, 테이쿄 헤이세이 대학 건강 메디컬 학부 언어청각학과 교수)
타케이 요시코(언어청각사, 쇼와 대학 치과병원 구강재활요법과)

아이의 언어 획득

갓 태어난 아기는 자신의 요구를 보호자나 주위 사람들에게 알립니다. 그리고 성장함에 따라 서서히 자신의 목소리로 마음을 전달할 수 있게 됩니다. 부모는 아기에게 많은 말을 합니다. 아기는 그 말을 반복해서 모방하고, 시행착오를 하면서 바른 발음을 배우게 됩니다. 처음 말을 하는 것은 일반적으로 1세경이지만, 이 시점에서는 어른과 같은 발음이 가능한 것은 아닙니다. 유아기는 혀나 구순의 움직임도 어색하기 때문에 모호한 발음이나 유아 음이 되지만, 발음기관의 발달에 따라 서서히 어른의 발음으로 변화합니다.

발음의 완성시기는 6~7세경이지만 개인차도 많습니다. 생선을 '생션'으로 발음하는 듯한 유아 음은 초등학교 입학 무렵에 자연스럽게 개선되는 경우가 많기 때문에 경과를 지켜봅니다. 그러나 초등학교 입학 직전에도 'ㅇ행 음을 말할 수 없다', '발음이 뚜렷하지 않다', '유아 음이 좋아지지 않는다' 등의 경우에는 병원·보육시설 등의 언어청각사, 학교의 언어교실 담당자 등의 전문가와 상담하는 것이 좋습니다.

신경이 쓰이는 발음이상이란

발음지도가 필요한 발음오류에 대해서 표에 정리했습니다. 언어 이외의 전신 발달에 대해 문제가 없는 아이의 경우, 치환이나 생략이라고 하는 발음의 잘못은 연령과 함께 개선될 가능성이 높습니다.

'카'행 음은 5세경에 상담, '사'행 음 및 '라'행 음은 음의 완성시기가 약간 늦어 6세경에 상담하는 것이 좋습니다. 뒤틀림의 오류는 치환과 생략 중 어느 것으로 분류되지 않는 오류로, 약간의 뒤틀림에서부터 현저한 뒤틀림까지 다양한 오류입니다. 어린이에게 보이는 뒤틀림의 오류에 대해서는 발음이 완성되는 6~7세의 경과를 보고, 변화가 보이지 않는 경우에는 언어 전문가와 상담합니다. 치간음화의 오류는 '사'행 음에 보이는 경우가 많기 때문에 '사'행 음을 확실히 말할 수 있는 7세경까지 기다린 후 상담하면 좋을 것 같습니다. 측음화구음, 구개화구음, 비인강구음의 오류는 자연치유가 거의 없기 때문에 발음지도에도 긴 시간이 걸리는 경우가 있기 때문에 6세 이후에는 반드시 언어 전문가와 상담하도록 보호자 및 주위 사람들에게 설명해둡니다.

또한 다운증후군 아이처럼 발음 이외의 발달도 천천히 진행되는 경우에는 전체적인 발달 지원이 필요합니다. 지역 보건 센터나 보육 센터에 상담하면 좋을 것입니다.

설소대 부착이상 어린이의 발음오류

설소대 부착이상의 아이에게 생기기 쉬운 발음오류는 치환(유아 음에 많음), 상하의 치아 사이로 혀가 나오면서 발음하는 치간음화의 오류, 숨이 입 옆에서 나오는 것으로 음의 오류가 생기는 측음화음 등입니다. 설소대가 짧으면 혀를 전후·좌우·상하로 움직이는 것이 제한되어, 이것이 발음하기 어려운 것에 영향을 주는 경우도 있습니다. 이러한 아이들에 대해서는 언어 전문가가 실시하는 발음지도 중에서 혀의 운동 훈련을 실시하는 경우도 있으므로, 언어 전문가와 연계하는 것이 중요합니다.

발음장애가 있는 아이의 경우에는 설소대절제술의 필요성이나 시기에 대해 치과의사와 언어 전문가가 상의해서 결정합니다. 걱정하는 부모들에게 적절히 설명하는 것도 필요합니다.

표. 발음지도에 필요한 발음오류와 상담시기

발음의 오류 내용		~4세	5세	6세	7세~
발음오류의 특징	귀로 들었을 때 특징				
치환 • 음(자음과 모음)의 자음 부분이 다른 자음으로 치환된다. • 치환된 자음은 일본어로 바른 음이다. • 유아 음이 많다.	카행 음이 타행 음이 된다. (카라스→타라스)		상담	상담	상담
	사행 음이 타행 음이 된다. (사카나→타카나)			상담	상담
	사행 음이 샤행 음이 된다. (사카나→샤카나)			상담	상담
	라행 음이 다행 음이 된다. (라파→다파)			상담	상담
생략 • 음(자음과 모음)의 자음 부분이 빠지고 모음으로 들린다. • 치환보다 연령이 낮은 아이에게 보이는 경우가 많다.	하행 음이 모음이 된다. 핫파→앗파 카행 음이 모음이 된다. 미캉→미앙	상담	상담	상담	상담
뒤틀림 • 치환도 생략도 아닌 발음 • 음으로 표기하는 것이 어려움	사행 음이 샤행 음과 하행 음의 사이 음으로 들린다. 사루→샤?루 또는 하?루 사 부분은 샤와 하의 사이음으로 일본어의 사라고 할 수 없다.			상담	상담
치간음화의 오류 • 상·하악 전치 사이에 혀가 낀 채 발음한다.	사행 음 등을 발음하면 영어의 th에 가까운 음으로 들린다.				상담
측음화구음 • 숨을 입의 옆에서 나오게 하는 것처럼 발음한다. • 구각을 옆으로 당겨서, 혀 및 하악이 약간 틀어지는 경우도 있다.	'이' 음(예: 시, 치, 키)과 '요' 음(예: 샤, 챠, 캬)에 많이 보인다. 시→히, 치→키에 가깝게 들린다. 어금니의 뒤쪽에서 침이 섞여서 나는 듯한 독특한 왜곡된 음을 동반한다. 아시→아히, 이치고→이키고, 링고→깅고			상담	상담
구개화구음 • 설첨을 대지 않고 혀의 중앙부(설배)와 구개로 발음한다. • 숨이 구강의 뒤쪽에서 나온다. • 어금니 뒤쪽에서 우물우물하는 듯이 말하는 것 같은 인상을 준다.	타행 음, 사행 음, 라행 음 등 설첨을 사용하는 음에 보인다. 타→카, 다→가, 라→가에 가까운 왜곡된 음으로 들린다. 사→샤에 가까운 음으로 들린다. 타이코→카이코, 라쿠다→가쿠가, 사르→하구			상담	상담
비인강구음 • 숨을 코로 내보냄으로써 것으로 발음한다. • 발음 시 코를 잡으면 발음이 나오지 않는다. • 회화에서 전체적으로 비음을 내는 것 같은 인상을 준다.	'이' 음(예: 키, 치) 및 '우' 음(예: 쿠, 루), '사'행 음 등에 보인다. 키·치→킁, 즈→픙 등 비음의 독특한 왜곡된 발음으로 들린다. 키츠네→킁크네			상담	상담

상담: 언어 전문가에게 상담

Q. 12 어린이의 발음에 대한 접근법은 어떻게 하는 것이 좋을까요?

A. 언어 전문가에 의한 발음연습은 5세 이후에 시작되는 경우가 많기 때문에, 그 이전에는 아이가 말하는 것을 즐겁게 하는 환경을 만들거나 발음기관을 잘 사용하게 합니다. MFT의 지도는 발음을 개선하는 것은 아니지만 발음지도의 토대를 마련하는 데 효과적입니다.

타케이 요시코(언어청각사, 쇼와 대학 치과병원 구강재활요법과)
야마시타 유카리(언어청각사, 테이쿄 헤이세이 대학 건강 메디컬 학부 언어청각학과 교수)

연령이 낮은 어린이의 발음을 향상시키기 위한 대응

언어 전문가에 의한 정기적인 발음연습은 대부분의 발음이 획득되어 자연개선의 가능성이 적고, 의자에 앉아 집중해서 과제에 임할 수 있게 되는 점 등에서 일반적으로 5세 이후에 시작됩니다. 이 나이가 될 때까지는 말을 하는 환경을 만들거나 발음기관(입술이나 혀)을 능숙하게 움직이게 합니다. 바람직한 말의 환경이란, 능숙하게 발음되는지 아닌지에 관계없이 '더 이야기를 하고 싶다', '이야기하는 것이 매우 즐겁다'고 느끼며, 웃는 얼굴로 즐겁게 생활할 수 있는 환경입니다. 성인이 반복해서 말을 바르게 수정하거나 틀린 발음을 계속 지적하면, 어린이는 말하는 것에 자신감을 잃어 말하지 않게 되거나 침묵하게 됩니다. '사카나'를 '샤카나'라고 잘못 발음하면, "정말이네, <u>사</u>카나다. <u>사</u>카나가 헤엄치고 있네."라고 바른 발음을 넌지시 들려주도록 하는 것이 좋겠습니다.

또한 발음기관을 잘 움직이게 하는 것도 발음에 좋은 영향을 줍니다. 무엇이든 잘 씹어 먹는 습관을 기르는 것, 소프트 아이스크림이나 입가에 묻은 것을 문지르는 것, 나팔이나 피리를 부는 것, 양치질을 하는 것 등 즐기면서 할 수 있도록 일상의 놀이나 생활에 도입해 발음의 토대를 마련하는 것이 중요합니다(표). 이렇게 언어 전문가의 발음지도가 시작되기 전에 가정에서 할 수 있는 효과적인 대응은 많이 있습니다. 발음이 염려되는 아이를 둔 보호자로부터 상담을 받을 때에 도움이 되면 좋겠습니다.

발음지도와 MFT

MFT 지도 중에 흔히 보이는 발음오류는 치간음화의 오류입니다. 혀 습관이나 저위설을 동반하는 경우가 많이 있고, 개방교합이나 하악전돌 등 부정교합의 경우도 많이 볼 수 있습니다. 혀 습관을 동반한 경우는 발음지도 전에 MFT를 지도하는 것이 효과적입니다. 아이가 MFT 지도에 의해 안정 시의 올바른 혀 위치나 연하 패턴을 획득하게 되면, 항상 혀를 앞으로 내미는 일이 없어집니다. 기본적인 혀의 운동능력이 향상되면 혀를 움직여 자연스럽게 바른 발음으로 이행하게 됩니다.

MFT 지도의 목적은 발음을 개선하는 것은 아니지만, 발음지도의 토대를 마련할 목적으로 MFT를 실시하는 경우가 있습니다. 발음이 신경 쓰이는 아이들 중에는 혀를 뾰족하게 하거나, 옆으로 넓히고 평평하게 하거나, 전후좌우로 움직이는 등의 기본적인 혀 운동을 획득하고 있지 않거나, 침을 많이 흘리거나, 많이 흘리면서 먹거나, 혀 습관이 있는 등의 문제를 안고 있는 경우도 있으며, 섬세한 혀의 동작을 잘 못하는 아이들도 많이 볼 수 있습니다.

발음지도에서는 발음에 필요한 혀의 움직임, 예를 들어 '사'행 음의 [s]를 발음할 때 설첨의 좁은 도랑 형태나, '카'행 음을 발음할 때의 혀 뒤쪽 거상을 지도합니다. 그러나 기본적인 혀 운동을 획득하지 못한 아이들에게 갑자기 발음에 필요한 섬세한 혀의 움직임을 지도하려 해도 전혀 할 수 없거나, 또는 시간이 오래 걸릴 수 있습니다. 이러한 아이들은 발음지도를 개시하기 전에 MFT의 지도로 구순이나 혀를 자신이 이미 지대로 움직이는 힘이 생기게 되면, 발음 동작도 단기간에 바르고 부드럽게 할 수 있게 됩니다.

표. 발음을 향상시키기 위해 일상생활에서 할 수 있는 것

	일상행활에서 할 수 있는 것	체크 포인트
혀를 움직인다 처음에는 앞으로 내민다. 다음은 혀를 뒤로 당기고, 최후에는 혀를 좌우로 움직인다.	• 혀를 사용하여 논다. ※ 크게 입을 벌리고 하는 것이 포인트. "메~" 할 때 소리를 내어, 아이가 즐겁게 할 수 있도록 즐거운 분위기를 만든다.	○ 혀를 입술보다 앞으로 내민다. × 혀를 바로 뒤로 당긴다. × 혀를 옆으로 움직이면 목도 같이 움직인다. × 혀를 움직일 때 입을 다문다.
씹어 먹는다 혀를 움직여서 저작하는 연습을 한다.	• 고기, 잎채소, 빵의 귀퉁이 등 딱딱한 것이나 섬유질이 있는 음식을 잘 씹어서 먹는다. • 껌이나 젤리를 어금니로 씹는다.	× 통째로 삼키고 있다. × 수분으로 흘려 삼킨다. × 급하게 집어넣어 먹는다. ※ 식사 중에는 텔레비전을 끄는 등 식사에 집중할 수 있는 환경을 만드는 것도 중요하다.
핥는다 설첨을 상하좌우로 조절하면서 움직이는 연습을 한다. 자신이 생각하는 위치로 설첨을 움직이는 연습을 한다.	• 소프트 아이스크림이나 막대사탕을 핥는다. • 컵의 가장자리나 입 주변에 붙은 것을 핥을 수 있다. • 구각에 좋아하는 잼 등을 소량 묻히고 핥도록 한다.	○ 설첨을 움직여서 핥는다. × 머리·턱을 움직여서 핥는다. × 설첨이 아니라, 핥는 대상(아이스 등)을 움직이고 있다. × 입 옆에 묻은 음식을 손으로 닦는다.
불다 입에서 숨을 내보내는 연습을 한다. 입술을 다물고 조이는 연습을 한다.	• 나팔이나 피리를 분다. • 비눗방울을 분다. • 뜨거운 스프를 불어서 식힌다. • 촛불을 불어서 끈다. ※ 동작을 부모와 아이가 함께하면 좋다.	○ 지속적으로 길게 분다. × 한 번에 불어버린다.
뺨을 부풀린다 뺨에 공기를 넣는 연습을 한다. 입술을 잘 다무는 연습을 한다.	• 뺨에 공기를 넣어 부풀린다(아~후~후~). ※ 아이가 재미있어 하는 얼굴 표정으로 재미있게 한다.	○ 뺨을 잘 부풀린다. ○ 뺨을 좌우 각각 부풀릴 수 있다. ※ 손으로 만져서 뺨에 공기가 들어가 있는지 확인한다.
부글부글 가글 물을 흘리지 않도록 입술을 잘 다물고 연습을 한다.	• 부글부글 가글한다. 어려운 경우에는…… • 소량의 물을 입에 넣고 가만히 있는다. 가능한 한 좌우 뺨에 물을 이동시키면서 논다.	○ 부글부글을 길게 할 수 있다. × 입술에서 물이 흘러나온다.
와글와글 가글을 한다 혀 안쪽을 사용하는 연습을 한다.	• 와글와글 가글을 한다. 어려운 경우에는…… • 입에 물을 조금만 넣고, 머리를 약간 위를 향하게 한다. 가능하면 입을 조금 벌리고 물을 삼키지 않도록 하면서 목의 뒤쪽으로 물을 보낸다. • 가능하지 않더라도 매일 연습을 하도록 한다.	○ 위를 향해서 가글할 수 있다. × 위를 향하면 물을 마신다.

Q. 13 '어린이의 먹는 방법이 좋지 않다'고 상담하는 경우에는 어떻게 어드바이스를 하면 좋을까요?

A. 유아기에 먹는 기능의 기본적인 부분이 획득되어 유아기·학령기에 걸쳐 치아·구강영역의 성장에 따라 먹는 방법도 성장하게 됩니다. 짭짭 소리를 내며 먹거나 흘리면서 먹는 등의 문제가 있는 경우에는 호흡, 자세, 먹는 방법 등에 문제가 있을 수도 있습니다. 문제점을 찾아 적절한 대응 및 MFT 지도를 실시하는 것이 바람직합니다.

사토 가오리(치과위생사, 쇼와 대학 치과병원 치과위생실)

호흡

호흡은 연하·저작·발음 등과 함께 구강의 주요한 기능입니다. 구호흡을 하고 있으면, 저작 시에 비호흡을 할 수 없어서 입술을 다물고 저작할 수 없기 때문에 음식의 저작 및 연하와 호흡이 협조되지 않고, 입술을 벌리면서 짭짭 소리를 내며 먹는 원인이 됩니다. 비호흡의 확인 방법으로 코밑에 비식경을 넣거나(대용으로 손거울을 사용하는 것도 가능), 작게 찢은 화장지를 콧구멍에 댄 후 입을 다물고 코로 숨을 쉴 수 있는지를 확인합니다.

구호흡의 원인이 비인두 질환일 경우에는 이비인후과나 소아과 진료를 권합니다. 습관적인 구호흡이라면 구순폐쇄 훈련을 실시하면서 동시에, 비호흡이 중요하다는 것을 조금씩 인식시키고 비호흡의 지속 시간을 늘려갑니다.

자세

최근에는 자세가 나쁜 아이들을 흔하게 볼 수 있습니다. 현대에는 바깥 놀이가 적고 컴퓨터나 스마트폰 등으로 게임을 하며 노는 기회가 증가하여 새우등이 되거나 머리가 앞으로 기운 자세(거북목)가 되기 쉽습니다. 머리 부분이 앞으로 기운 자세가 되면, 혀가 전방으로 저위되어 올바른 저작이나 연하를 방해하게 됩니다. 이 때문에 일상생활에서 바른 자세를 유지하도록 인식시키는 것이 중요합니다.

식사 시의 자세도 중요합니다. 식탁에서 식사를 할 때 의자와 테이블이 아이의 앉는 높이에 맞춘 환경이 되어 있습니까? 다리가 안정되지 않고 흔들흔들하거나 옆을 향해 있어 텔레비전을 보면서 식사를 하거나 하지 않습니까? 다리를 바닥에 고정하지 않으면, 씹는 힘이 떨어진다고 알려져 있습니다. 아이의 키가 작은 경우에는 발 받침대를 만들어주어, 아이가 양발을 잘 고정하여 바른 자세를 유지하고 식사할 수 있는 환경을 만들어주도록 합니다(그림 1).

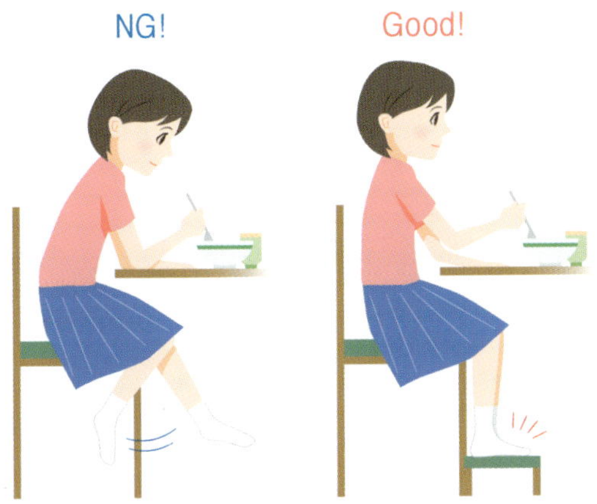

그림 1. 발 받침대를 두어 양발을 고정한다.

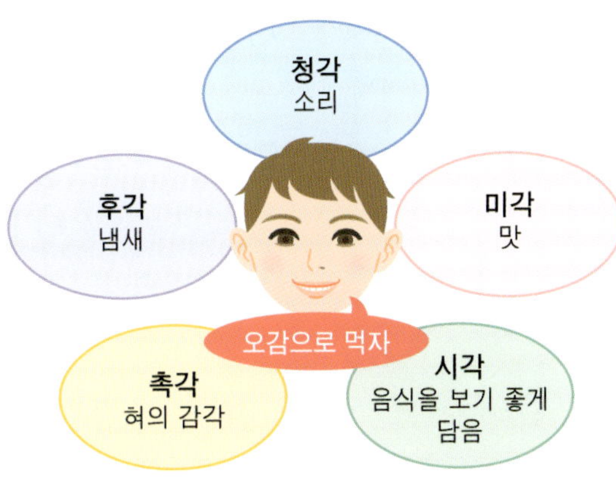

그림 2. 오감을 의식한 먹는 방법[5].

먹는 방법

먹는 방법의 기본은 맛있게 맛보면서 안전하게 먹는 것입니다. 오감(시각, 후각, 촉각, 청각, 미각)을 의식한 먹는 방법을 통해 맛있게 맛보면서 먹는 것을 의식하고, 건강과 영양의 균형을 고려한 식사를 하도록 합니다(그림 2). 오감을 의식한 먹는 방법이란 색이나 형태를 느끼면서 입안에 넣고(시각), 냄새를 맡으며(후각), 딱딱하거나 끈적한, 형태를 느끼면서 씹어 으깨(촉각), 씹는 소리를 들으면서(청각) 맛있게 먹는 것입니다. 이때 입을 다물면서 어금니로 잘 씹어 음식 본래의 맛을 끌어내고, 이러한 감각을 느끼는 것이 중요합니다.

음식을 입안에 넣을 때는 전치로 한입 베어 문 후, 입을 다물고 어금니로 잘 저작합니다. 한입 양을 기억하기 위해서는 빵이나 과일, 야채 스틱 등을 이용하여 입안에 넣는 양을 조절하면서, 전치로 적절한 한입 양을 베어 무는 것을 훈련합니다. 베어 문 음식은 입을 다물고 혀를 이용하여 구치로 보내면서 충분히 저작하고, 혀를 구개에 거상하고 연하합니다. 입을 잘 다물지 못하면 구순폐쇄 훈련을 합니다. 구치로 저작하는 것이 어려운 원인으로는 교합이 나쁘거나(치열부정이나 영구치열로 교환기 등), 씹는 근육이 약해 구치로 음식을 보낼 수 없는 것 등을 생각할 수 있기 때문에, 음식물을 구치로 저작하는 훈련이나 씹는 훈련이 도움이 될 수 있습니다. 연하 시에 혀가 전방으로 돌출하여 잘 흘리는 경우에는 포핑(p.34)으로 혀를 구개에 거상하는 훈련이나 캇 스왈로(p.39)같이 혀 후방을 들어 올리고 연하하는 훈련을 실시합니다(자세한 것은 p.6~ 참조).

식사 형태와 식사 환경

현대의 식문화는 인스턴트식품, 조리된 식품, 외식이 보급되는 등 다양한 변화가 많이 있습니다. 그러나 부드러운 음식만 선택하게 되면 잘 씹어 맛볼 수 없습니다. 딱딱한 음식이나 섬유질이 함유된 음식도 메뉴에 넣어 식재료의 종류나 조리법을 연구하면서 음식 본래의 맛을 맛보도록 어드바이스 합니다.

식사할 때에 빨리 먹도록 재촉하거나 싫어하는 것을 무리하게 먹게 하면 잘 씹지 않고 통째로 삼켜버리는 습관이 생기기 쉽습니다. 가능한 한 식사 시간에 여유를 가지고 싫어하는 음식을 강요하지 않는 것도 필요합니다.

Q. 14 비인두 질환과 구강습관은 관계가 있습니까?

A. 비인두 질환으로 인해 발생하는 가장 큰 장애는 구호흡입니다. 구호흡에 의해 구개에 접촉하는 혀가 하방으로 편위되면, 연구개와 설배의 이개, 두위의 변화, 경추의 신장, 자세의 불안정화가 일어나 근육의 불균형이 생깁니다.

따라서 구강습관을 완전히 개선하기 위해서는 비인두 질환에 의해 구호흡의 치료가 불가결하며, 가능한 한 조기에 치료를 시작할 필요가 있다고 생각됩니다. '가능한 한 조기'란 본인 및 보호자의 치료에 대한 이해가 있을 때를 말합니다.

미즈노 히토시·미즈노 타카오(치과의사, 의료법인 미즈노 교정치과의원)

비강과 구강의 관계는

신생아와 유아는 수유 시에 매분 80~90회의 반사적인 흡인·연하를 하며, 이 사이에 유두를 구강 내에 유지한 채 매분 40~50회의 호흡을 합니다. 유아는 목이 짧기 때문에 성인에 비해 후두가 상대적으로 높은 위치에 있고, 연하하는 것이 액체에 한정되어 있으며, 게다가 포유 시의 자세와 중력의 영향에 의해 호흡을 방해하지 않고 연하할 수 있기 때문에 호흡과 연하를 동시에 할 수 있다고 합니다(p.18 참조). 이에 비해, 성인은 반드시 호흡을 억제하고 구강 내에 있는 식괴 또는 액체를 연하해야 합니다.

코와 구강은 호흡이나 음식 섭취 등을 함으로써 생명 유지에 불가결한 기관입니다. 특히 호흡은 지속적으로 되지 않으면, 즉 이 기능에 장애가 발생하면 신체가 긴급 상태에 빠질 수도 있기 때문에 가장 중요한 신체기능 중 하나라고 알려져 있습니다(그림 1, 2).

구호흡을 원인으로 하는 대부분의 문제는 소아기부터 시작됩니다. 소아기는 성장·발육이 왕성한 반면, 장애도 받기 쉽다고 알려져 있습니다. 이 시기는 기도가 장기적·만성적으로 폐색되면 부정교합뿐만 아니라, 그 후 심신의 건강 상태 등에도 큰 영향을 준다고 합니다.

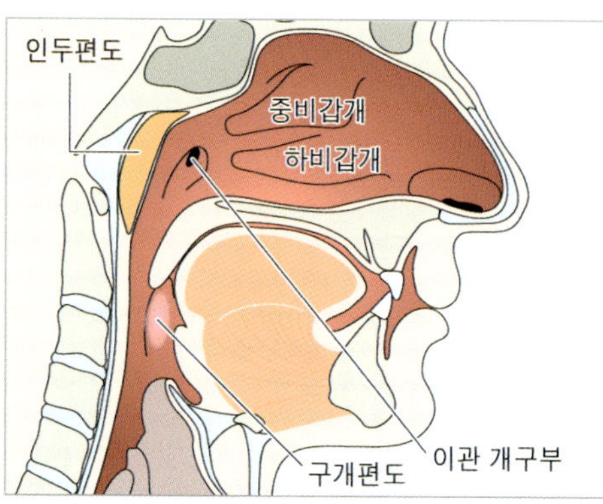

그림 1. 비강인두 영역의 해부와 명칭.

① **후각작용:** 냄새 분자가 후세포를 자극하여 전두엽 후각 중추부에 전달

② **기도의 작용:** 산소 교환, 온도·습도의 조정, 예비적 공기 저장, 방어, 점막수송, 감염예방, 필터 등

③ **발음기관의 공명작용:** 비음(m, n, ng)의 발성

기타: 콧물분비 등

비강 및 부비강의 점막은 먼지나 세균을 점막세포의 선모운동으로 콧물과 함께 인두 방향으로 운반한다. 비강과 부비강에서 매일 500cc 정도의 점액이 분비되고 있다.

그림 2. 비강의 기능.

비인두 질환과 구강의 관계

① 만성 비염과 만성 비후성 비염

급성 비염(이른바 코감기)의 반복에 의해 만성화된 것입니다. 어린이가 걸리기 쉽고, 계절의 영향, 먼지 등의 자극, 세균 감염 등에 의해 비점막의 혈액순환 조절이 흐트러져 만성적으로 비갑개 점막이 비후해 집니다. 증상으로는 코막힘, 콧물, 재채기, 후각장애 등을 들 수 있으며, 만성 부비강염이 병발하기 쉽다고 합니다.

② 알레르기 비염

비강 내에 일어난 항원항체반응으로 콧속이 갑자기 근질근질하고, 발작적인 재채기, 물 같은 코, 코막힘의 3대 증상이 출현하는 I형 알레르기입니다. 항원은 계절성(화분, 돼지풀 등)과 통년성(실내먼지, 곰팡이, 고양이·개·새 등의 비듬 등)으로 나뉠 수 있습니다.

개인의 컨디션 또는 심리적 문제나 내분비 장애 등에 의해 발병 시기 및 강약이 각각 다르기 때문에, 치료에는 대증요법(비분무용 스테로이드제, 항알레르기제 등)과 감감작요법이 있습니다.

이전에는 '아이의 알레르기는 어른이 되면 낫는다.'라고 하였지만, 최근 연구에 따르면, '나이를 거듭함에 따라 항원이 늘고 병상이 악화되는 사람이 많다[알레르기 행진(march)].'는 것을 알게 되었습니다. 부모 모두 알레르기가 있는 경우에는 아이도 알레르기 체질이 될 확률이 높은 것으로 알려져 있습니다.

③ 콧구멍에 생기는 종기(코 폴립)

비강, 부비강 내에 생기는 버섯과 같은 폴립상의 만성 병변입니다. 만성 부비강염 등을 병발하는 경우가 많으며, 수술, 약물요법 등의 근본적 조기 치료가 효과적입니다.

④ 급성·만성 부비강염

이른바 축농증으로 인두염이나 비염이 속발하는 경우가 많으며, 상악의 충치 치료 시나 발치 시에 이물질이 들어감으로써 나타날 수 있습니다. 증상으로는 코막힘, 콧물, 농성비루, 두통, 후각장애, 발열, 얼굴부종 등을 보이며, 급성 증상으로는 후두부통, 비근부의 중압감 및 확장성 통증 등이 있습니다. 학령기 어린이의 약 30%에서 나타난다는 보고가 있고, 가족력도 있다는 점에서 유전적인 소인도 생각할 수 있습니다. 항균제로 치료하였지만, 최근에는 중증 이외에는 투약하지 않는 경향이 있습니다. 중증에 대해서는 외과적인 치료도 필요할 수 있습니다.

비인두 질환과 구강습관의 관계

비인두 질환에 의한 구호흡은 저위설을 유발하는 것과 동시에 구순폐쇄부전으로 인한 혀 습관을 생기게 하여 치열 협착이나 개방교합 등의 부정교합을 일으키게 합니다. MFT 지도 시에 비인두 질환을 보이는 경우에는 이비인후과 의사와 상담하면 좋을 것입니다. MFT 지도를 하는 것 자체는 문제가 없지만, 환아에게는 비인두 질환이 MFT 효과를 방해하여 지도효과에 한계가 있다는 것을 설명해둘 필요가 있습니다.

Q. 15 아데노이드 비대 환아의 경우에는 어떻게 대응할까요?

A. 아데노이드 비대는 10세 전후가 절정이라고 알려져 있기 때문에 외과적인 대응은 10세 이후에 상황을 보면서 검토합니다. 그러나 명확하게 아데노이드 비대가 구호흡의 원인이라고 생각되는 경우는 10세 이하라 하더라도 외과적인 대응을 하는 것이 바람직한 경우도 있습니다.
외과수술 후 바로 급속 확대장치로 상악골 봉합을 확대(12세까지가 한도)합니다. 또한 MFT 지도에 의해 혀를 구개에 빨아올리고, 구치부로 교합하며, 목을 사용하여 연하하는 것을 훈련합니다.

미즈노 히토시·미즈노 타카오(치과의사, 의료법인 미즈노 교정치과의원)

아데노이드란

아데노이드란 목 주변에 있는 림프조직의 하나로 인두편도라고도 불립니다. 구개수 뒤쪽에 있기 때문에 입을 벌려도 볼 수 없습니다. 아데노이드는 유아기에 해당하는 3~5세경에 최대가 되어 10세 정도에 축소되는 경향이 있습니다. 아데노이드가 비대해 있는 것 자체를 가리켜 '아데노이드'라고 부르는 경우도 있습니다.

아데노이드 비대란

아데노이도가 비대하면(그림 1, 2) 코막힘에 의해 코로 호흡하는 것이 어렵기 때문에 구호흡이 많아집니다. 또한 야간의 코골이 및 무호흡, 만성 비염·부비강염 외에 아데노이드가 이관 개구부를 막으면서 삼출성 중이염이 합병되어 만성화되면 난청이 되는 경우도 있습니다. 비호흡이 어렵기 때문에 비강의 반복적인 폐색으로 인해 악안면 형태와 치열이 영향을 받아 아데노이드 얼굴이 되기도 합니다. 수면무호흡증후군이 합병하면 오목가슴(누두흉), 흉곽의 변형이 생기는 어린이도 있고, 야간의 저산소혈증에 의해 수면의 질이 저하되어 주간의 졸음, 집중력 저하가 생깁니다. 그 밖에 음식을 삼키는 데 불편함이나 반복해서 고열이 나는 만성 편도염을 보이는 어린이도 있습니다.

이비인후과 검사의 필요성

아데노이드 비대는 이비인후과에서 내시경·방사선 검사에 의해 환부의 크기, 확대 등을 알아보는 것으로 진단합니다. 또한 야간의 호흡 상태, 수면의 질을 평가하기 위해 야간수면 폴리그래프 검사가 시행되어 수술의 필요성 여부를 검토합니다. 아데노이드 비대는 어린이가 성장하는 중요한 시기에 일어나므로 이비인후과, 수면 외래 등에서 평가받아 적절한 치료·관리를 실시하는 것이 중요합니다(그림 3).

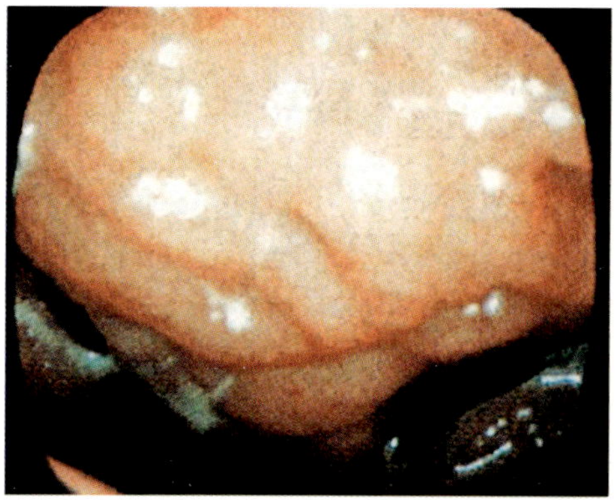

그림 1. 아데노이드 비대상.

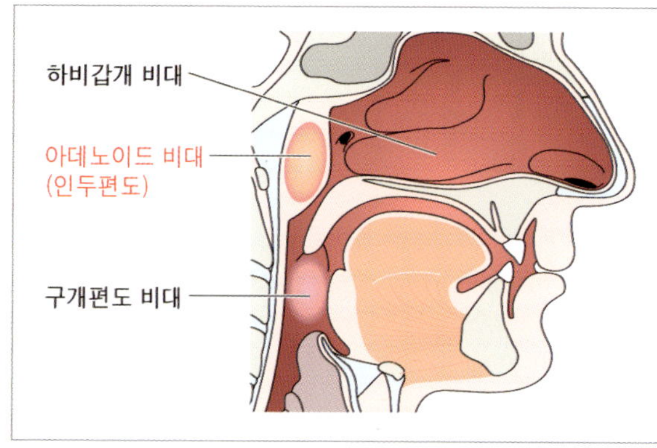

그림 2. 아데노이드(인두편도), 구개편도, 하비갑개의 비대상.

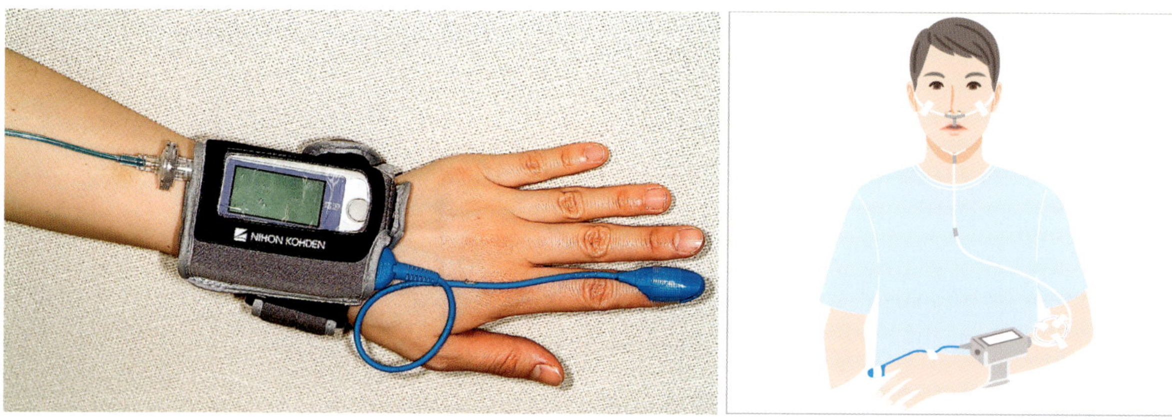

그림 3. 수면무호흡증후군의 판정에 사용되는 간이검사기(SAS-2100, 일본광전).

수술시기

이비인후과에서는 아데노이드가 생리적으로 퇴축하는 10세경까지 경과 관찰을 하도록 진단하는 경우가 많이 있습니다. 그러나 코골이가 심하고 수면무호흡증후군이 심한 경우, 저산소혈증이 현저하고 수면의 질이 저하되어 주간의 졸음, 산만함, 성장 발달 지연, 오목가슴 및 함몰 호흡이 문제가 되는 경우, 1년에 4회 이상 고열을 반복하는 구개편도염이 있을 때 편도와 별도로 신장, 피부 염증, 류머티스열을 일으키는 경우(구개편도의 병소 감염)는 적극적인 수술을 검토해야 합니다.

아데노이드 비대가 있는 아이에 대한 지도

아데노이드나 구개편도 비대는 비호흡을 방해하여 구호흡이 됨으로써 저위설을 일으키게 됩니다. 이러한 조건하에서의 MFT는 어렵고, 지도 효과도 나타나기 어려우며, 습관화가 어려워 재발하기 쉽다는 점 등의 문제가 있습니다. 이 때문에 가능한 범위에서 MFT 지도가 되도록 부모나 본인에게 설명하고 양해를 구해야 합니다.

Q. 16 특이한 행동을 하는 어린이의 경우에는 어떻게 대응해야 할까요?

A. 발달장애라고 진단된 아이뿐만 아니라, 행동이 마음에 걸리는 아이에 대해서는 각각의 특징을 파악하여 개인에게 맞춘 목표를 설정하는 것이 중요합니다. 훈련을 바르게 기억하게 하기 위해 환아에게 맞춘 여러 가지 연구를 하는 것이 확실한 효과를 위해 중요합니다. 보호자의 협력을 얻는 것도 큰 힘이 됩니다.

사와 슈이치로 · 기타자와 마사코(치과의사 · 치과위생사, 사와 교정치과의원)

행동이 염려되는 아이에 대한 대응

① 개성을 안다

우선, 학교에서의 모습을 포함한 정보를 부모나 본인으로부터 듣습니다. 싫고 좋고를 알아두는 것으로 아이에게 맞는 지도를 할 수 있고, 못하는 것이나 싫어하는 것을 피하거나, 다른 방법을 준비하거나 할 수 있습니다.

② 안정감을 준다

가능한 한 같은 지도자가 지도를 실시하는 것으로 아이는 안심합니다. 내원 후 바로 지도에 들어가지 말고, 최근 즐거웠던 일 등 여담으로 긴장을 푸는 것도 좋습니다. 말하는 것을 멈추지 않는 아이의 경우에는 이야기를 들어주지만, 여담이 너무 길어지지 않도록 주의합니다. 이야기의 매듭을 짓는 것도 중요합니다.

보호자와의 유대

발달장애라고 진단되는 경우에는 보호자와 문제를 공유하기 쉬운 환경에 있지만, 보호자가 발달장애를 인식하지 못하거나 받아들이지 않는 경우도 적지 않습니다. 이러한 상황을 고려하여, 아이나 보호자와 소통할 필요가 있습니다. 또한 가정에서의 훈련은 부모와 함께 진행하므로 MFT 효과를 얻기 위해서도 매우 중요합니다.

보호자의 지도

올바른 방법으로 연습을 하기 위해 보호자에게도 MFT 연습을 함께하도록 합니다. 이렇게 하면 어려운 부분이나 힘든 부분 등을 공유할 수 있어 보호자가 아이를 지도하기 쉬워집니다.

또한 발달장애인 아이의 경우에는 아이의 속도에 맞추어 실시하기 위해 트레이닝이 장기간 걸릴 가능성에 대해 미리 설명해둡니다. 사진이나 동영상 등에서 지도 전후의 변화를 확인함으로써, 동기부여를 유지해나가는 것이 중요합니다.

표 1. 특이한 행동을 하는 어린이에 대한 MFT 지도의 연구

- **달성감을 얻도록 한다.**
  → 1가지 훈련을 몇 가지로 구분하여 실시함으로써 달성감을 얻기 쉽다.
- **능력에 맞게 훈련량을 조절한다.**
  → 집중할 수 있는 시간이 짧다는 것이 발달장애의 특징이다.
  해야 할 일이 많다고 느끼면 복잡해져서 하기 어려워지므로 훈련량을 조절한다.
- **상태가 나빠 보일 때에는 무리하지 않는다.**
  → 학교에서 무슨 일이 있거나 피곤한 기색이 있을 때에는 무리하지 말고, "오늘은 1가지 훈련만 하자!"라고 설명하고 한다.

표 2. 훈련을 바르게 기억하기 위한 연구

- **반복하여 확인한다.**
  → 잘 이해하지 못해도 "알았지?"라고 물으면, "응!", "네!"로 대답하는 경향을 보인다. 눈을 맞추고 이야기하며 반복해서 확인한다.
- **따라하도록 한다.**
  → 저연령에게는 훈련을 지도하는 것만이 아니라 같이하도록 하는 것이 유용하다. 따라하도록 하면 '억지로 시킨다'는 느낌을 덜 받게 된다.
- **레슨을 녹음·녹화한다.**
  → 가정에서 바르게 연습할 수 있다.
- **칭찬하는 기회를 늘린다. 지도자와 함께 기뻐한다.**
  → 칭찬할 때나 잘했을 때는 조금 과장되게 칭찬하여, 지도자가 기뻐하는 모습을 보이면 아이의 의욕으로 이어진다.

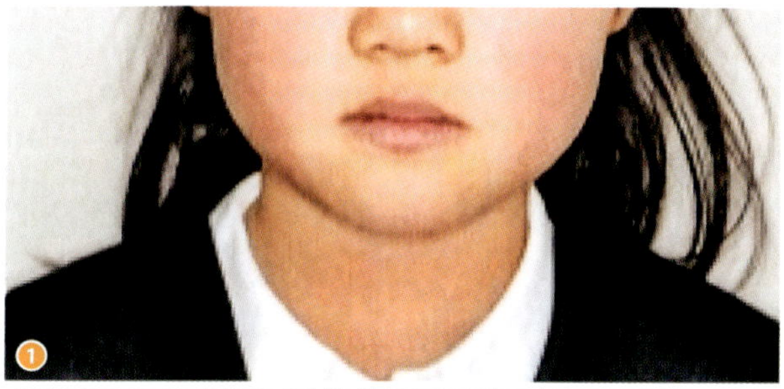
①

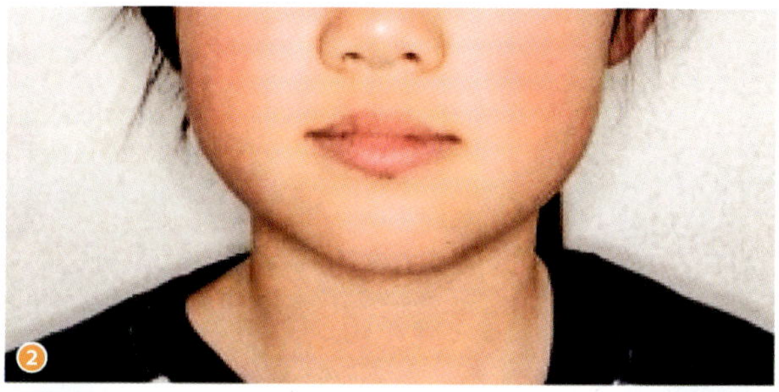
②

주소: 전치가 삐뚤삐뚤, 반대교합
교정진단: 하악전돌, 반대교합, 총생
소견: 저위설, 전방 돌출, 상순의 번전, 침착성이 없다, 이야기를 듣는 것이 서투르다, 말을 시작하면 멈추지 않는다, 작은 일에도 신경을 쓰거나 걱정을 한다고 보호자가 이야기한다.

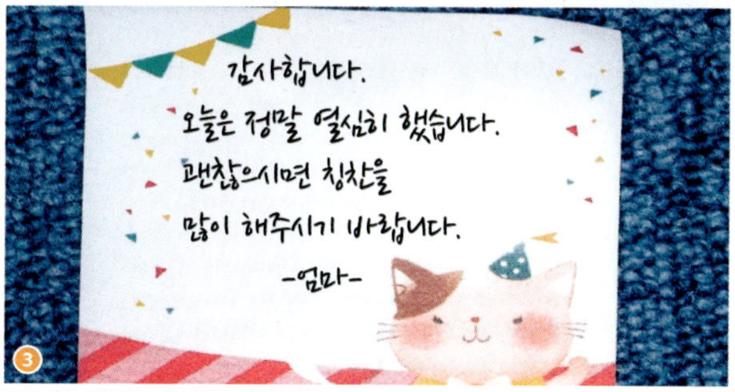

③

접근법에 대한 연구

- 집중할 수 있는 시간이 짧다.
  → 먼저 아이와 훈련을 한 뒤 부모에게 설명하였다.
  → 훈련 개시 전에 이야기를 듣는 시간을 만들어, 마음을 가라앉힌 후 시작하였다.
- 이해력이 낮다.
  → 보호자에게도 훈련을 기억하게 하고, 가정에서 돕도록 하였다.
  → 훈련을 몇 가지로 나눔으로써 달성감을 얻기 쉽게 하고, 의욕으로 연결되도록 하였다.
- 동기부여의 유지
  → 열심히 했을 때, 할 수 있을 때는 기뻐하고 과장되게 칭찬하였다.
  → 보호자에게 사진이나 숫자로 구체적인 변화를 설명하였다.
  → 매일 연습량이 줄어들 때, 음식을 사용하는 훈련을 추가하여 의욕을 이끌어냈다.

그림 1. 신경 쓰이는 행동을 하는 여아의 증례. ❶ 초진 시 연령 5세 11개월: 나이에 비해 정신연령이 낮기 때문에 훈련을 단순화하고, 1회 훈련량을 줄여서 하기로 하였다. 또한 보호자의 협력이 중요한 점이나 시간이 걸린다는 점 등을 보호자에게 설명하고, 양해를 구한 후에 개시하였다. ❷ 교정치료는 성장을 기다려 실시할 예정이기 때문에 부정교합의 개선은 없지만, 구순의 형태 개선이 보이고, 교합력도 개선되었다. ❸ 보호자가 지도자의 연습을 녹화하고, 집에서 노력한 점을 보고해주는 등 양호한 협력이 큰 성과로 이어졌다. 또한 음식을 사용한 훈련을 함으로써 즐겁게 협조해주었다.

Q. 17 구순열·구개열의 어린이에게는 어떤 MFT를 활용합니까?

A. 구순형성술에 의해 단단해진 조직을 개선하기 위해서 상순 스트레칭을 합니다. 또한 구개폐쇄술에 의해 상악 치열이 좁아져 저위설이 되기 때문에, 치열 확대와 동시에 혀 위치 개선을 위해 MFT를 지도하면 좋습니다.

아유세 세츠코(치과의사, 아이가세 교정치과)

구순열·구개열의 특징

구순열·구개열의 환아에게는 영구치의 선천성 결손, 반대교합, 상악 치열궁 협착, 상악 전치의 총생 등 부정교합을 보이며, 그 결과로 구강주위근의 기능에 문제가 생깁니다(그림 1). 또한 근기능에 장애가 생김으로써 더욱더 부정교합이 진행되기 쉬워지고, 근기능장애가 개선되지 않으면 교정치료 후의 안정을 얻기 어려워집니다.

구순열·구개열과 MFT

① 구순열

구순열의 어린이들은 유아기에 구순형성술을 합니다. 열부 구순 조직이 작기 때문에 구순을 형성할 때 큰 힘이 들어갑니다. 또한 수술로 인해 반흔조직이 형성되어 구순의 긴장이 더욱 커집니다. 그래서 많은 증례에서는 악안면의 성장에 따라 비열측에 비해 열측의 구순 성장이 나쁘고 팽팽한 경향을 보여, 좌우가 불균형하게 되거나 열부가 강조될 수 있습니다. 이러한 경우에는 경직된 조직을 개선하기 위해 상순의 스트레칭을 지도하면 좋습니다(그림 2).

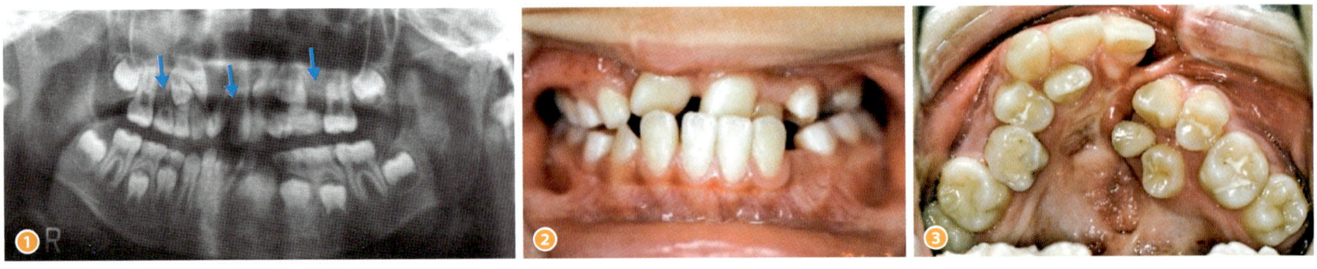

그림 1. 구순열·구개열의 증례. ❶ 영구치의 선천성 결여, ❷ 반대교합, ❸ 총생, 상악골의 측방 협착.

상순 형성 수술 후 긴장한 상순을 늘리는 훈련

- 입술을 옆으로 늘려 '이-', 입을 뾰족하게 하여 '우-' 하고 소리를 내면서 긴장이 강한 상순과 코밑을 늘리는 것처럼 힘을 주고, 이완된 하순을 조인다.
- 아침저녁 5회씩 10세트를 한다(가능하다면 늘림).
- 반흔조직이 부드러워지고 긴장감은 줄어들지만, 조직이 바뀌는 것이 아니므로 완전히 정상적인 피부와 같을 수는 없다. 환아의 노력을 고려하여 목표는 가능한 범위로 설정한다.

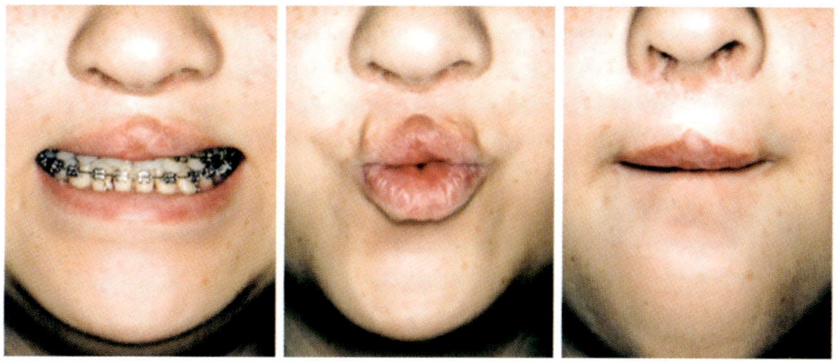

그림 2. 입술의 긴장을 완화하는 훈련.

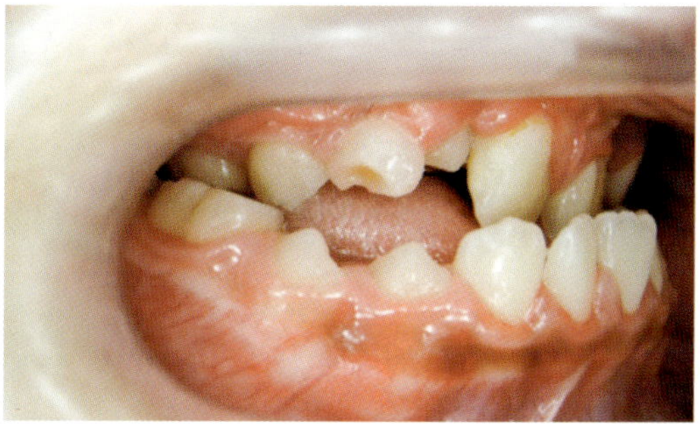

그림 3. 구순열·구개열과 저위설. 구순구개열의 환아는 상악 치열이 협착되어 있기 때문에 저위설이 되어 있는 경우가 많다. 교정치료로 상악 치열을 확대하여 구개를 넓혀도 자연스럽게 혀가 거상되는 것이 아니다. 확대된 상악 치열을 유지하기 위해서도 혀의 거상이 필요하다. 혀 거상훈련의 시작은 연령이 낮을수록 좋지만, 상악 치열이 좁기 때문에 잘 되지 않을 경우에는 상악 치열의 확대와 동시에 실시하면 좋다.

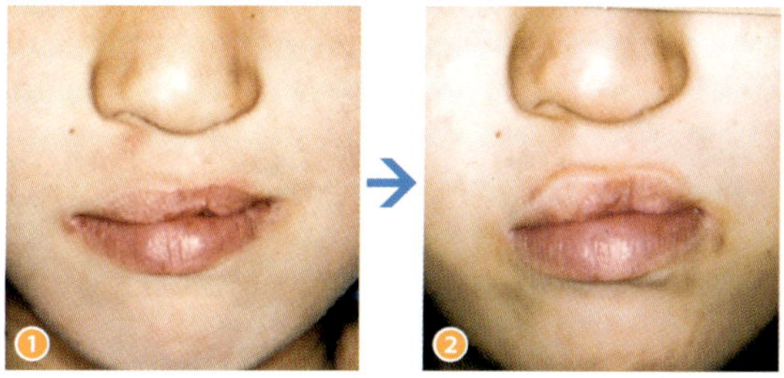

그림 4. 좌측 순악 구개열의 구순 훈련 응용. 윗입술이 아랫입술에 비해 얇고 상하 입술의 균형이 나빴지만(❶), 구순 훈련에 의해 균형이 좋아졌다(❷).

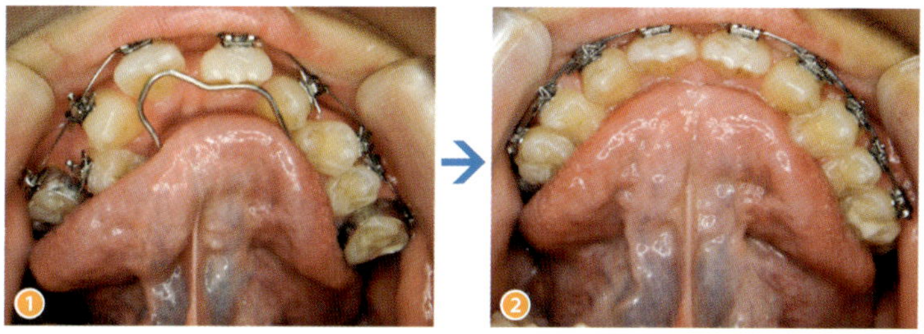

그림 5. 우측 순악 구개열의 혀 거상훈련 응용. 상악 치열이 협착되어 저위설이었다(❶). 상악 치열을 확대하는 것과 동시에 혀 거상훈련을 실시하여, 충분히 혀를 거상할 수 있는 근력이 붙었다(❷).

② 구개열

구개열의 아이에게는 구개폐쇄술을 실시해야 하지만, 구개의 파열부를 폐쇄하는 것으로 구개에 반흔조직이 형성됩니다. 반흔조직은 상악의 전방, 측방으로의 성장발육을 억제하기 때문에 반대교합이나 상악의 치열 협착으로 연결됩니다. 상악이 전방 및 측방에서도 협착됨으로써 혀가 거상하기 어려워지고 대부분의 경우에 저위설이 됩니다(그림 3). 저위설이 되면 구호흡이 되기 쉽고, 하악골은 시계방향으로 회전하며, 악골 형태는 하이앵글이 될 가능성이 높아집니다.

이러한 경우에는 상악 치열을 확대하고, 혀가 거상할 수 있도록 혀 위치의 개선을 위한 MFT를 지도합니다(그림 4, 5). 또한 교근의 강화를 촉진하기 위해 저작력을 기르는 훈련을 합니다.

Q. 18 다운증후군의 어린이에게는 어떤 MFT를 지도합니까?

A. 다운증후군의 아이들은 혀가 크고 개방교합을 많이 보입니다. 이 때문에 혀 기능의 강화와 구순폐쇄 훈련을 합니다. 그러나 다운증후군에는 중안면이 작다는 것이 가장 큰 특징이며, 비강도 좁은 경향이 있기 때문에 MFT 지도 전에 비호흡이 가능한지를 확인하는 것이 중요합니다. 또 전신근력이 약하고 경추에 이상이 있거나, 지적발달의 지연에 의한 이해의 어려움도 있을 수 있습니다. 질병의 이환 상황 및 발달에 따라 후천적으로 획득하는 구강주위근의 활동에는 매우 큰 개인차가 있기 때문에, 증후군 특유의 특징과 개성을 파악하고 적절한 방법을 찾도록 합니다. 비호흡이 가능한 아이에게는 구순폐쇄 훈련을, 혀를 자신의 의지대로 움직이는 것이 서투른 아이에게는 스폿이나 립 트레이서(p.6, 32, 34 참조)부터 MFT를 시작하여 과제는 적게 하면서 천천히 꾸준히 연습하도록 합니다.

모리시타 다카시(치과의사, 사회의료법인 유키노 성모회 성마리아 병원 교정치과 진료부장)

다운증후군이란

다운증후군은 21번 염색체의 트리소미(trisomy)로 인해 나타나는 선천성 질환 증후군입니다. 약 1/1000의 빈도로 태어난다고 알려져 있으며, 비교적 임상 현장에서 만나는 경우가 많은 질환입니다. 선천성 심질환이 있다면 관혈처치로 인한 항균제의 예방투여가 필요하고, 환축추 불안정 또는 탈구의 기왕이 있으면 체어사이드에서의 급한 자세 변화나 무리하게 몸을 젖히는 것은 중대한 주의사항입니다.

다운증후군의 구강 특징

구강 주위의 상황에 대해 먼저 기능면에서 진단해봅니다. 다운증후군에서는 이완된 구순과 혀 내미는 습관이 자주 보입니다. 중안면의 발육부전은 비강의 협착을 동반하기 때문에 경미한 비질환이 비폐색감을 가져와 구호흡이 고빈도로 발생하기 때문에 입을 벌리고 있습니다. 또한 전신의 근력저하는 구강주위근에도 영향을 미쳐 구순폐쇄를 곤란하게 합니다(그림 1). 골격적으로는 안와에서 하방, 중안면이 작고, 가운데로 모여 있기 때문에 외관으로는 아몬드 모양의 눈, 좁은 비익과 비공, 그리고 구강 내에서는 좁은 상악 치조부를 나타냅니다.

입술이 이완된 어린이들 중에는 전치의 순측 경사와 이에 따른 공극치열이 특징적입니다. 유전 형태가 스트레이트 타입인 21 트리소미의 영향으로 상악이 작고 상악후퇴증(상대적 하악전돌증)이 되어, 하악전돌에 하악 전치 순측 경사가 겹치면 중도의 개방교합이 됩니다. 교합에 대한 환경요인을 가능한 한 줄이기 위해서는 저연령 때부터 비호흡 습관의 획득이 가장 중요합니다. 상기도의 역감염성이 있으므로 의과적 대응을 하면서 구순폐쇄의 습관을 철저하게 들이도록 합니다.

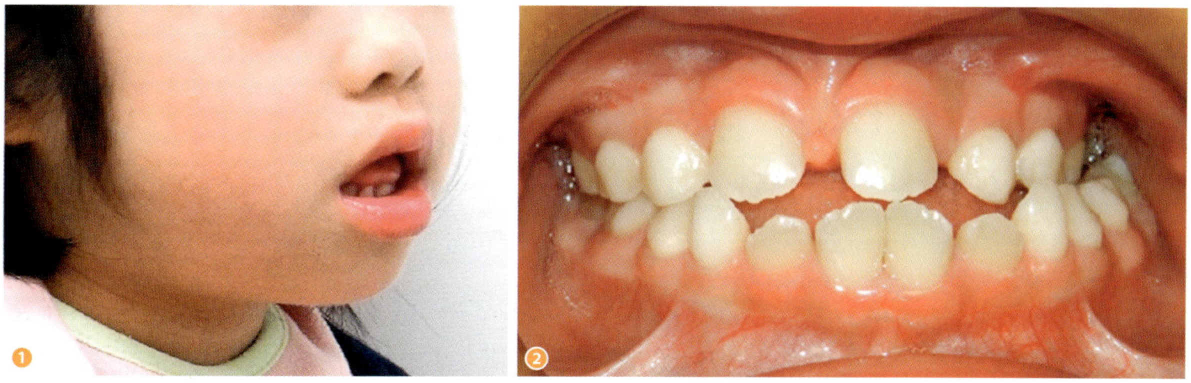

그림 1. 다운증후군의 7세 여아. ❶ 구순폐쇄부전과 혀 내미는 습관이 있다. ❷ 교합이 불안정하여 여러 부위로 씹을 수 있지만, 저작 시에 교합 접촉을 하는 점으로 씹지 않았다고 추측된다. 다운증후군 어린이에게는 구강주위근의 근력저하가 있으며, 단순 상하운동을 중심으로 한 초핑 타입의 저작을 하는 경우가 많다. 습관성 교합위가 불안정하고 혀가 밀려나오기 쉬우므로, 저작 시 비호흡을 하면서 입술을 다물고 구치로 씹는 것부터 가르친다.

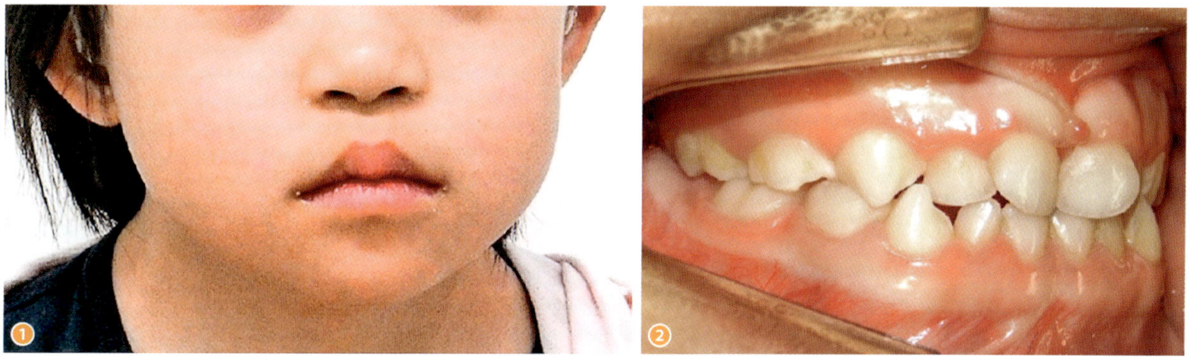

그림 2. 다운증후군의 5세 여아. ❶ 구순폐쇄를 할 수 있다. ❷ 교합은 안정되어 있지만, 유치열임에도 총생이 보인다. 지역의 요양시설에서 다운증후군 환아의 가족에게 구순폐쇄와 혀 운동기능 회복의 중요성에 대해 설명하였다. 이 증례처럼 3세 이전에 구순폐쇄의 습관이 생기고 혀도 크지 않은 아이에게서는 바른 피개를 획득할 수 있었다. 이러한 경우라도 형태적으로 상악이 작기 때문에 유치열에서 총생이 보이는 경우가 많다.

다운증후군인 아이에 대한 MFT

다운증후군 아이의 발달 지연이 MFT의 장벽이 될 가능성은 부정할 수 없습니다. 하지만 MFT를 성공시키기 위해서는 동기부여의 유지가 중요하다는 것은 다운증후군에 관계없이 모든 아이에게 공통적입니다.

아이 스스로 그 목적을 이해하고 의식을 높게 계속 유지하는 것이 어려운 경우도 있지만, 연습 내용을 단순하게 하고 연습의 수를 줄이면서 단계적인 목표 설정을 하여 끈질기게 계속 연구하는 것이 중요합니다. 그러기 위해서는 가까이에 있는 스마트폰이나 태블릿 단말기로 동영상을 촬영하면서 지원하는 것이 도움이 됩니다. 녹음 소리만 듣는 것보다 훨씬 재미있게 연습이 가능하기 때문에 질리지 않고 계속할 수 있습니다. 그리고 무엇보다도 부모님이나 직원 등의 지원자 측에서도 보람을 느낄 수 있는 목표를 만들면 변화를 확인할 수 있기 때문에, 지원자가 지치는 일 없이 동기부여를 유지하면서 한 걸음씩 나아갈 수 있습니다.

Q. 19 장애아의 침흘리기에는 어떻게 대응할까요?

A. 장애의 종류, 침흘리기의 원인에 따라 대응이 달라집니다. 구순폐쇄 훈련으로써 침이 흘러나오지 않도록 하는 방법, 연하 기술 향상에 의한 방법, 타액 분비량을 줄이는 방법 등을 생각할 수 있습니다. 이러한 것이 유효하지 않으면, 침흘리기를 어떻게 대응할 것인지 검토해보도록 합니다. 침흘리기의 대처 방법은 다양합니다. 환아 본인과 걱정하는 보호자와 함께 상의해보도록 합니다.

모리시타 다카시(치과의사, 사회의료법인 유키노 성모회 성마리아 병원 교정치과 진료부장)

침흘리기 대책으로서의 MFT 응용

지적장애인이나 심신질환자 중에는 침을 흘리는 사람이 있습니다. 침흘리기는 냄새나 의복의 오염 원인이 되고, 외형적으로도 본인이나 보호자의 고민이 되기도 합니다.

침흘리기의 대책으로 MFT를 응용할 수 있는 것은 본인과 소통할 수 있고, '침흘리기를 하지 않는 편이 좋다'는 생각을 공유할 수 있을 때입니다. 파킨슨병 등으로 후천적으로 침흘리기가 생긴 경우에는 본인이 MFT에 대한 동기를 강하게 갖고 있지만, 타고난 지적장애가 있는 사람에게는 동기부여가 곤란한 경우도 적지 않습니다.

① 구강주위근의 근력이 약하거나 미발달

근비대나 근디스트로피로 근섬유의 턴오버에 이상이 있는 경우에는 근력 트레이닝은 부적합합니다. 근력이 약한 경우에는 구강주위근을 사용하는 방법과 사용하는 시기를 기억하도록 유도합니다. '침을 삼키는 것이 정상'이라는 것을 설명하여 의식하도록 합니다. 삼키는 방법은 능숙하지 않아도 되기 때문에 빈번하게 타액을 삼키는 경험을 반복하도록 설명을 합니다.

② 타액 연하에 관한 학습이 되어 있지 않다

①과 같이 능숙하지 않더라도 삼킬 수 있다면 빈번하게 연하하는 것을 경험하도록 합니다. 동시에 가능하면 구순폐쇄 습관을 의식하도록 합니다. 일반적으로 근력이 있다면 빨대를 사용한 립 엑서사이즈가 도움이 될 것입니다.

③ 중도의 개방교합 등 형태적으로 구순폐쇄를 할 수 없다

교정치료를 통해서 용이하게 구순폐쇄를 할 수 있는 형태를 만들면 트레이닝이 편해지기도 합니다. 거설증에 의한 개방교합 증례에서는 혀축소술도 검토합니다(p.127의 '혀가 큰 사람이나 크게 보이는 사람의 경우에는 어떻게 대응할까요?' 참조). 폐구근의 마비가 있어 구치의 과맹출이나 협착이 개방교합의 원인이

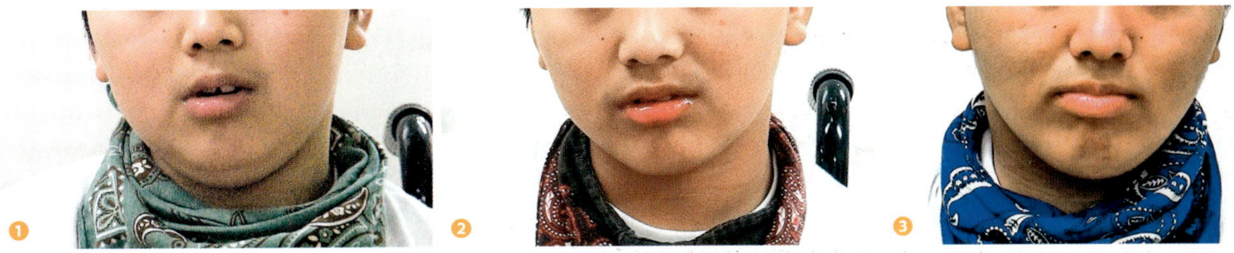

그림. 초진 시의 7세 남아. 사지 마비. 이동 시에는 유모차를 사용. 손가락은 움직이지만 컨트롤은 곤란. 주소는 '전치가 물리지 않는다, 잘 씹지 않은 것 같다', 상악협착, 전치부 수평적 개방교합, 구치부 교차교합을 보였다. 영구치로 교환을 기다리며 교정치료를 시작할 계획을 세우고, 그때까지 구순폐쇄의 습관부여 및 비질환 대책에 대해 지원하기로 하였다. ❶ 10세. 비호흡을 하고 있지만 무의식에서는 입이 닫히지 않는다. ❷ 12세. 반항기를 맞아 접근하기 어려워졌다. ❸ 16세. 침흘리기에 대해 의식이 높아졌다. 멀티브래킷에 의한 교정치료로 상악이 개선되었지만, 개방교합이 남아 있기 때문에 교정치료를 계속하고 있다. 구순폐쇄에 대해 의식하도록 계속 지도하지만, 마음이 해이해지면 침을 흘리기 때문에 옷이 더러워지지 않도록 스카프를 감고 있다.

되고 있는 경우에는 교정치료 후에도 개방교합이 재발되기 쉬우므로 주의가 필요합니다. 형태 개선 후에 구순폐쇄의 습관화에 도전합니다.

④ 비호흡을 할 수 없고 항상 구호흡을 하여, 구순폐쇄 습관이 없다

비질환이 있어서 구호흡이 있는 경우, 비질환을 먼저 개선하도록 합니다. 타액이 구강 전정부에 쌓이면 넘치기 쉬우므로, 구강건조를 동반하여 입냄새의 원인이 되기도 합니다.

⑤ 구강 주위의 신경근기구의 부조화, 신경마비 등으로 연하 양상이 흐트러진다

선천성 신경근기구의 부조화가 있는 환자들은 상당히 곤란한 상황에 처해 있습니다. 선천적인 문제이기 때문에 과거에 능숙하게 삼킬 수 있었던 적도 없고, 성장과 함께 반복해서 기억할 수도 없습니다. 소아과 주치의에게 '할 수 있는 것, 해서는 안 되는 것'을 확인하고 의논합니다.

후천적인 신경마비라면 의사의 치료를 중심으로 하여 보충적으로 근위축을 막는 마사지 등을 하면 후유증이 남지 않고 회복될 수도 있습니다. 이러한 질환에 대해서는 의사의 지도하에 하며, 어느 쪽이든 MFT 대응의 범주를 넘고 있습니다.

⑥ 타액분비량이 비정상적으로 많거나 과민하게 자주 타액분비량이 증가한다

해외에서는 침흘리기에 대해 특이한 약제인 무스카린 작동성 항콜린제 투여에 대한 보고도 있습니다. 일본에서도 병적으로 타액량이 많은 경우, 일반적인 양에서도 일시적으로 타액분비를 억제해야 할 때 처방할 수 있습니다. 약제에 대해서는 주치의와 상담이 필요합니다.

장애가 있는 환아들에 대해 근거를 기반으로 한 의료를 실시하기 위해서는, 확실히 성과가 있다는 보증이 없는 치료에 대해 필요 이상의 요구를 하는 것은 바람직하지 않을 수 있습니다. 하지만 아무것도 할 수 없다는 설명도 환아들의 자기부정으로 이어질 수 있습니다. 따라서 생활의 곤란한 점에 공감하면서 함께 해결책을 생각하는 것도 필요합니다. MFT의 목적과 의의, 그리고 치과치료의 일환으로서 자리매김을 명확하게 하면서 장기적인 지원책을 세우는 것이 중요합니다.

Q. 20 어린이 지도 시에 보호자는 어떻게 대응해야 할까요?

A. 최근에는 맞벌이 가정이나 학원 등으로 인해 아이들이 바쁜 스케줄을 소화하는 등 아이들을 둘러싼 환경이 다양해지고 있습니다. 이 때문에 MFT 지도 시에는 보호자나 아이의 배경을 파악한 후, 충분한 이해와 협력을 얻을 수 있도록 동기부여가 필요합니다.
또한 MFT를 지도하는 의원 측의 연구, 치과의사를 포함한 스태프의 팀으로서의 열정, 그리고 환자나 보호자와의 신뢰관계도 중요합니다. MFT를 시작하는 시기를 정하여 무리 없는 훈련법으로 즐겁게 MFT를 성공시킵니다.

후나키 준조(치과의사, 후나키 교정치과)

보호자의 협조와 이해를 얻기 위해서는

보호자에게 사진·비디오·모형 등을 이용하여 MFT의 장점을 시각적으로 호소하면서 설명합니다. 또한 아이의 혀와 구강주위근의 상태를 계측기(그림 1)로 검사하고 객관적으로 제시하는 것도 유효합니다. 결과를 설명할 때에는 '계측 결과가 나쁘다'는 식의 부정적인 말을 사용하지 말고, "연습하면 좋아질 수 있습니다."라는 긍정적인 이미지로 설명합니다(그림 2). 또한 환아 본인 및 보호자에게 심리적 저항감을 주지 않도록 일방적이고 단정적인 설명이 아니라, '~해도 되나요?', '해주시겠습니까?' 등의 말을 써서 동의를 얻으면서 이야기합니다.

또한 보호자에게는 아이와 함께 MFT를 실시하면 표정근 훈련이 되어 이중턱, 팔자주름, 비순구 개선 등 미용과 건강에 좋은 점, 음식을 맛있게 먹을 수 있게 되는 점, 발음이 개선되어 일이나 개인적인 면 등의 양면에서 유익하다는 점 등을 설명합니다. 연습 중에는 '바른 혀의 위치는?', '혀 훈련에 필요한 것은?' 등을 질문함으로써 이해도를 확인합니다. 올바른 대답이 아닐 경우에는 보호자의 대답을 부정하지 말고 긍정

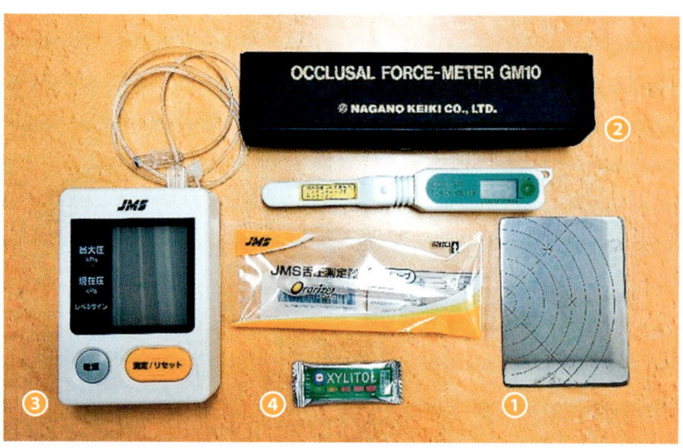

그림 1. 구강기능의 계측기. ❶ 비식경, ❷ 오클루잘 포스메터(교합력 측정기), ❸ JMS설압측정기, ❹ 키시리톨 저작 체크 껌.

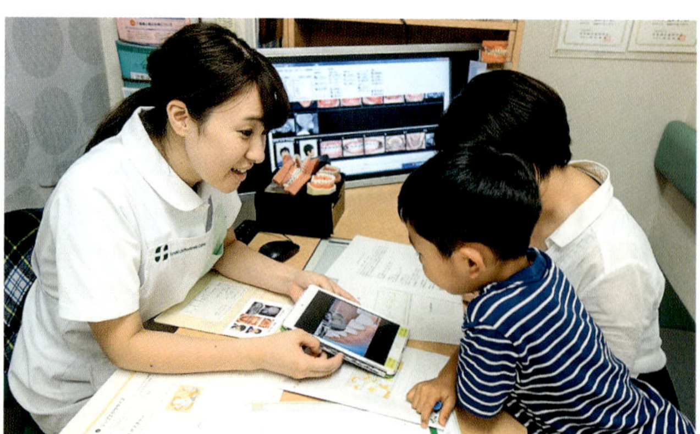

그림 2. 환아와 보호자에게 사진 및 비디오를 사용하여 설명한다.

한 후에, 다시 MFT에 필요한 바른 지식으로 대답하도록 합니다.

아이의 의욕을 끌어내는 방법

보호자와 아이는 함께 연습을 하고 말과 태도로 칭찬합니다. 만약, 보호자가 함께 연습을 할 수 없을 때에는 보호자가 미리 녹화해둔 연습 동영상을 보면서 혼자서도 할 수 있도록 합니다(그림 3). 그리고 보호자에게 시간이 있을 때 아이의 엑서사이즈를 체크해서 칭찬해주도록 합니다.

지도를 받는 사람만이 아니라 보호자에게도 아이의 '향상심'을 자극하는 것과 마찬가지로 '당신이라면 할 수 있다' 등의 말을 합니다. 아이의 의욕이 떨어졌을 때는 즐겁게 할 수 있는 엑서사이즈를 선택합니다.

연습과제는 한번에 너무 많이 하지 않고, 무리없이 진행되도록 세세한 목표를 설정하며, 조금씩 성취감을 갖도록 합니다. 또한 초등학교 저학년의 아이에게는 논리적으로 지도하는 것이 아니라 연습 순서를 구체적으로 가르쳐 즐거운 분위기를 만듭니다.

학원 등으로 인해 연습시간을 가질 수 없는 경우의 대응

MFT를 시작할 때 어린이와 보호자의 1일의 생활 리듬이나 1주간의 스케줄을 확인합니다. 바빠도 반드시 하루에 10분 정도의 시간을 확보하도록 보호자와 아이들에게 MFT 훈련 시간을 정하도록 합니다. 예를 들면, '목욕 중'이나 '저녁에 양치질한 후' 등 구체적으로 정해주면 효과적입니다. 또한 MFT에 협력을 얻을 수 없을 때는 교정장치 등의 병용도 검토합니다. 도저히 연습시간을 얻을 수 없을 때에는 일시적으로 MFT를 중지하고 다시 시작하는 시기를 검토하는 것도 필요합니다.

지도방법이나 지도용 매체에 대해

현재 MFT에 관한 많은 서적이 있기 때문에, 이것들을 참고로 하여 병원에 맞는 책자와 지도용 매체를 만드는 것을 추천합니다(그림 4). 또한 치과의사와 스태프가 같이 MFT의 스터디 그룹을 열어 한 사람 한 사람에게 맞는 지도계획과 보호자·아동에 대한 대응법 등을 함께 상의합니다. 지도방법의 예로서, 1가지 목표를 성공했을 때와 최종 목표에 도달했을 때에는 보호자나 환아에게 수료증이나 문구 등의 포상을 하기도 합니다(그림 5).

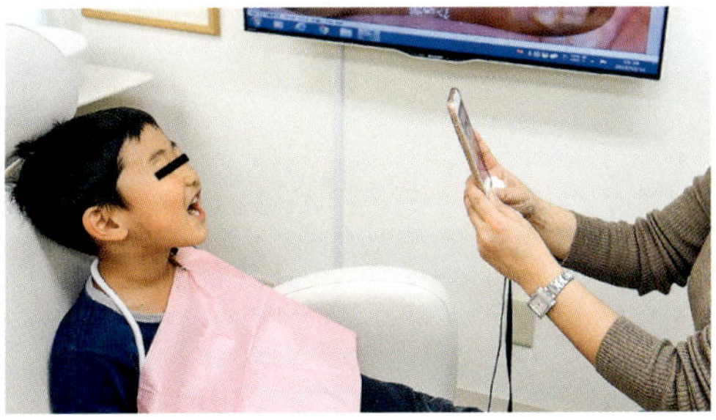

그림 3. 스마트폰의 활용.

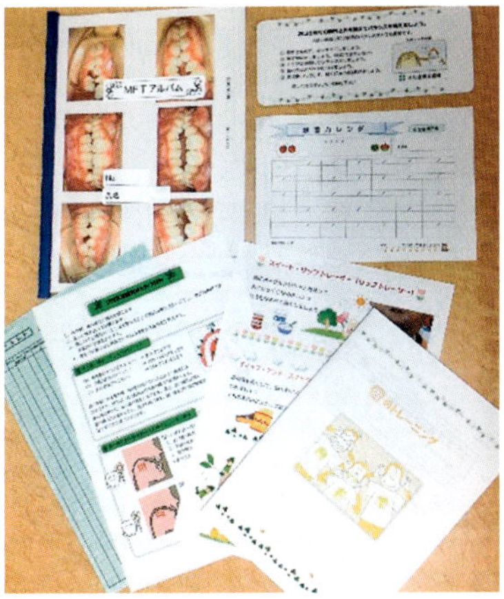

그림 4. 본원에서 사용하는 MFT 지도용 매체.

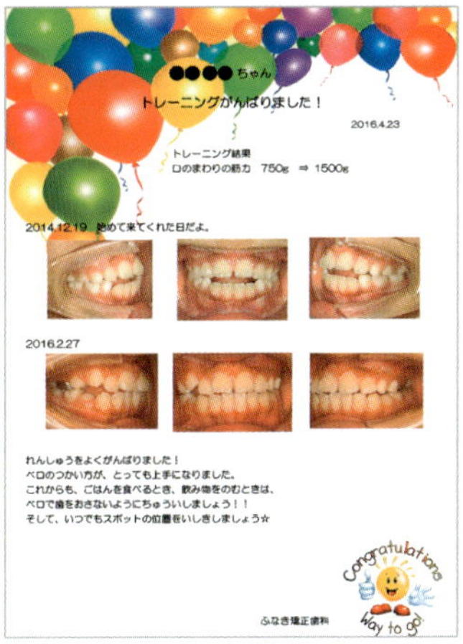

그림 5. 수료증.

Q. 21 비협조적인 어린이에게서 의욕을 이끌어내기 위해서는 어떻게 대응해야 할까요?

A. 아이의 행동 단계를 이해하고, 어떠한 접근법을 이용하면 행동이 바뀌는 유형인지를 잘 관찰합니다. 행동 단계에 따라 접근법을 바꾸면 어떨까요? 때로는 의욕이 생겨나는 '시기'를 기다릴 여유도 필요합니다.

이노우에 카즈(치과위생사, K's seminer 주재)

상대의 의욕을 이끌어내는 코칭적 접근법

모든 아이들의 의욕을 이끌어내는 마법 같은 말은 없습니다. 아이들은 어른에게는 상상할 수 없는 발상을 하거나 행동을 취하기 때문에, 설명이나 설득이 전혀 도움이 되지 않는 경우도 있습니다. 이러한 아이의 의욕을 이끌어내는 것은 그렇게 간단하지 않습니다. 우선은 아이와의 시간을 즐길 수 있는 여유를 가지는 것이 중요합니다. 아이를 잘 관찰하고, 어떻게 하면 행동이 바뀌는 유형인지를 판별해 아이에게 맞춘 방법으로 이끄는 것이 코칭적 접근법입니다.

사람은 어떠한 것을 행동으로 옮길 때, 다음 그림과 같은 단계를 밟습니다. 각 단계에 따라 접근법을 바꾸는 것이 중요합니다.

흥미가 있다, 없다

MFT에 흥미가 없는 아이에게 흥미를 줄 수 있는 접근법이 필요하고, 이미 MFT를 실시하고 있는 아이에 대해서는 훈련을 지속시키기 위한 접근법을 취하는 것이 유효합니다.

이해력이 높은 아이

이해력이 높아서 MFT를 하는 것에 어떠한 의미가 있는지를 아는 것으로 행동을 끌어내는 유형이라면,

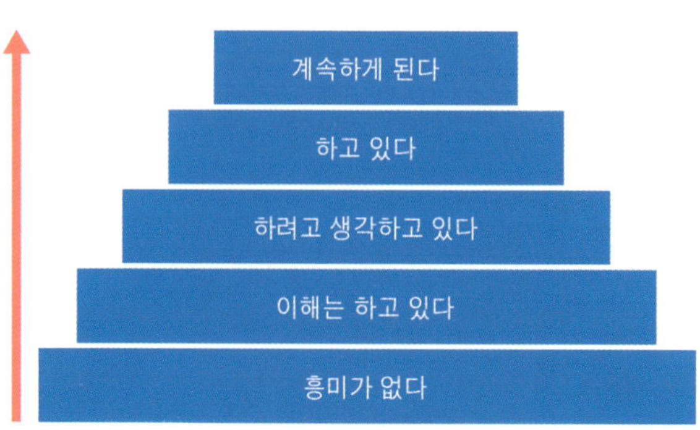

계속하게 된다
하고 있다
하려고 생각하고 있다
이해는 하고 있다
흥미가 없다

그림. 단계별 행동.

'설명'하는 접근법이 좋겠습니다. 그러나 아이에게 "이 행동이 장래에 너의 건강을 지켜주게 된다."라고 하는 정통의 접근법은 의미가 없는 경우가 자주 있습니다. 왜냐하면, "80세가 되었을 때 자신의 치아로 씹으면 좋다."는 말은 성인에게는 충분히 납득할 만한 이야기이지만, 많은 아이들은 자신이 20세가 되는 것조차 실감하지 못하기 때문입니다.

아이가 무의식적으로 하게 한다

많은 아이들의 행동에는 확실한 이유가 없고 '그냥'인 경우가 많습니다. 이 '그냥'이라는 무의식적으로 작용하는 접근법도 효과적입니다. 그러기 위해서는 MFT에 대한 지도자의 열정을 전하는 방법이 유효하고, 어쨌든 "이것은 절대로 지금 해두는 편이 좋아!"라고 열정적으로 말을 해줍니다. 어른에게 이렇게 하면 거리를 두는 경우도 있을 수 있지만, 아이들에게는 효과가 있습니다. "무엇보다 이것은 중요하니까!", "절대 해두길 잘했다고 나중에 생각하게 될 거야!"라고 말하면, 아이도 '뭔지 모르겠지만 할 수밖에 없다'고 생각하게 됩니다.

하려고 생각하는 아이

MFT를 하려고 생각은 하지만 매일 하지는 않거나 하고 있지만 제대로 되지 않는 아이의 경우에는, 그 아이와 친해짐으로써 'MFT를 해서 상대를 기쁘게 하고 싶다'라고 생각하게 하고, 매회 한 일을 칭찬하고 또 칭찬받고 싶다고 느끼게 하는 것도 효과가 있습니다. 연습한 날에 스티커를 붙이는 달력을 이용하여 게임처럼 즐기게 하고, 계속하면 포상을 준다는 식의 접근법도 효과가 있습니다. 어린이는 싫증을 잘 내므로, 이러한 즐거워지는 구조를 도입함으로써 MFT를 유지합니다.

동기부여를 높이기 위해

또한 지도 중에 질문을 하는 것도 좋습니다. "MFT를 하면 어떻게 될 것 같아?", "이것을 계속하면 어떤 점이 좋을 것 같아?" 등의 질문을 하여, 아이 스스로 MFT를 하는 이유를 더 명확하게 느끼게 함으로써 동기부여를 높입니다. 여기서 중요한 것은 본인이 생각한 이유를 부인하지 않는 것입니다. "키가 크다."든지 "과자를 먹을 수 있다."든지, 아이들은 때때로 엉뚱한 말을 합니다. 답이 틀리다고 생각해도 "너는 그렇게 생각하구나."라고 답변해줍니다. 자주 있을 수 있는 오해는 자기가 이렇게 생각하므로, 상대도 똑같이 생각할 것이라고 착각하는 경우가 있습니다. 상대에게는 상대의 사고방식이 있고 행동의 이유가 있습니다. 먼저 마음을 받아주는 것이 중요합니다. 지도자로서 나쁜 태도는 "왜 안 하는 거야?", "언제쯤 할 거야?"라고 꾸짖는 것입니다. 질문의 형태를 취하지만, 이것은 비난하는 말입니다. 아이들은 행동의 이유가 스스로도 분명하지 않은 경우가 많기 때문에, 이러한 '싫은 느낌'의 접근법을 하는 지도자를 피하게 되고, 혼나는 것을 싫어해서 '하고 있다'고 거짓말을 하게 될 수 있습니다.

중고생이 되면 지시나 명령에 대해 자신의 자유나 독립이 제한되는 것 같아서, 그것이 아무리 자신을 위한다고 해도 저항을 하는 경우가 많습니다. 이때는 아이에게, "지금 어떠한 상태에 있으며, 장래에 이러한 문제가 일어날 가능성이 있기 때문에, 그것을 막기 위해서는 MFT가 필요하단다."라고 논리정연하게 설명하는 것이 좋습니다. 아이마다 의욕이 생기는 '시기'는 다릅니다. 아이가 자발적으로 임할 수 있는 시기를 기다리는 여유도 필요합니다.

생활습관과 부정교합

이시이 다케노부(치과의사, 도쿄 치과대학 치과교정학 강좌)
야마구치 히데하루(치과의사, 야마구치 치과·교정치과)

습관이란

구강습관과 조금 다른 영역으로서 부정교합과 관련이 있는 것으로 '생활습관'이 있습니다. 생활습관이란 턱을 괴는 습관이나 잠버릇 등 일상생활에서 무의식적으로 하는, 얼굴이나 상·하악골의 성장에 악영향을 미치는 다양한 습관입니다. 이것을 장기간에 걸쳐 함으로써 얼굴이 틀어지거나, 비대칭이 되거나, 척추가 전방 또는 측방으로 휘어지는 원인이 됩니다. 또한 이러한 습관이 부정교합과 관련되는 것으로 알려졌습니다.

치아는 상악골과 하악골에 심어져 있어, 혀나 입 주위 근육의 응력을 받아 안정된 위치에 있습니다. 그러면 상·하악의 뼈는 어떻게 형태를 만들게 될까요? 턱뼈의 형태는 유전에 의한다고 알려져 있습니다. 예를 들면, 부모와 아이의 얼굴이나 일란성 쌍둥이의 얼굴은 닮았습니다. 다만 유전이 전부가 아니라 성장기에 턱에 미치는 다양한 외력이 그 형태를 변형시킨다는 보고가 있습니다.

이러한 외력이 뼈를 변형시킨다는 것은 이미 알려져 있습니다. 예를 들어, 중국에 있었던 전족이나 프랑스·러시아·스칸디나비아반도에서 유아의 머리에 밴드를 강하게 감아서 생긴 인공두개변형 등이 알려져 있습니다. 즉 성장기의 악골에 물리적 자극을 장시간·장기간 가하면 그 응력에 반응하듯 악골이 변형되고, 그 악골에 식립되어 있는 치아는 토대가 되는 악골의 위치에 따라 배열됩니다. 특히 변형이 뚜렷해짐으로써 생기는 부정교합의 종류에는 하악골 측방편위나 안면비대칭, 악변형증 등의 골격성 이상을 들 수 있습니다.

생활습관과 부정교합의 관련

그렇다면 어떤 경우에 물리적 자극이 악골에 가해지는 걸까요? 필자들은 이러한 자세를 취하고 있을 때 가해지는 측방압을 측정하기 위해 이불 위에 옆으로 엎드려 자거나, 팔에 계측기를 두고 그 위에 뺨을 올린 자세를 취하도록 하였습니다. 그 결과, 팔에서는 40N의 무게가 계측되었습니다. 또한 책상 앞에 앉은 상태에서 팔 위에 얼굴을 올리고 옆을 향한 채 자는 상태(그림 1)에서는 하악 각부에서 25N의 무게가 계측되었고, 턱을 괴고 책을 읽는 상태(그림 2)에서는 20N이 계측되었습니다. 또한 동물실험으로 성장기 생쥐의 하악골에 측방외력을 계속 가하면, 하악골은 응력에 따라 측방으로 성장하여 하악의 정중이 측방으로 편위되는 것을 알 수 있었습니다.

그럼 순전히 응력만이 문제일까요? 최근 알게 된 점은, 물리적 자극도 큰 요소이지만 턱 주위를 둘러싼 근육도 중요한 일을 한다는 것이 판명되었습니다. 특히 하악에는 턱의 위치를 규제하는 다양한 근육이 부착되어 있어 그 근육의 크기가 부착부위의 발육을 좌우한다고 합니다. 응력에 의해 길어진 근육이나 손상된 근육은 복구 기전에 의해 근육 트레이닝을 실시한 후처럼 굵고 강한 응력을 발휘하게 됩니다. 반대로, 골절 등으로 깁스를 한 부분 등 근육을 움직이지 않고 있으면, '폐용성 위축'으로 근육이 가늘고 약해지게 됩니다. 그래서 악골을 둘러싼 근육의 불균형에 대해서도 악골의 형태 변화나 부정교합에 영향을 준다고 여겨집니다.

전술한 턱을 괴는 습관이나 엎드려 자는 것 이외에도 증거는 없지만 장시간 그리고 장기적으로 악골에 응력을 가하는 것—어릴 적부터 바이올린이나 관악기를 장시간 연주하는 것 등—은 악골이 이러한 응력에 적응하도록 성장·발육한다는 점도 고려해야 할지 모릅니다. 물론, 이것들을 행하는 것이 나쁜 것이라는 오해를 피하기 위해 덧붙이자면, 부정교합을 일으키는 역치가 있다고 여겨지며, 일반적으로는 문제를 일으키지 않는다고 생각됩니다. 그 역치에는 개체차가 있기 때문에 증명이 어렵다고 보입니다.

이것한 점들을 정리하면 생활습관도 부정교합의 한 요인이 된다는 것이 시사됩니다. 일상의 생활습관 중 '성장기'에 '장시간' 및 '장기적'으로 턱이나 안면에 '강한 응력'이 가해지는 것을 방지하는 것은 부정교합을 예방하기 위해 중요합니다. 이미 턱이나 얼굴에 변형이 인정되는 경우에는 그 생활습관을 제거하는 것이 개선에 도움이 될 수 있다는 가능성이 시사됩니다. 직접 MFT와 관련성은 적을지도 모르지만, 생활습관을 아는 것은 부정교합을 예방하고, MFT를 성공으로 이끄는데 도움이 된다고 생각합니다.

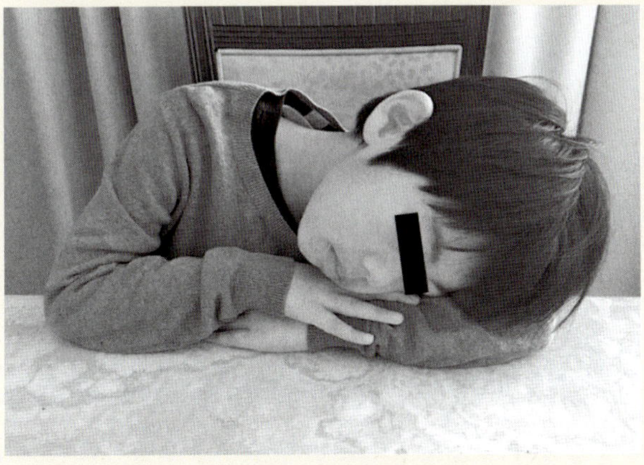

그림 1. 수면 습관. 얼굴의 한쪽(왼쪽)에 응력이 가해지지 않는지?

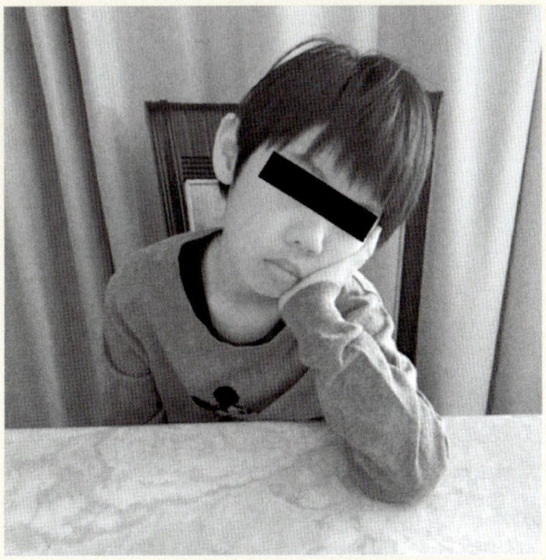

그림 2. 턱 괴는 습관. 공부 중이나 TV를 볼 때 턱을 굄으로써 하악을 왼쪽에서 오른쪽으로 틀어지게 하지 않는지?

성인기

성인기의 구강기능과 MFT

다카하시 오사무(치과의사, 다카하시 교정치과 클리닉)

성인기의 MFT 위상

성인에 대한 MFT의 의의나 목적에 대해 설명할 때에 임상의에 따라 견해가 다양합니다. 그것은 'MFT란 무엇인가'라는 정의가 다양하기 때문입니다.

MFT를 구강재활요법의 일종으로서 파악하는 경우에는 연령 증가에 따른 '오럴프레일' 및 '구강기능저하증'(p.144의 COLUMN '오럴프레일과 구강기능저하증' 참조) 등을 방지해, 일상생활의 질이나 전신건강 향상에 공헌한다는 의미를 찾을 수 있습니다. 다만, 이때는 노년의학, 노년치학, 섭식·연하 재활(rehabilitation) 훈련, 장애인 치과학 등 경계 영역의 전문가와 정보교환이나 연계가 필요합니다. 이것을 충분히 고려한 후라면 초고령사회의 요구에 맞는 MFT의 새로운 전개를 기대할 수 있다고 생각합니다.

MFT는 '치열의 정상적인 형태를 유지하기 위한 환경 만들기'

한편, MFT의 원래 목적은 '치아에 가해지는 근압의 불균형에서 기인하는 치과적인 문제의 해결'(p.2~'MFT의 기초지식' 참조)입니다. MFT의 대상 환자는 '먹거나 마시는 것 자체의 불편함이 거의 없는' 상태에서도 '근기능의 부조화'에 의해 치과치료나 교정치료가 잘 진행되지 않거나 재발이 생기기도 합니다. 이러한 근기능에서 기인하는 치과적인 문제를 해결하는 것이 MFT의 본래 의의이며, MFT란 '치열의 정상적인 형태를 유지하기 위한 환경 조성'이라고 할 수 있습니다.

여기에서는 '성인의 경우에 치아에 가해지는 근육으로부터의 힘을 어떻게 조절하여 치열·교합을 잘 유지할 것인가'라는 방법에 대해 주로 설명합니다.

구체적으로는 성인의 이른바 '혀 습관'의 대응과 함께 브록시즘(bruxism)이나 TCH(tooth contacting habit, 상하 치열 접촉 습관)의 경감, 치주치료와의 관련성 등을 설명하고자 합니다.

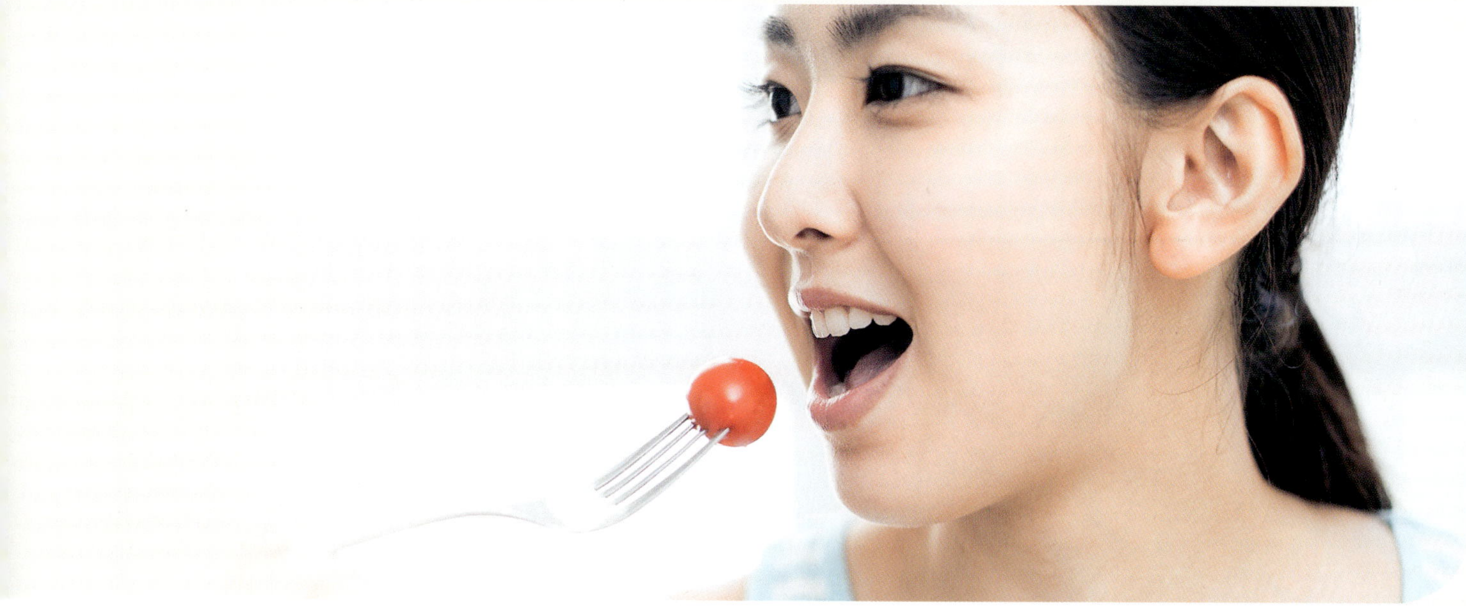

또한 설측 교정, 외과적 교정치료, 혀축소술 등과 같이 성인기에 많이 시행되는 치료에 대한 MFT 활용이나, '미'에 대한 의식이 높은 성인 특유의 특징과 연관된 안티에이징으로의 MFT 응용 등에 대해서도 소개하고자 합니다.

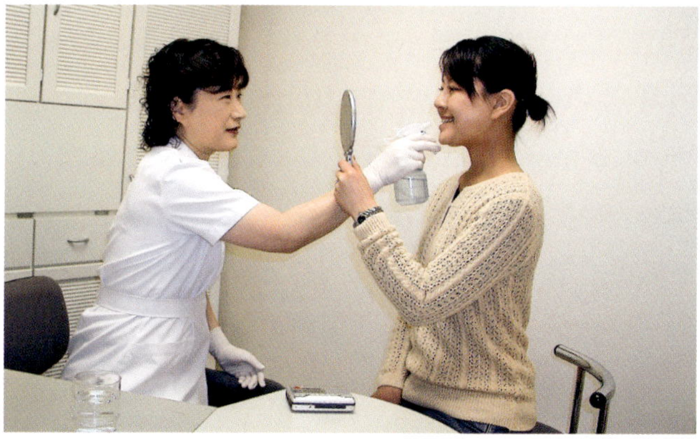

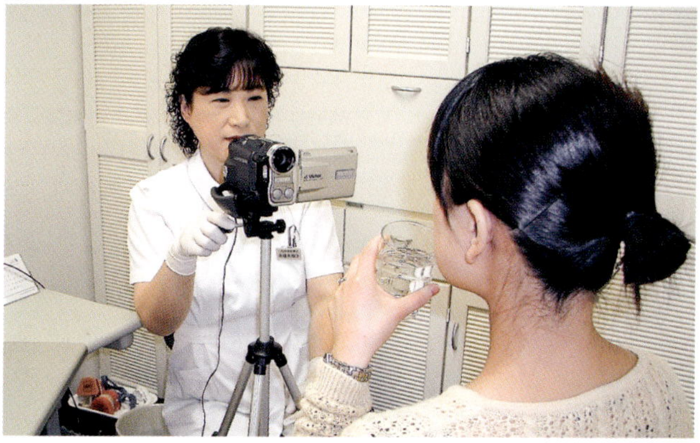

그림. 성인에 대한 MFT 지도 풍경.

Q. 01 성인의 MFT는 어떻게 할까요?

A. MFT 지도는 어린이부터 성인까지 폭넓은 연령층에 대해서 가능합니다. 성인의 MFT 내용은 성장기의 것과 기본적인 구성은 같지만[1], 고려해야 할 점이 몇 가지 있습니다.

성인의 경우에는 성장기에 보이는 것처럼 'MFT 단독으로 개방교합이 개선된다'는 기능개선에 동반한 자연스러운 형태 변화는 거의 일어나지 않습니다. 따라서 교정장치에 의한 형태 개선과 MFT에 의한 기능개선을 병용하는 경우가 많으며, 교정치료의 진행상황과 MFT의 훈련내용을 잘 연결시킬 필요가 있습니다[2,3].

다카하시 오사무 · 다카하시 미야코(치과의사 · 치과위생사, 다카하시 교정치과 클리닉)

성인 MFT에서의 주의점

그림 1은 교정치료와 MFT를 병용한 성인의 술전·술후 구강 내입니다. 술전에는 상·하악 전치부가 돌출되고 구순폐쇄 시에 이부의 과긴장을 보이지만, 술후에는 상하 전치부가 바른 위치로 후퇴되어 입술을 편안한 상태로 폐쇄합니다. 이러한 증례에서는 교정치료를 하여 형태가 개선되기 전에 립 엑서사이즈를 해도 효과가 없으며, 좋지 않은 기능이 구강주위근에 생기게 됩니다. 따라서 립 엑서사이즈는 입술의 긴장을 풀어 폐쇄할 수 있는 치열 형태가 될 때까지 무리하게 하지 않는 것이 좋습니다.

또한 성인인 경우에는 교두감합위와 하악위의 관계를 확인하면서 MFT를 하는 것이 중요합니다. 성장기 환자들은 기능적 교정장치로 인해 하악을 당겨 전하방으로 위치시킴으로써 하악골의 형태나 위치에 대한 정형력을 기대하는 경우가 있습니다. 하지만 성인에게는 생리적인 하악위를 참조하면서 교정치료 및 MFT를 실시할 필요가 있습니다.

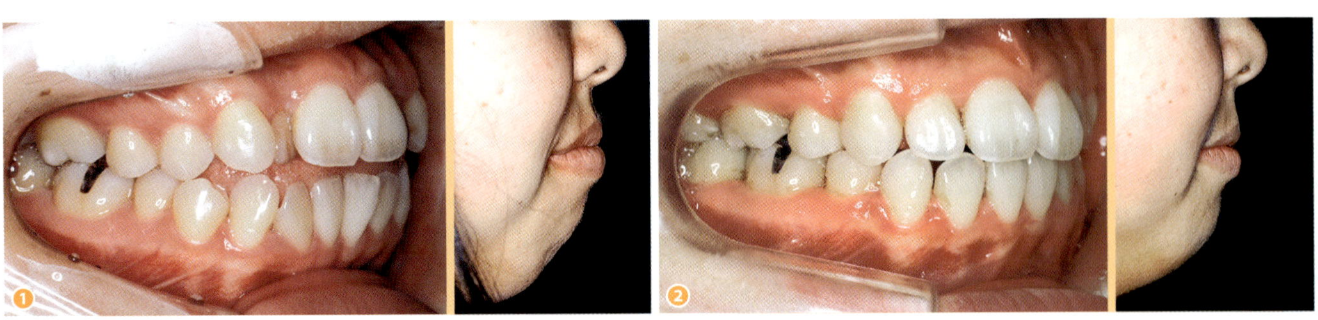

그림 1. 22세 여성. 교정치료와 MFT를 병용한 성인 환자의 술전·술후 교합과 입가의 변화. ❶ 술전. 상하의 전치부가 돌출하여 구순폐쇄 시에 이부의 과긴장이 보인다. ❷ 술후. 상하 좌우 제1소구치를 발치하고, 멀티브래킷 장치에 의한 교정치료를 하면서 MFT 지도를 실시하였다. 상하 전치부가 바른 위치로 후퇴되어 입술을 편안한 상태로 다물 수 있다.

성인 MFT와 브록시즘

성인에게는 브록시즘을 보이는 경우가 많다는 점도 MFT 지도를 진행시키는 데 중요합니다. 브록시즘은 교정장치의 파손, 지각과민, 교정장치에 의한 구강 내 불쾌감 등의 원인이 되어 교정치료를 방해하기 쉬우므로 주의가 필요합니다. 성장기 환자의 MFT 훈련에서는 '근기능 향상', '근력강화'라는 면에 주목하기 쉽습니다. 하지만 성인의 경우에는 '너무 긴장된 근육을 어떻게 풀어줄 것인지'도 중요하므로, 근기능 전체의 균형을 정돈하는 것을 목표로 하는 것이 좋은 결과를 가져옵니다.

설측 교정장치와 MFT

성인에게는 '보이지 않는 교정치료'로서 설측 교정장치를 희망하는 환자도 많지만, 설측에 장착된 장치가 혀의 움직임을 저해하지 않도록 연구하면 MFT는 통상대로 할 수 있습니다(p.116의 '설측 교정치료 중인 환자에게 MFT를 지도할 때의 주의점은?' 참조).

성인에 대한 동기부여

동기부여에 관해서는 원래의 목적의식이 성장기의 환자보다 높기 때문에 협력을 얻기가 수월한 경향이 있습니다. 자신의 입가의 아름다움이 더해지는 것이 좋은 동기부여가 되고, 사진이나 영상을 기록해 지도 전후로 이것들을 비교함으로써 즐겁게 훈련을 계속하면 효과적입니다.

성인 MFT의 실제

그림 2-❶은 턱이 후퇴한 골격성 개방교합이 있는 성인 환자입니다. 주소는 '앞니가 닿지 않는다, 덧니가 신경 쓰인다, 하악이 뒤로 들어간 모습을 고치고 싶다' 등입니다. 악골 형태의 변형이 심하기 때문에 외

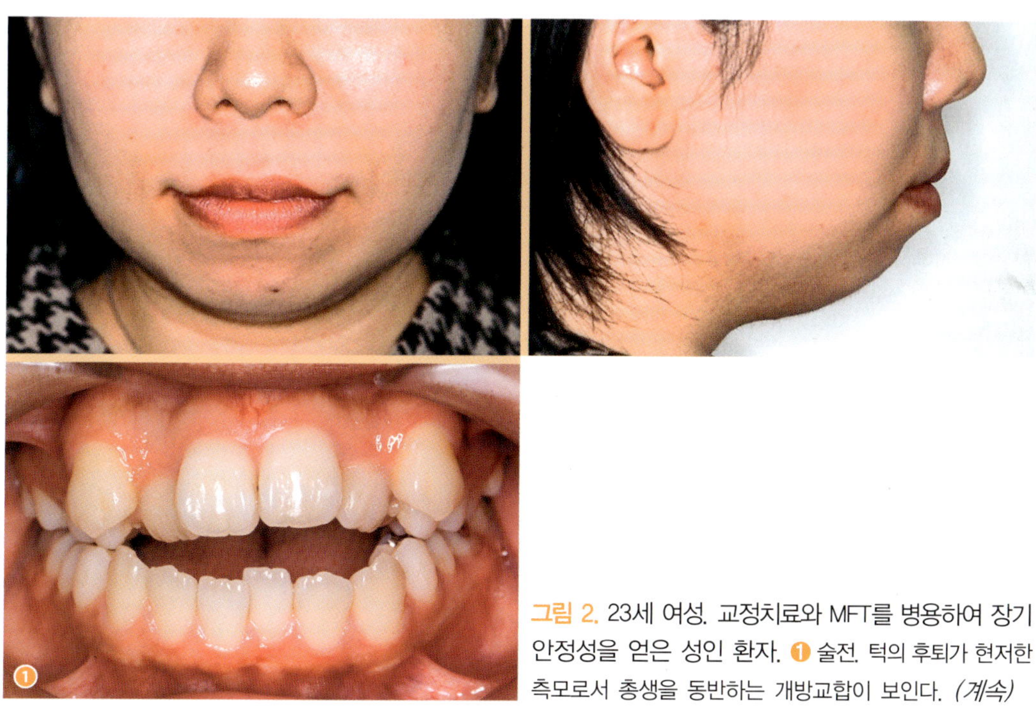

그림 2. 23세 여성. 교정치료와 MFT를 병용하여 장기 안정성을 얻은 성인 환자. ❶ 술전. 턱의 후퇴가 현저한 측모로서 총생을 동반하는 개방교합이 보인다. *(계속)*

과적 교정치료도 고려했지만, 본인의 희망에 따라 멀티브래킷 장치에 의한 교정치료와 MFT를 병용하여 치료하였습니다. 전후적·수직적인 악골 형태의 부조화, 상악 치열의 심한 총생, 구치의 Angle Ⅱ급 대교 관계, 하악 전치의 과도한 순측 경사 등을 고려하여, 상·하악 좌우 제1소구치, 상악 좌우 제1대구치, 하악 좌우 제3대구치를 발치하였습니다. 이것과 병행하여 연하 시와 발음 시 혀 돌출, 전방저작, 이완된 구순, 구순폐쇄부전, 혀 자세위 문제 등을 개선하기 위한 MFT를 병행하였습니다(그림 2-❷, ❸).

구강기능에 문제가 있는 성인에게 발치를 동반하는 교정치료를 하면 구강 용적이 감소하는 관점에서 치열 확대를 하는 것이 좋다고 생각할 수도 있지만, 이 증례에서는 치열 확대를 해도 주소가 개선되지 않고, 구순폐쇄를 더 곤란하게 할 가능성이 있었습니다.

동적 치료기간은 3년 7개월로, Angle Ⅰ급의 대구치 관계 및 적절한 전치부 피개가 확립되어 발치공극이 완전하게 폐쇄되었습니다(그림 2-❹). 또한 MFT에 의해 구강기능이 개선되어 초진 시에 나타난 저작·연하·발음의 부조화나 구순과 혀의 자세위 문제가 해소되었습니다. 술후 13년 경과 시에도 치열 및 구강기능은 안정되고 있었고, 교정치료와 MFT를 병용함으로써 성인이 되어서도 술후의 장기 안정성을 얻을 수 있었습니다.

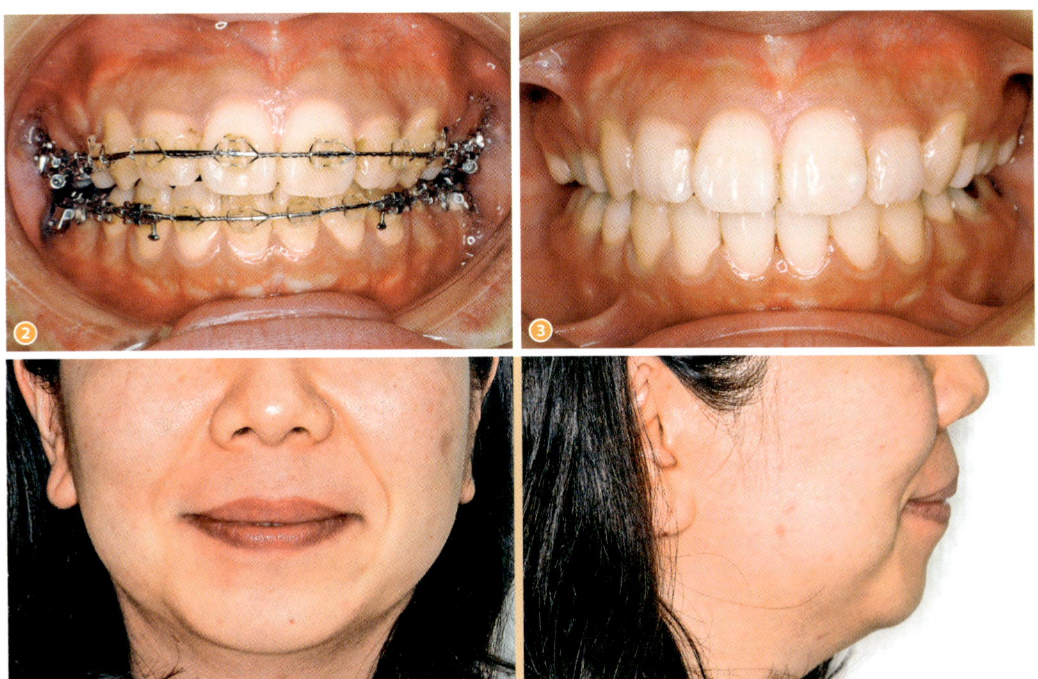

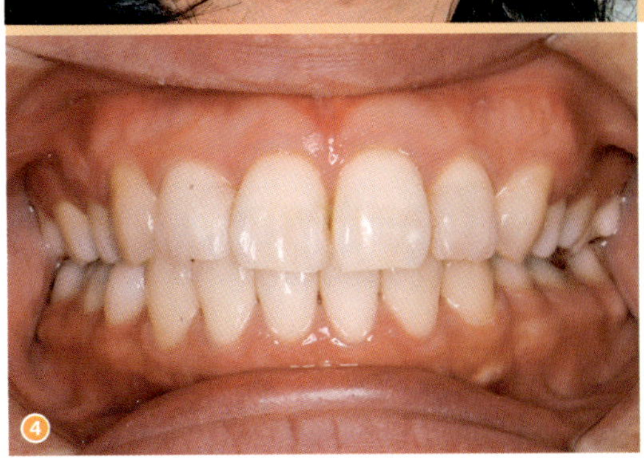

그림 2. *(계속)* ❷ 술중. 영구치의 발치를 동반한 교정치료를 하는 것과 동시에 MFT를 지도하였다. ❸ 술후. 총생과 개방교합이 개선되었고 양호한 구강기능을 얻을 수 있었다. ❹ 술후 13년. 치아 및 구강기능이 안정되고 있으며, 입의 형태도 개선되었다.

Q. 02 브록시즘이 있는 환자의 경우에는 어떻게 대응할까요?

A. 브록시즘은 때때로 치아·치은·치조골과 그 주위의 조직에 악영향을 미치는 경우가 있습니다. 브록시즘을 개선하기 위해서도 가장 중요한 것은 이를 꽉 물고 있는 것을 '의식하는' 것입니다.

이 때문에 입술·혀·하악의 자세위의 적정화를 의식하도록 하고, 브록시즘을 의식하도록 하는 말이 기재된 카드를 활용합니다(그림 1). 또한 교근의 과긴장 해소에는 '바이트 앤드 마사지'(그림 2, 3) 훈련이 유효합니다.

다카하시 오사무·다카하시 미야코(치과의사·치과위생사, 다카하시 교정치과 클리닉)

브록시즘이란?

'브록시즘(bruxism)'이란 상하 치아를 비벼서 맞추는 '그라인딩(이갈이)', 치아를 꽉 무는 '클렌칭(꽉 물기)' 등 구강 및 그 주위의 기관에 보이는 습관적인 버릇의 총칭입니다[1,2]. 치아를 꽉 물고 있지 않아도 안정 시에 상하 치아가 접촉하는 것만으로 문제가 생기는 것으로부터 'TCH(tooth contacting habit, 상하 치열 접촉 습관)'라는 개념도 제시되고 있습니다[3].

브록시즘의 폐해

브록시즘은 많은 사람들에게 높은 빈도로 보이지만, 때로는 치아·치은·치조골과 그 주위의 조직에 악영향을 미치는 경우도 있습니다. 구체적으로는 치아교모, 파절, 치주조직의 교합성 외상, 보철물 파손, 지각 과민, 쐐기 결손, 악관절증 등을 들 수 있습니다. 또한 교정치료 중의 환자에게 브록시즘이나 TCH가 있는 경우, 상하의 치아가 폐쇄되어 움직이지 않거나, 와이어가 변형 또는 파절되거나, 앵커 스크루가 느슨해지거나, 스피 만곡이 평탄해지기 어렵거나, 이중교합(dual bite)이 생기기 쉬운 경우 등 다양한 문제가 일어납니다[4].

브록시즘의 개선과 MFT

브록시즘 발생의 주된 요인은 '뇌 및 자율 신경의 활동'에 의한 것이기 때문에, 이것을 조정하기 위해 가장 중요한 것은 치아를 서로 꽉 물고 있다는 것을 스스로 '인식하는' 것입니다.

MFT의 목표로는 '입술·혀·하악의 자세위의 적정화'를 들 수 있습니다. 구체적으로는 ① 입술은 안정 시에 이완된 상태로 다물고 코로 호흡한다, ② 혀는 안정 시에 구개에 편안한 상태로 거상한다, ③ 상하 치아는 안정 시에 약간 떨어져 있고, 연하의 순간에만 접촉한다 등의 3가지입니다(p.2~의 'MFT의 기초지식' 참조). 평상시의 생활 속에서 이러한 점을 의식하게 하는 것이 브록시즘을 줄이기 위해서도 도움이 됩니다.

- 코로 호흡
- 혀는 위턱에
- 치아는 떨어지게

그림 1. 환자에게 주는 '입의 바른 자세' 카드.

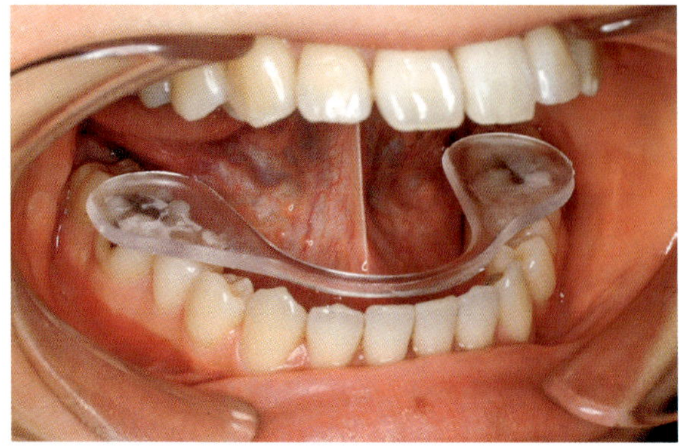

그림 2. 바이트 앤드 마사지에 사용하는 열가소성 연성 수지(릴리프 웨이퍼). 릴리프 웨이퍼(올소덴타럼)나 세라바이트(바루비존) 등의 상품이 있다.

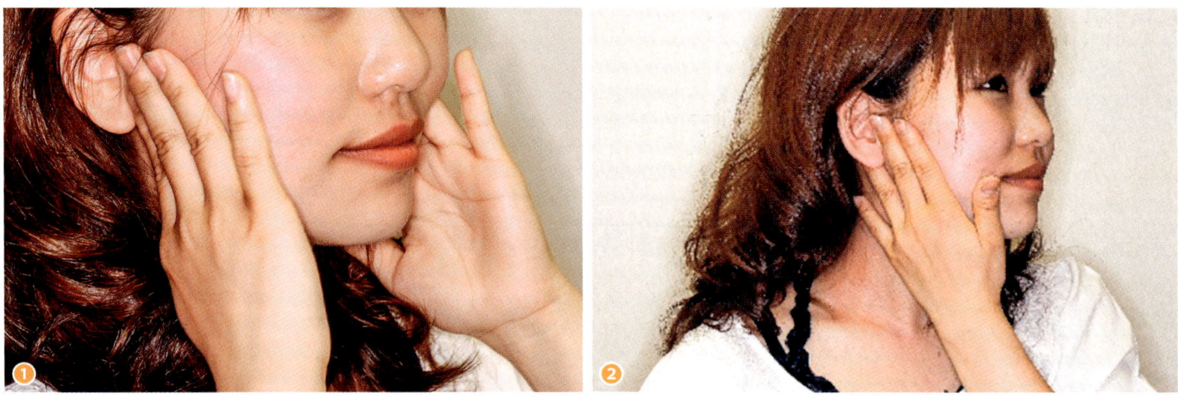

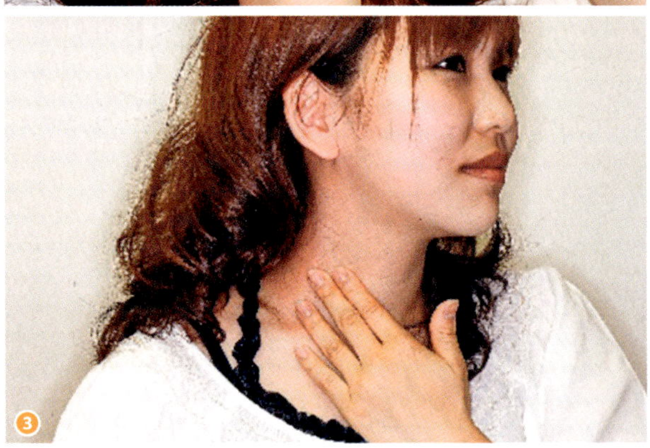

그림 3. 바이트 앤드 마사지를 하는 모습. 하악 각부를 손가락으로 만지면서, 꽉 무는 동작과 완전히 힘을 빼는 동작을 번갈아 한다(❶). 교근 주위(❷) 및 목의 부착부(❸)를 가볍게 마사지한다.

필자들의 진료실에서는 브록시즘을 신경 쓰도록 카드를 만들어 환자에게 주고 있습니다(그림 1). 이것을 화장실, 냉장고, 자기 책상 등 눈에 띄는 곳에 붙이고, 볼 때마다 의식하도록 전합니다. 환자들 중에는 휴대전화의 배경 화면으로 하는 경우도 있습니다.

교근의 긴장 해소

또한 브록시즘을 일상적으로 하는 환자에게 많이 볼 수 있는 교근의 과긴장 해소는 '바이트 앤드 마사지' 훈련이 유효합니다. 여기에는 교정치료에 사용되는 열가소성 연성 수지의 전치부를 가위로 자른 것을 사용합니다(그림 2). 혀를 거상시킨 채로 수지를 하악 대구치의 교합면에 올려놓고, 입술을 벌린 채로 목을 약

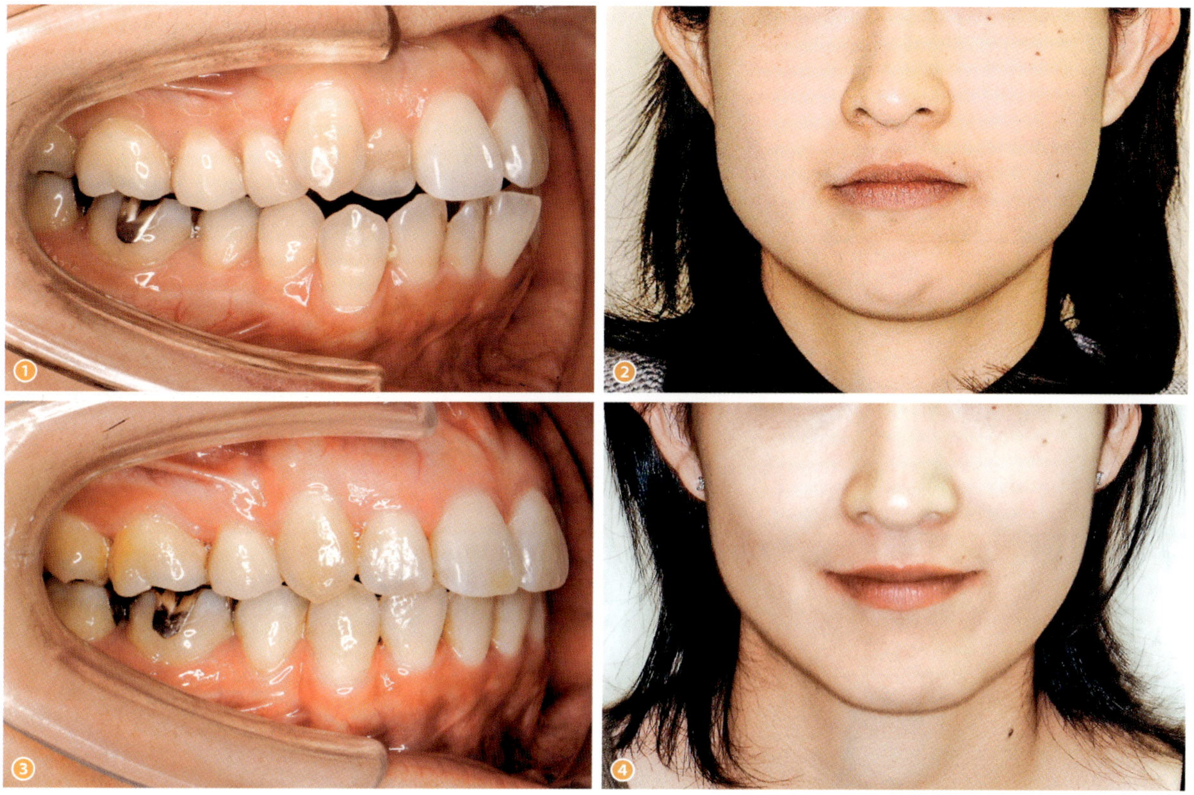

그림 4. 35세 여성. 브록시즘이 완화된 성인 증례. ❶, ❷ 술전. '삐뚤삐뚤한 치아 배열을 고치고 싶다'는 주소로 내원. 상하 치열에 총생이 보인다. 일상적으로 클렌칭을 하고 있으며, 교근의 과긴장 및 비대를 보인다. ❸, ❹ 술후. 상하 좌우 제1소구치를 발치하고, 멀티브래킷 장치에 의한 교정치료를 시작함과 동시에 브록시즘을 개선하기 위해 MFT를 지도하였다. 총생의 개선과 클렌칭이 줄어들게 되어, 이른바 '작은 얼굴 효과'가 생겼다.

간 후방으로 경사시켜, 하악을 가볍게 후방으로 당기고 그대로 다물어 상하 구치 사이로 깨물고, 목의 위치를 바르게 합니다.

자세를 바르게 하고, 양손의 검지·중지·약지의 손가락 끝으로 좌우의 하악 각부를 만지면서 꽉 씹는 동작과 완전히 힘을 빼는 동작을 번갈아 30회 정도 실시합니다(그림 3-1). 또한 힘을 뺐을 때 치아는 릴리프 웨이퍼를 물어 교근의 힘만 뺄 수 있도록 지도합니다. 훈련 후에는 교근 주위 및 목의 부착부를 손가락으로 가볍게 마사지하도록 지시합니다(그림 3-❷, ❸).

이 훈련은 저작근군의 힘을 빼는 감각을 기르는 데 도움이 됩니다. 이에 더해 구순을 이완하고 다무는 감각을 키우는 립플과 전신 자세를 개선하는 바디 스트레칭 등의 훈련을 병용하면 더 효과적입니다[5].

브록시즘이 완화되면 우각부 교근의 과긴장에 의한 '빰의 혹'이 줄어들어 본래 얼굴의 윤곽이 나타나기 때문에, 이른바 '작은 얼굴 효과'가 보이는 경우가 많이 있습니다(그림 4).

Q. 03 설측 교정치료 중인 환자에게 MFT를 지도할 때의 주의점은?

A. 교정장치에 혀가 닿는 것 이외에 평소와 마찬가지로 MFT를 지도할 수 있습니다. '혀가 아프다', '발음이 어렵다', '식사하기 어렵다' 등의 문제에 대해서는 작고 표면 활택이 있는 장치를 이용하여 장치의 표면을 커버하거나 혀 사용법을 연습하는 등의 해결책이 있습니다.

다카하시 오사무·다카하시 미야코(치과의사·치과위생사, 다카하시 교정치과 클리닉)

설측 교정과 MFT

'가능한 한 타인에게 알려지지 않도록 치열을 고치고 싶다'는 희망을 가진 성인들이 많고, 그중 하나의 해결책으로 설측 교정(lingual bracket 교정)이 있습니다. 순측·협측의 치면에는 가능한 한 장치를 달지 않고, 주로 설측에 장착된 장치에 의해서 교정치료를 하는 방법을 적절히 사용함으로써 질 높은 치료결과를 얻을 수 있습니다[1,2].

설측 교정 중의 환자에 대한 MFT는 장치에 혀가 닿기 쉬운 것 이외에는 일반적인 훈련과 같은 내용으로 지도할 수 있습니다. 또 설측 교정치료 중 환자의 고민으로는 '혀가 아프다', '발음이 어렵다', '식사하기가 어렵다'는 점들이 있지만, 이것을 해결하는 방책으로는 '소형으로 표면이 매끄러운 장치를 사용한다', '장치의 표면을 커버한다', '혀 사용법을 연습한다' 등이 있습니다.

장치의 표면을 커버하는 재료로는 에바다인 플러스(네오 제약공업) 등의 치과용 가봉재가 적당하고, 와이어를 덮기 위해서는 Bump-R-Sleeve 튜브(TP Orthodontics Japan) 등이 적당합니다(그림 1).

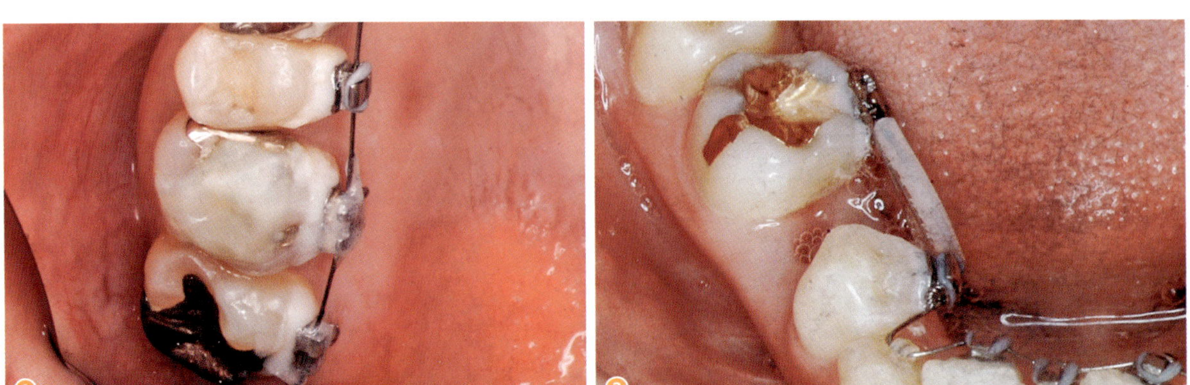

그림 1. 혀에 닿기 어렵도록 장치에 커버한 예. ❶ 가봉재에 의한 브래킷 및 튜브의 피복, ❷ 튜브에 의한 와이어의 피복.

혀 사용법 연습

혀 사용법의 연습으로는 '안정 시의 혀를 두는 장소(도피 장소)를 기억한다', '연하 시에 혀로 장치를 세게 누르지 않도록 한다' 등이 있습니다.

안정 시에 혀를 두는 장소로는 MFT의 일반적인 훈련으로 이용되는 '스폿'(p.34 참조)을 지도하고, 혀가 저위에 있을 때에는 '포핑(p.34 참조)', '오픈 앤드 클로즈'(p.35 참조) 등의 훈련을 이용하여 혀 거상력을 기르는 것이 좋으며, 이완된 상태에서 혀를 스폿에 자연스럽게 붙일 수 있도록 지도하면 좋습니다.

목을 사용하는 연하 훈련

연하 시의 혀로 장치를 세게 누르지 않도록 하는 훈련법으로는, '목을 사용하여 연하한다'는 것을 기억하는 '캇 스왈로(p.39 참조)'가 유효합니다[3]. 캇 스왈로의 연습에서는 설첨을 검지 또는 설압자를 이용해 하방으로 누르고, 소파나 의자 등에 신체가 비스듬하게 되도록 합니다. 확실하고 강하게 '캇'이라고 발음하고, 스프레이로 물을 연구개 부위에 뿌려 넣고, 입을 벌린 채로 목에 힘을 주어 물을 삼킵니다[4]. 캇 스왈로의 훈련을 통해서 목을 사용하여 삼키는 감각이 길러지면, 혀 위치를 더 후방으로 위치시킬 수 있어, 혀로 치아나 장치를 강하게 누르지 않고 삼킬 수 있게 되므로 혀의 불쾌감이 경감됩니다. 또한 브록시즘이 있으면, 안정 시에 혀로 치아나 장치를 밀기 쉬우므로 브록시즘의 억제도 혀의 통증을 경감시키는 데 도움이 됩니다.

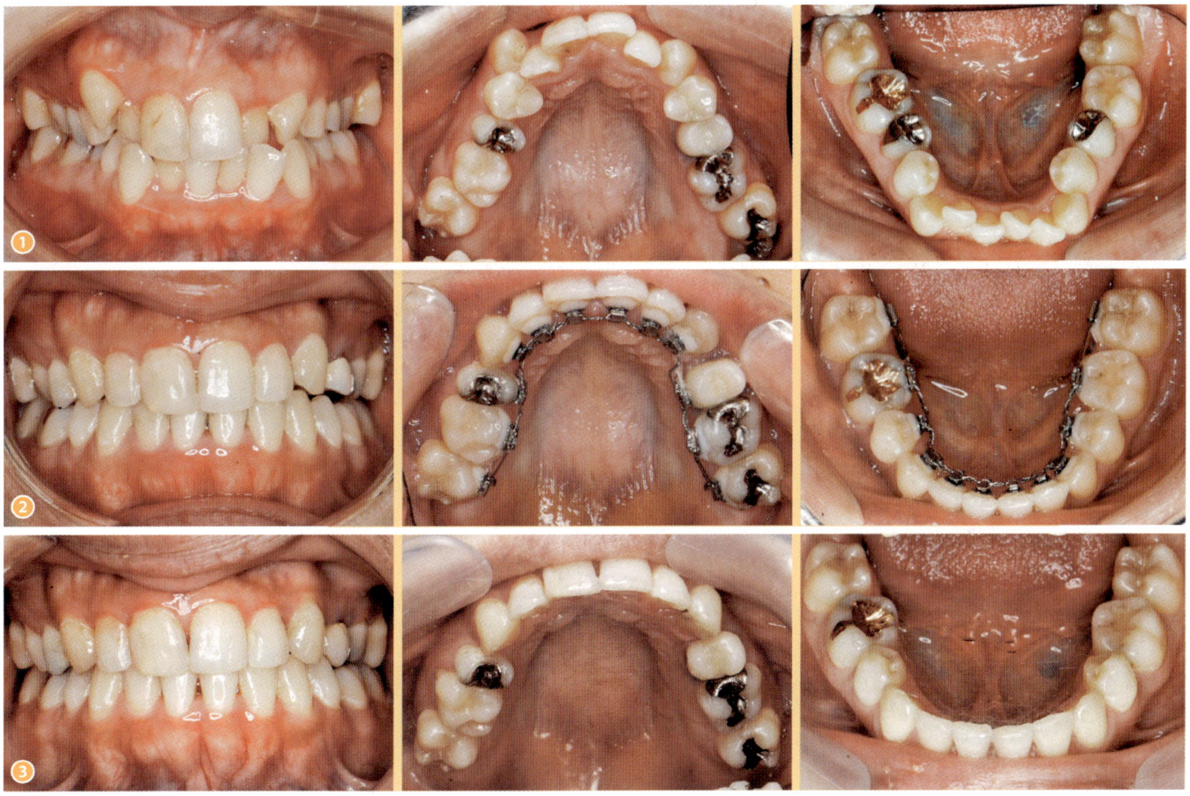

그림 2. 26세 여자. 설측 교정치료 사례. ❶ 술전. '삐뚤삐뚤한 치아를 고치고 싶다'는 주소로 내원. 상하 치열에 총생이 보인다. ❷ 술중. 상악 좌우 제1소구치 및 하악 좌우 제2소구치를 발치하고, 설측 교정장치에 의해 치료를 하였다. 직업이 승무원이었기 때문에 대화를 할 때 접객에 지장이 생기지 않도록, 장치를 장착하기 전에 혀를 두는 장소나 치아에서 떨어지는 것의 중요성에 관한 설명을 하였다. 장치 장착 후에는 장치의 커버를 꼼꼼히 하고, 저작·연하·발음 연습을 통해 혀의 불쾌감이나 발음의 문제가 가능한 한 발생하지 않도록 배려하였다. ❸ 술후. 총생이 개선되었다.

Q. 04 외과적 교정치료의 악교정술에서 MFT는 왜 필요할까요?

A. 악변형증 환자는 골격의 부조화가 크고, 이에 따른 구강 주위의 근기능에 이상을 나타내는 경우가 많이 보입니다. 악교정술 후에도 근기능의 이상이 남아 있는 경우가 많으며, 수술 직후부터 근기능의 정상화를 도모하기 위해 술후에는 물론 술전에도 MFT를 실시하는 것이 필요합니다.

다치키 치에(도쿄 치과대학 치과교정학 강좌 강사)
스에이시 겐지(도쿄 치과대학 치과교정학 강좌 교수)

악변형증 환자의 기능적 문제

외과적 교정치료란, 성인의 골격적인 상하적·전후적 부조화가 크고, 치아만 이동시키는 교정치료 단독으로는 충분한 개선을 얻을 수 없는 경우에 실시하는 수술과 교정치료를 병행하는 치료입니다. 악변형증 환자의 경우에는 골격의 형태적 문제가 있으므로 구강주위근의 기능이상을 볼 수 있습니다. 왜냐하면 턱의 골격 내외에서는 혀를 포함한 여러 가지 근육이 활동하지만, 이 골격이 극단적으로 크거나(골격성 하악전돌증), 작거나(골격성 상악전돌증), 기울어져 있거나(안면비대칭) 하면 근육의 활동도 그 형태에 순응하기 때문입니다.

악교정술 후의 근기능

그렇다면 골격의 형태를 고치는 것에 의해 구강주위근의 활동이 개선될까요? 여기에는 여러 가지 의견이 있어 악교정술에 의해 구순압, 설위 등의 일부 기능이 정상화한다고 설명되기도 하지만, 한편으로는 혀 습관 등이 잔존한다는 것도 보고되고 있습니다. 더욱이 형태를 고치는 정도의 기능개선은 예상되지만, 개개의 증례에 따른 기능이상의 잔존이 보입니다.

기능이상을 남겨두는 것의 문제점

실제, 악교정술에 의해서 적절한 골격 형태를 획득했다고 해도 구강근기능의 이상이 잔존하는 경우가 종종 보입니다. 이 상태를 방치해두면, 이번에는 구강주위근이 치아와 골격의 형태를 변화시켜 재발(relapse)을 일으키는 요인이 됩니다(그림 1, 2). 더욱이 구강근기능의 이상이 인정되는 경우가 많은 악변형증 환자에 대해서는 MFT에 의한 근기능의 정상화를 도모하는 것이 유용하다고 생각됩니다.

외과적 교정치료 증례의 MFT 내용과 유의점

외과적 교정치료는 '술전 교정치료', '악교정술', '술후 교정치료' 등 3개의 치료 단계로 진행됩니다.

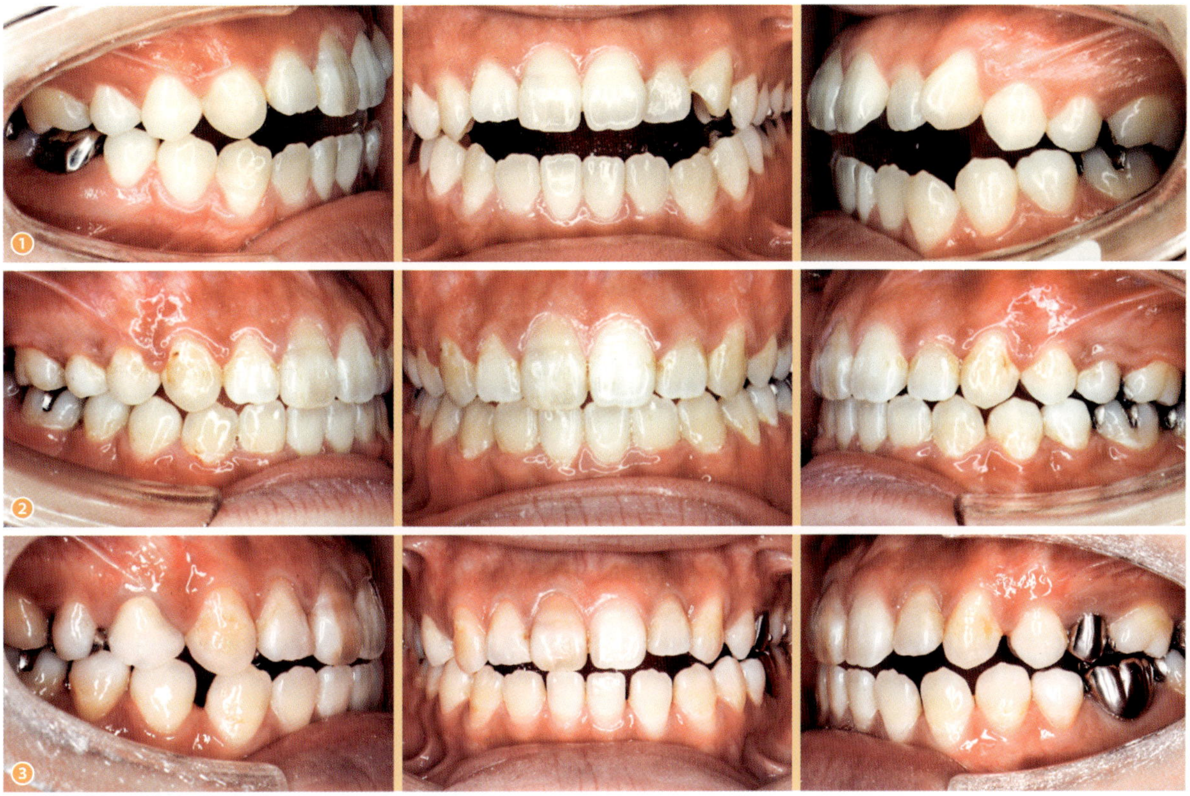

그림 1. 골격성 개방교합 증례의 장기 경과. ❶ 초진 시 19세 여성. 골격성 개방교합 때문에 외과적 교정치료를 하였다. 혀 내미는 습관, 저위설을 보였기 때문에 MFT를 병용하였다. ❷ 동적 치료종료 시. 혀 습관의 잔존을 보였다. ❸ 보정 개시로부터 16년. 개방교합의 재발이 보였다. 혀 내미는 습관, 하악 치열의 공극을 보였다.

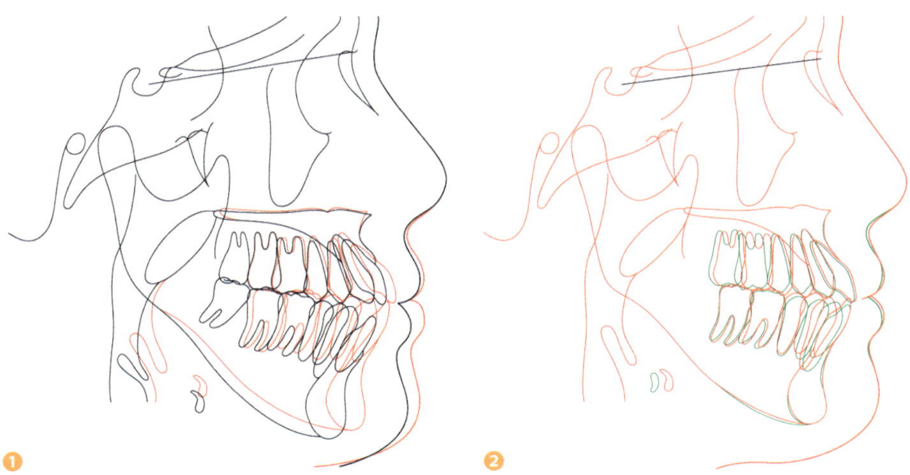

그림 2. 세팔로 트레이스의 중첩. ❶ 초진 시와 동적 치료종료 시의 비교(검은색 선: 초진 시, 빨간색 선: 동적 치료종료 시), ❷ 동적 치료종료 시와 보정 16년 경과 시의 비교(빨간색 선: 동적 치료종료 시, 녹색 선: 보정 개시 16년 후). 골격은 거의 안정되었으나, 하악 전치는 압하 및 순측 경사되었다.

그러면 MFT는 어느 단계에서 시작하면 좋을까요? 단순히 생각하면 골격을 개선하는 악교정술 후에 잔존하는 기능이상을 제거하면 좋을 것 같습니다. 그러나 수술 직후의 악골 위치가 불안정한 시기에 구강주위근으로부터 이상한 힘이 가해지면 수술 후 골격의 안정성에 영향을 미칩니다. 이 때문에 악교정술 직후부터 구강주위근은 새로운 환경(수술 후의 골격)에 익숙해질 필요가 있어, 수술 전의 교정치료 시에도 MFT가 필요하다고 생각됩니다.

술전 교정치료 중에 하는 MFT

술전 교정치료 시 MFT의 목적은 정상적인 기능을 얻는 것이 아닙니다. 왜냐하면, 이 시기는 치열골격 형태가 '이상'이기 때문에 아무리 훈련해도 그 비정상인 형태에 맞는 기능밖에 획득할 수 없기 때문입니다. 즉 이 시기의 MFT는 바른 저작·연하, 비호흡, 안정 시의 구순과 혀의 올바른 위치 등의 지식을 주고, 이것들에 대한 의식을 인풋하는 것이 목표가 되며, 아래의 훈련이 권장됩니다[2,3].

① **스폿 위치의 기억:** 스폿(p.6, 34 참조)

② **혀 거상을 위한 훈련:** 포핑, 오픈 앤드 클로즈(p.6, 34, 35 참조)

③ **습관성 구호흡에서 비호흡의 획득:** 호흡훈련(p.8 참조)

④ **목을 사용하는 연하 감각의 습득:** 캇 스왈로(p.7, 39 참조)

⑤ **타액을 모으는 감각의 습득:** 써킹 스왈로(p.7 참조)

다시 말해, 이 시기는 골격의 형태 이상이 시정되지 않았기 때문에 립 엑서사이즈를 과도하게 하면 이근의 과긴장을 일으킬 가능성이 있으므로 주의가 필요합니다. 또한 코 질환이 있는 경우에는 이비인후과에 대한 진료를 고려합니다.

악교정술 후에 하는 MFT

악간고정 중(주로 입원 중)에는 스폿의 위치를 기억(스폿)하도록 지도합니다.

술후 1개월 정도에 안면 종창이 치료되어 개폐구가 어느 정도 가능하게 됩니다. 이러한 점에서 적극적인 MFT를 실시하는 것이 가능합니다. 기본적인 내용은 일반적인 MFT와 동일하지만, 특히 아래의 경우에 유의합니다.

안면비대칭에 의한 교차교합을 치료했을 경우에는 편저작(한쪽만으로 씹는 습관)에 충분히 주의합니다. 스낵 프랙티스(p.7 참조)에 의해서 저작훈련을 하는 것이 추천됩니다.

골격성 하악전돌증을 치료한 경우에는 구강 내 용적이 수술에 의해 좁아지기 때문에 혀가 구강 내의 올바른 위치에 들어가지 않게 되는 것이 염려되지만, 설위는 MFT에 의해서 개선되는 경우가 대부분입니다. 혀 거상훈련(포핑, 오픈 앤드 클로즈)과 스폿 위치 기억(스폿, 팁스틱, 타행의 발음 등), 혀 측방부의 훈련(사이드 텅 레지스턴스, 써킹 사운드, 트랩워터)을 하면 좋을 것입니다(p.6 참조).

악변형증 환자들은 교합력이 약한 경향이 있으며 수술 직후에는 더욱 저하됩니다. 서서히 개선되어가지만, 추잉 껌을 사용한 저작훈련이 유효할 수 있습니다.

Q. 05 치주치료에 MFT는 어떻게 도움이 될까요?

A. 치주병은 세균감염에 의해 일어나는 염증성 질환입니다. 이 때문에 치주치료와 MFT는 직접적으로는 관계가 없다고 생각됩니다. 다만 치주병을 악화시키는 요소로 힘의 문제를 들 수 있습니다. 혀 습관에 의한 개방교합이 치주병을 악화시키고 있는 증례에서는 MFT에 의해 치아에 걸리는 힘을 조절하는 것이 유용한 경우도 있습니다. 개방교합으로 인한 힘의 영향이 있을 것이라고 여겨지는 치주병 증례에서는 치주치료를 효과적으로 진행하고, 또한 안정적인 예후를 위해서 MFT가 필요합니다.

카와이 사토시·야마구치 미코(치과의사·치과위생사, 야마구치 치과의원)

혀 습관에 의한 개방교합 증례의 특징

혀 습관에 의해 개방교합 상태를 나타내고 있는 증례의 대표적인 특징과 병발 상태에는 다음과 같은 점이 있습니다.

① 혀 돌출에 따라 전치부가 이개되고, 구치부의 일부만 교합 접촉을 하는 개방교합 상태가 됩니다(개방교합 부위는 혀 돌출 장소에 의함).

② 일반적으로 교합고경은 높고, 교합력이 약한 증례가 많습니다.

③ 주로 전치부의 접촉이 없기 때문에 전치의 접촉을 찾는 움직임인 전후적인 그라인딩을 동반하는 증례를 볼 수 있습니다(그라인딩에 의해 대구치부에 극도의 교모가 있으며, 치아파절을 동반하는 증례도 일부 보임).

④ 전치부의 가이드가 없기 때문에 전방운동·측방운동 시에 구치부에 부담이 됩니다.

⑤ 파절이나 치주병으로 구치부 결손이 진행되면, 더욱더 국소적인 부담이 증가합니다.

⑥ 구순 주위의 근력이 약한 증례가 많아 구순폐쇄부전에 의해 입가의 느슨함이 보입니다.

⑦ 구호흡을 병발하는 증례가 많아 구강 내의 건조를 볼 수 있습니다.

치주병의 위험이 높은 개방교합 증례

개방교합 증례에서는 교합력이 약한 경우가 많으며 단순히 치주병 악화의 요인이 되는 것은 아닙니다(그림 1). 그러나 개방교합과 함께 강한 교합력 또는 격렬한 그라인딩 등의 악조건이 겹쳤을 때에는, 구치부에의 과중 부담으로부터 치주병이 악화되기 쉬워집니다(그림 2). 방사선사진에서도 하중 부담의 징후가 확인되는 경우가 있어 치조경선의 비후, 치근막강의 확대, 특히 최원심구치인 #47, 37 원심의 수직성 골결손, #46, 36의 치근분기부 병변을 보이는 경우도 있습니다. 또한 측방의 그라인딩이 강한 증례에서는 최근심의 접촉 구치인 #14, 24 근심에 수직성 골결손이 나타날 수 있습니다. 더욱이 결손이 진행되어 교합 접

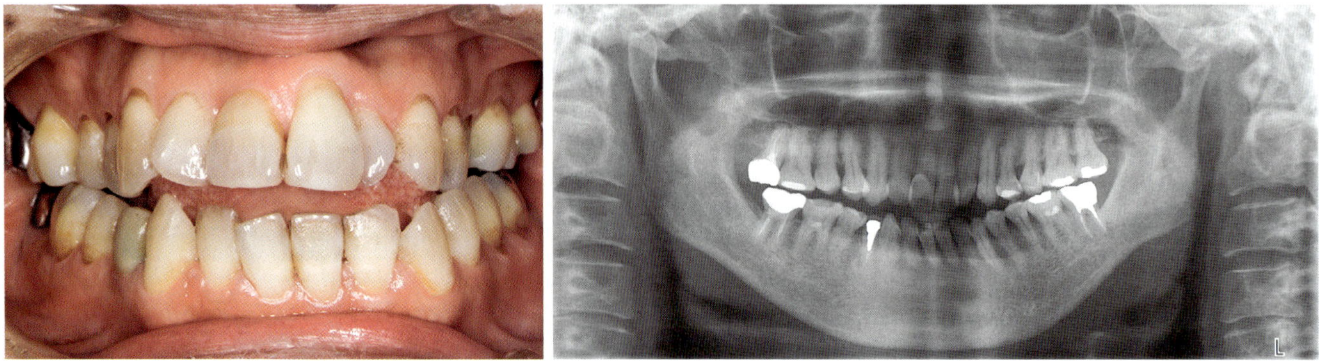

그림 1. 82세 여성. 현저한 혀 내미는 습관이 있어 개방교합이 보이는 증례. 교합 접촉점이 적고, 소구치도 거의 접촉이 없는 상태로 대구치에는 부담이 걸리기 쉬운 조건이지만, 교합고경은 높고, 교합력은 극히 약하다. 82세로 결손치는 없고, 상태는 나쁘지 않았다. 이렇듯 개방교합 증례는 반드시 경과가 나쁜 것은 아니고 오히려 양호한 경과를 보이는 경우가 많다. 현 상태에서 저작, 연하에 특히 문제가 없는 이 증례에서는 82세란 나이를 고려하면 MFT를 실시할 필요는 없다.

촉 치아 수가 적어지게 되면, 치아 1개당 부담이 커지고 일부 치아에 교합력이 집중됨으로써 개방교합의 영향도 커질 수 있습니다.

구순폐쇄부전이나 구호흡에 의한 구강 내의 건조도 치주병의 증악인자로 생각됩니다. 세척·항균 효과가 있는 타액의 흐름이 저해되고 치석도 잘 붙게 되어 치주병에 악영향을 미칩니다.

치주병에 대한 접근법에 MFT를 병용한다

치주병에 대해서는 우선 치주치료에 의해 세균의 컨트롤을 실시하는 것이 대전제이지만, 치아에의 하중부담이 치주병을 악화시키고 있을 가능성이 있는 증례에서는, 힘의 컨트롤을 검토할 필요가 있습니다. 하중 부담의 원인으로 혀 습관에 의한 개방교합을 생각할 수 있는 경우에는 MFT를 병행합니다. 또한 MFT의 2차적인 효과로서 비호흡, 구순폐쇄를 획득하는 것으로 구강 내의 건조를 막는 것도 생각할 수 있습니다.

성인의 MFT 지도를 실시하는 경우에는 그 필요성을 제대로 이해해주고, 치태 조절과 같은 수준으로 MFT에 대한 동기부여 유지를 도모할 필요가 있습니다.

또한 MFT에서는 혀와 함께 구강 주위의 근력을 유지하는 것을 목표로 하지만, 경과를 관찰할 때에는 고령에 수반하는 근력저하에 대해서도 고려할 필요가 있습니다.

치주치료 시의 MFT

치주병 악화의 원인이 개방교합에 의한 치아의 하중 부담이라고 생각할 수 있는 경우, 필요에 따라 개방교합의 개선을 검토할 필요가 있습니다. 개방교합 개선 방법은 증례에 따라 보철치료, 교정치료 등 다양한 방법을 생각할 수 있지만, 개방교합 개선 후에 혀 습관이 남아 있는 경우에는 경과를 지켜보면 다시 개방교합 상태가 됩니다. 개방교합이 치주병 악화와 관련이 있다고 판단된 증례에서는 치주치료의 예후를 안정시키기 위해 정기 건강검진에서도 MFT를 계속해서 도입할 필요가 있습니다.

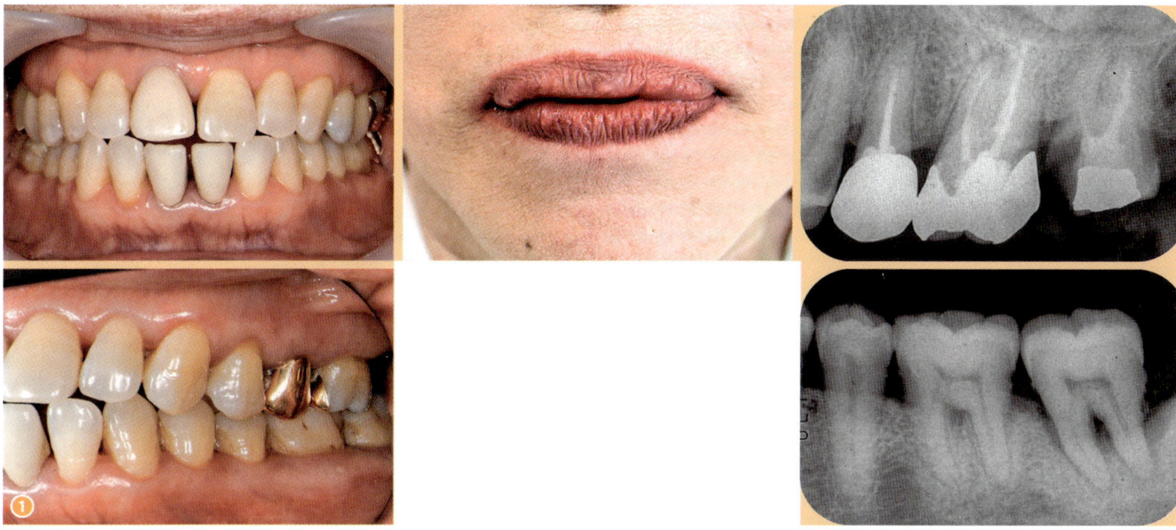

그림 2-❶. 62세 여자. 개방교합과 클렌칭, 전방에 대한 그라인딩이 있는 증례(초진 시). 초진 시 구치부에의 하중 부담으로 #37에 교합통·수직성 골결손, #27에 치관파절이 보인다. #37 원심은 10mm 이상의 치주낭이 있고 배농이 보인다. 구순은 이완되어 있고, 다물려 해도 다물어지지 않으며, 이부는 과긴장을 보였다. 구강건조의 영향도 있다고 여겨진다. #37은 힘을 완화시키기 위해 발수하고 자연 정출을 하였다. 개방교합의 원인은 혀 습관에 있다고 생각하고 일반적인 치주치료와 함께 MFT를 실시해 전치부의 교합 접촉을 획득함으로써, 구강주위근의 균형을 정돈해 그라인딩을 개선하여 구치부의 부담을 경감하는 것을 치료목표로 하였다. MFT에 의해 혀 습관이 개선되었고, 약 2년 후에는 전치부 교합 접촉이 획득되어 전치부·구치부의 보철치료를 하였으며 건강검진으로 관리하였다. 전치부에 약간의 피개가 가능하였기 때문에 전방운동 시에 구치부가 이개되었다.

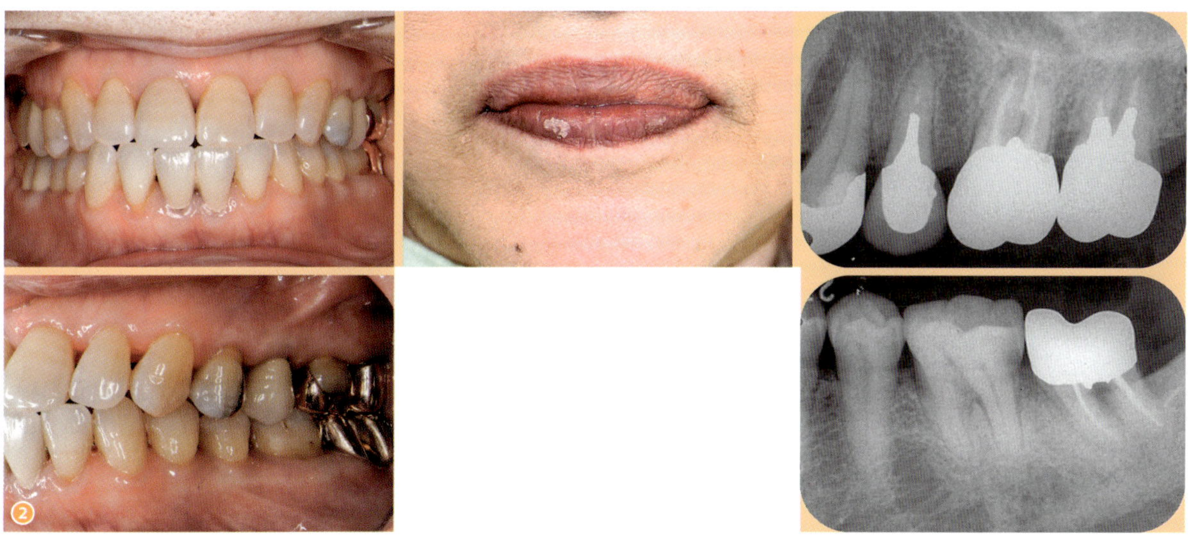

그림 2-❷. 초진으로부터 11년 반 후(치아 방사선사진과 입술 사진은 10년 반 후). 정기 건강검진 중에 MFT를 계속하였고, 전치부의 교합 접촉은 유지되고 있다. 구순은 이전보다는 자연스럽게 닫히게 되어 구강건조의 영향도 줄었다. 74세가 되고, 근육 쇠퇴에 따른 혀 습관의 재발, 연령 증가에 따른 치태 조절 수준의 저하도 생각할 수 있기 때문에 계속적인 관리가 요망된다. #37은 전방운동 시의 간섭을 개선함으로써 골결손이나 치근막강의 확대가 소실되어 좋은 상태로 유지하고 있다. 경과 관찰 시에도 TBI와 같은 느낌으로 MFT를 계속적으로 실시하여 전치부의 교합 접촉을 유지시킬 필요가 있다.

Q. 06 MFT는 안티에이징에도 효과가 있습니까?

A. 안티에이징(항가령·항노화)은 인류 최대의 소망이라 할 수 있으며, 최근 연구에서는 세포 생물학적인 프로세스에 영향을 준다고 되어 있습니다. MFT에 의한 구강기능의 개선과 함께 입가 및 안모에 심미적인 변화가 보였다는 보고가 있으며, 임상에서 이것을 경험하는 경우도 적지 않습니다. 이것은 MFT가 표정근의 운동성에 변화를 주어 입가의 인상 및 표정에 영향을 주는 것이라고 여겨집니다.
또한 표정근의 운동성을 향상시킴으로써 안면 연조직의 유연성이 증가하고 혈류가 증가하여 피부조직에도 좋은 영향을 준다고 생각됩니다. 또한 유연성과 운동성의 향상이 타액분비 촉진 등으로 연결된다고 여겨져, MFT에 의한 구강기능 개선과 습관화에 의해 구강·안면 주위의 세포생물학적인 프로세스에 영향을 주어 안티에이징으로 연결될 수 있다고 생각합니다.

이시노 유미코·이시노 요시오(치과위생사·치과의사, 후타고마가와 가든 교정치과)

MFT에서의 얼굴 형태 평가

MFT에서는 안정 시의 안모 형태에 따라 '구순폐쇄부전', '구륜근 과긴장', '구순 이완', '구각이 아래로 내려가 있다('ㅅ' 자형 입)', '이부의 긴장(사탕을 물고 있는 것 같은 주름)' 등으로 평가하고, 스마일 시의 안모에 대해서는 '구각이 올라가지 않는다', '상악의 치아가 보이지 않는다' 등의 평가를 합니다. 게다가 '표정이 쓸쓸해 보인다', '무표정' 등의 소통을 할 때의 표정이나 인상에 대해서도 평가하고 있습니다. 이러한 상태의 환자에게는 구강습관 등으로 구강주위근의 힘의 균형이나 움직임 자체가 나쁜 경우에 MFT를 지도함으로써 얼굴 개선을 기대할 수 있습니다. 게다가 표정근 훈련을 더함으로써 얼굴의 표정이나 인상을 개선할 수 있습니다.

표정근 훈련

표정근(그림 1)은 일상생활에서는 20~30% 정도만 사용한다고 합니다[1]. 움직이지 않으면 근육이 쇠약해지고 움직임이 더 나빠집니다. 또한 연령 증가 등으로 인해 근력이 쇠약해지면, 중력에 대하여 형태를 유지하지 못하고 처지게 됩니다. 그리고 이것이 얼굴 주름이나 늘어짐으로 나타나 팔자주름이나 구각이 늘어져, 뺨의 주름이나 이중턱 등이 생기게 되고 표정도 딱딱해집니다. 이러한 점으로부터 다양한 표정근 훈련이 제창되고 있습니다.

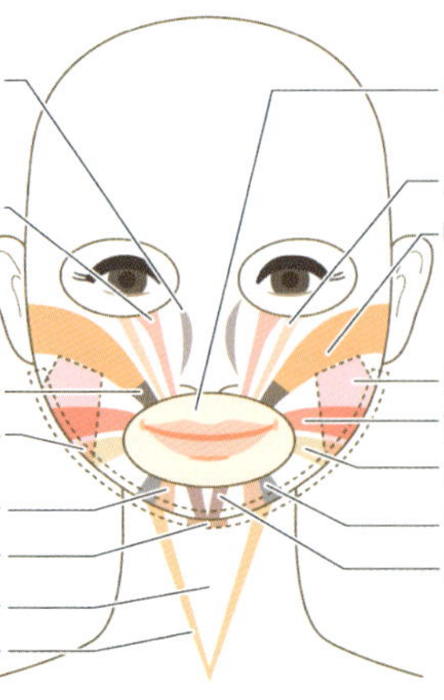

그림 1. 주요 표정근.

표정근 훈련 시에는 스트레칭에 의해 연조직을 유연하게 하여 움직임을 부드럽게 함으로써 가동역을 넓힙니다[2]. 그리고 안면에 주행하는 여러 가지 표정근 하나하나를 강하게 의식하여 움직임으로써 유연해지고 표정도 풍부해집니다. 이러한 움직임에 의해 안면의 혈류가 촉진됨으로써 피부가 탱탱해지고 매끄러워지는 등 피부조직에도 좋은 영향을 주며, 주름 및 처짐을 예방하는 데도 효과가 있습니다.

MFT에서의 표정근 훈련 도입법

MFT에 의해 구강주위근의 균형을 정돈함으로써 표정근도 단련할 수 있습니다. 그러기 위해 MFT에 표정근 훈련도 포함하면 좋습니다[3-7]. 우선 구강주위근 스트레칭을 하여 근육을 유연하게 함과 동시에 움직임을 부드럽게 하여(그림 2), 복잡한 표정근 하나하나의 주행이나 움직임을 의식한 훈련을 실시함으로써 새로운 효과를 기대할 수 있습니다.

또한 대협골근이나 구각거근 등 관련 근을 의식하여 구각을 거상하는 훈련을 함으로써(그림 3) 'ㅅ' 자 입이나 볼 처짐이 개선되어 더 좋은 미소와 풍부한 표정을 갖게 됩니다. 그리고 설근이나 악설골근 등의 혀

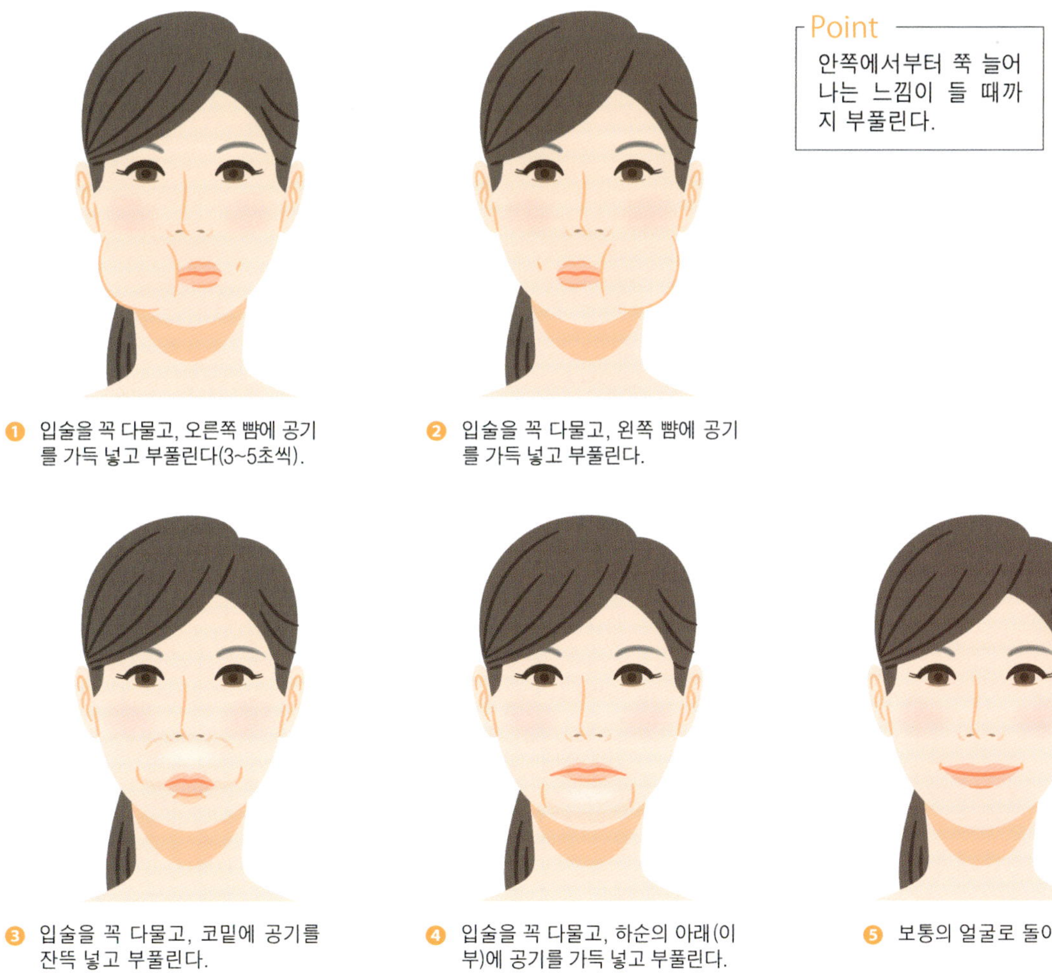

그림 2. 구순폐쇄력을 강화하면서 구강주위근 스트레칭을 한다. 구순폐쇄력을 강화하면서 구륜근·협근·이근 등 구강주위근의 스트레칭을 하는 훈련이다. 구순을 확실히 조여서 다무는 것으로 좌우 뺨 부분, 코의 하부, 이부를 부풀려 공기를 모아 각각 3~5초 반복한다. 안쪽부터 근육 스트레칭을 하면 유연해지고 균형이 잡히기 쉬워진다. 위와 같은 요령으로 부글부글 가글하는 것도 가능하다.

거상에 관련하는 근육을 의식하여 혀 거상훈련이나 연하훈련을 함으로써 저위설이 개선되고 이중턱의 개선도 가능합니다.

MFT 저작훈련과 일상의 안티에이징

MFT에 의한 저작훈련은 올바른 구강기능을 습관화하기 위해서도 중요한 훈련입니다. 구강주위근을 바르게 사용해 저작함으로써 교근을 단련하는 것은 물론, 교근 주위에 있는 표정근인 구륜근·협근 등에도 크게 영향을 주어 혀를 바르게 사용해 연하함으로써 설근·악설골근이 단련됩니다. 바른 저작·연하를 하면 구강주위근이 균형 있게 사용되기 때문에 연조직의 유연성이 유지되며 타액분비도 촉진됩니다. 저작은 평생 하는 일이므로, 바른 저작·연하 습관을 기르게 하는 것이 중요합니다.

MFT에 의한 구강주위근 훈련 및 저작·연하 훈련에 의해 구강주위근의 유연성을 향상시켜 균형 있게 움직일 수 있도록 훈련하는 것, 일상생활에서 올바른 저작·연하 습관을 몸에 익히는 것은 안티에이징뿐만 아니라 오럴프레일의 예방에도 연결됩니다.

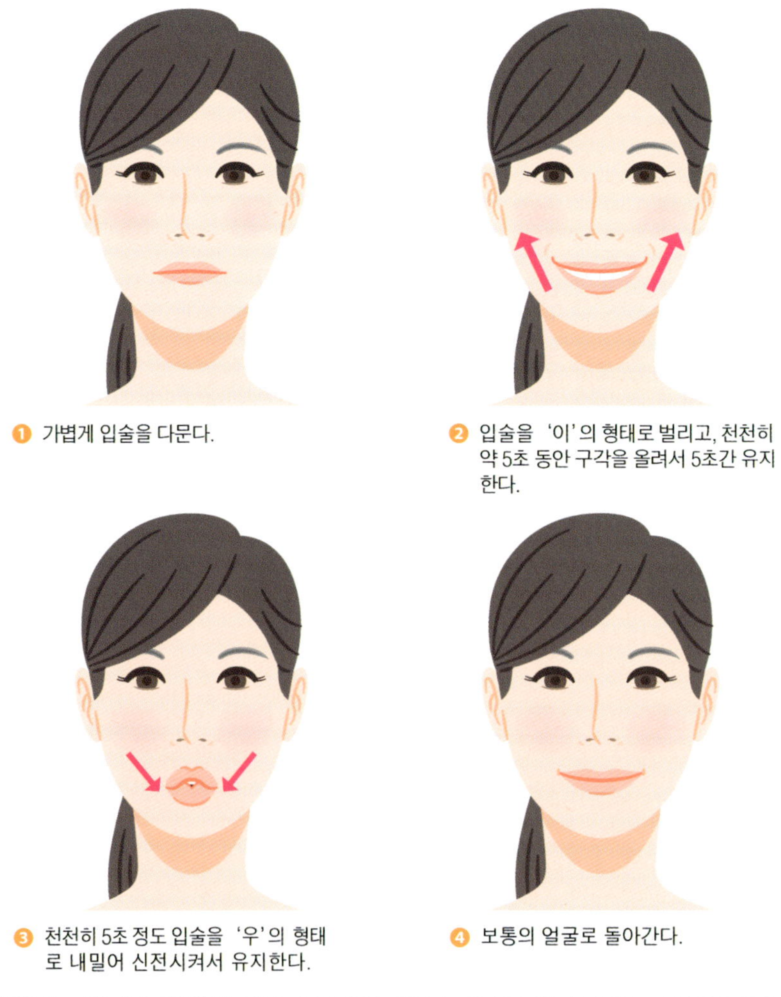

그림 3. 구각거상훈련(웃는 얼굴의 훈련)을 위한 스트레칭. 뺨을 높이 위로 올려 구각을 거상하여 상악 전치부터 소구치부 이상까지 보이도록 5초간 유지한다(이–). 다음으로 구각부를 내밀어 신전시킨 채 5초간 유지한다.

Q. 07 혀가 큰 사람이나 크게 보이는 사람의 경우에는 어떻게 대응할까요?

A. 혀의 크기를 수치로 나타내는 것은 어렵고 외견으로 판단해야 하지만, 혀가 크다고 생각되는 증례는 공극치열, 개방교합 등의 부정교합을 나타내는 경우가 많이 있습니다. 벡위트·비데만 증후군(Beckwith-Wiedemann syndrome)처럼 명확하게 거설을 동반한 선천성 질환인 경우에는 혀축소술을 시행합니다. 그러나 일반적으로는 혀가 크게 보여도 근육 이완이 요인인 경우가 대부분이므로 MFT로 대응할 수 있습니다.

사카모토 테루오(도쿄 치과대학 치과교정학 강좌 강사)

혀의 크기와 부정교합

치아의 위치는 설근이나 구륜근, 협근 등 치아를 둘러싼 구강주위근 근력의 균형에 따라 결정됩니다. 치아 안쪽에서는 혀, 바깥쪽에서는 구순이나 뺨의 힘이 치아에 영향을 미칩니다. 치열에 가해지는 근압의 균형이 깨지면 부정교합의 원인이 됩니다. 즉 혀가 크면 설압의 항진에 의해 치아의 순측·협측 경사를 유도해 상·하악전돌이나 개방교합, 공극치열의 원인이 됩니다.

선천이상의 하나인 벡위트·비데만 증후군[1](그림 1)은 거설, 거대아, 탯줄헤르니아를 주증상으로 하는 질환으로, 1만 명 중 1명의 발생률이라고 합니다. 거설에 대해서는 언어의 영향을 고려하고 2~3세경에 혀축소술(그림 2)이 시행되지만, 술후에도 정상과 비교하면 아직 혀가 크기 때문에 적정한 혀 기능의 획득을

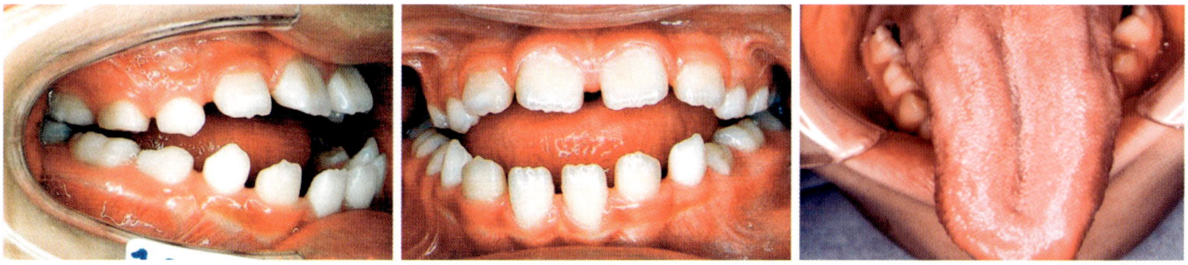

그림 1. 벡위트·비데만 증후군(Beckwith-Wiedemann syndrome).

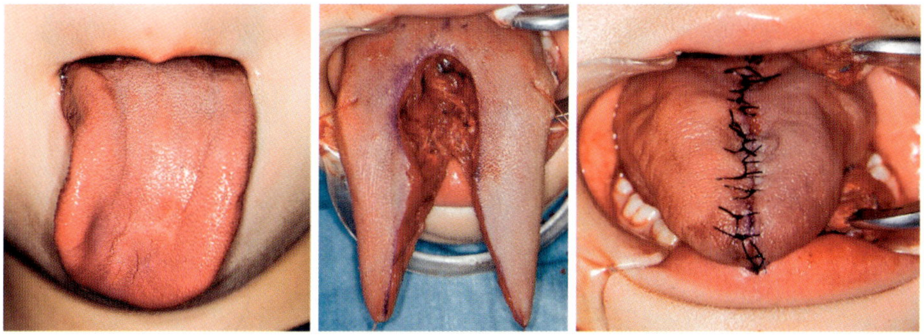

그림 2. 혀축소술.

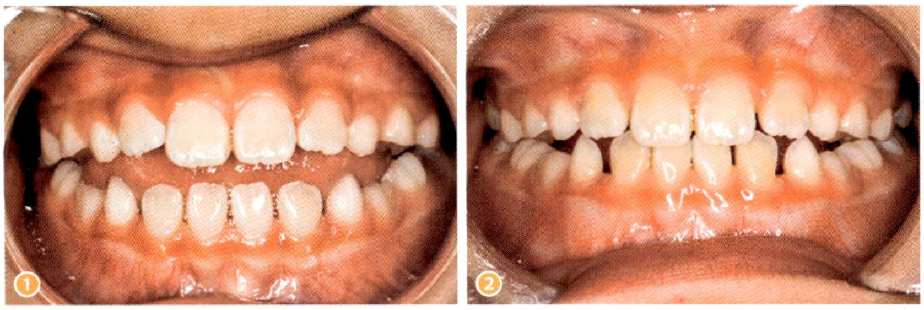

그림 3. 벡위트·비데만 증후군의 MFT 지도 전후. ❶ 혀가 크고 전방·측방부 개방교합을 나타내고 있다. ❷ MFT 지도 10개월 후. 개방교합의 개선이 보인다.

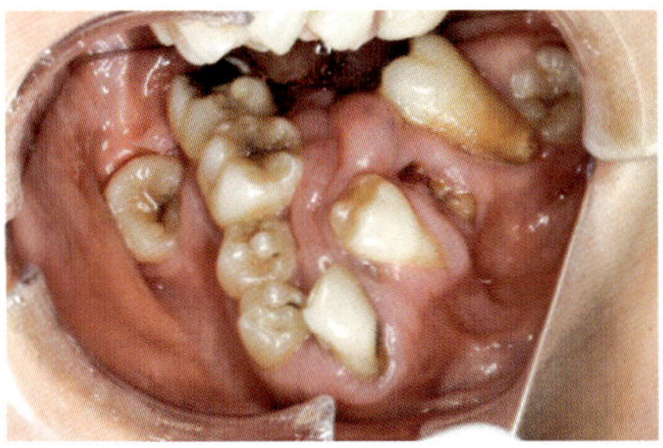

그림 4. 소설증.

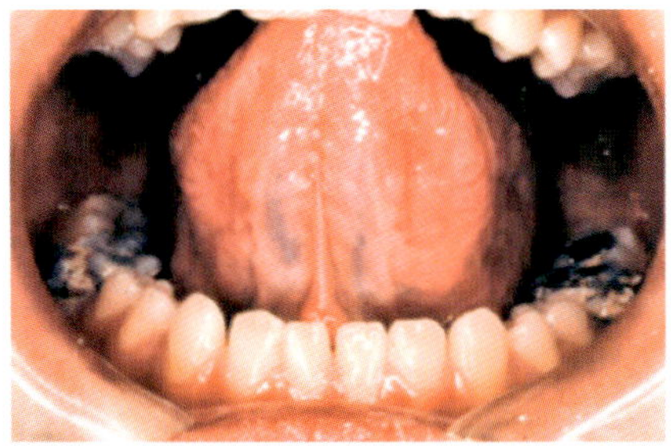

그림 5. 혀 거상.

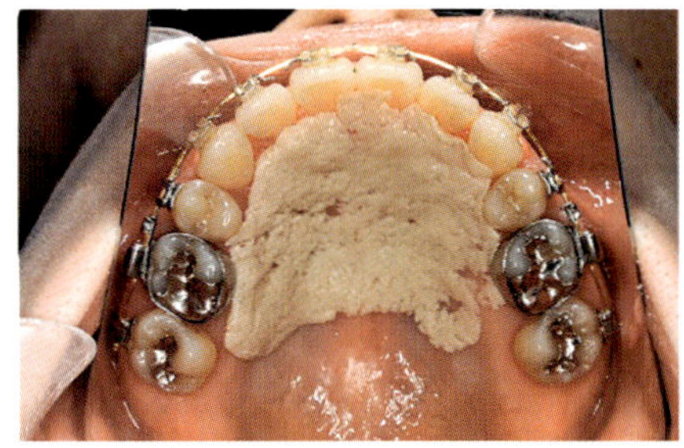

그림 6. 껌을 이용한 훈련.

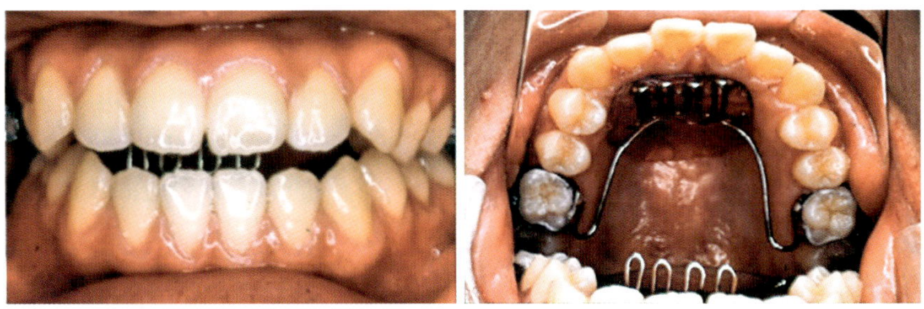

그림 7. 혀 습관 제거장치(텅 가드, 텅 클립).

위해 MFT를 실시할 필요가 있습니다(그림 3). 반대로, 극히 드물지만 소설증(그림 4) 및 무설증인 경우에는 설압 저하와 상대적인 순압, 구순압 항진으로 인해 치열궁 협착이나 총생이 발생합니다.

혀가 큰 환자의 MFT 실제는?

혀가 큰 환자는 혀 근육이 이완되어 있고 하악치열 교합면에 혀가 올라가 있는 저위설이 나타나는 경우가 많이 보입니다. 따라서 MFT의 기본은 혀 거상훈련과 혀를 조이는 훈련이 주가 됩니다. 혀는 근육 덩어리로 수의근이기 때문에, 트레이닝에 의해 그 위치나 기능을 바른 상태로 할 수 있습니다.

구체적으로는 스폿 위치를 지도하고(p.34 참조), 바른 연하 시와 안정 시의 바른 혀 위치를 기억하게 할 필요가 있습니다. 다음으로는 혀를 거상시켜 스폿 위치로 혀를 누름으로써(그림 5), 혀의 거상근을 단련할 수 있습니다.

게다가 포핑(혀 전체를 구개에 빨아올리고, 그대로 입을 크게 벌린 다음, '딱' 하고 혀를 떨어뜨림)(p.34 참조)이나 껌을 혀로 구개에 눌러 붙이는 동작[2](그림 6) 등도 효과가 있습니다.

또한 혀가 큰 환자는 농설벽이나 텅 트러스트(연하 시에 혀를 돌출시키는 습관)가 있는 경우가 많기 때문에, 이러한 습관을 개선하기 위해 일시적으로 혀 습관 제거장치(텅 가드, 텅 클립)(그림 7)를 병용하는 것도 유효합니다.

MFT — 수면무호흡증후군을 위한 새로운 보조요법

Joy Lea Moeller BS, RDH
Samanta Weaver MS
(번역: 이마무라 미호)

수면장애와 MFT

최근 MFT는 수면장애가 있는 환자까지 그 적응이 확대되고 있습니다. 최근, 수면학회지("*Sleep*")에 게재된 연구(331건)의 새로운 메타분석에 따르면, MFT를 통해 무호흡저호흡지수(AHI)가 성인은 약 50%, 어린이는 약 62% 감소하였습니다. 또한 MFT를 경험한 성인에게서 산소포화도 개선, 코골이 경감, 졸음 개선 등이 보고되었습니다[1].

새로운 연구에 따르면, 기도 수술(편도적출술 및 아데노이드 절제술 등)만으로 폐색성 수면무호흡증후군을 완전하게 개선하기에는 충분하지 않다는 것이 시사되었습니다. 어린이의 경우에는 편도적출술 및 아데노이드 절제술에 의해 기도 폐쇄를 개선할 수 있지만, 편도나 아데노이드 비대로 고생하는 환자는 구호흡, 부적절한 입의 자세위, 부적절한 호흡 패턴 등의 구강습관이 나타날 가능성이 많습니다. 이러한 수술로 성공률을 높이기 위해서는 비호흡의 획득이나 바른 저작·연하를 위해 행동 패턴의 개선이 필요합니다[2,3]. 치료기술로는 다음 내용이 포함됩니다.

① 호흡근의 올바른 사용
② 공기량을 줄인다. 또는 표준화한다(흡입하는 공기량을 줄이거나 적정량으로 함).
③ 위의 사항들을 안정 시, 활동 중, 대화 중, 수면 중 및 운동 중에 실시한다.

미국의 MFT에는 적절한 저작·연하 기능의 획득을 위한 치료와 함께 호흡지도가 포함되어 근기능장애 치료에 도움이 되고 있습니다. 이제야 임상 연구에서 호흡지도가 수면장애의 치료에 포함되어야 한다고 시사되고 있습니다[4]. 수면호흡장애와 관련하여 MFT는 계속적으로 비호흡의 회복을 도울 수 있고, 발육 초기에 시행되는 경우에는 수면호흡장애 환자에게서 흔히 볼 수 있는 두개안면의 열성장을 개선시키는 데 도움이 됩니다.

스탠퍼드 대학교의 새로운 수면무호흡증후군 가이드라인

표 1은 스탠퍼드 대학교의 새로운 수면무호흡증후군의 가이드라인입니다. 수면무호흡증후군은 기능적 또는 구조적 제한(또는 둘 다)에 의한 것이므로 적절한 치료목표를 세워야 합니다. 질환의

표 1. 폐색성 수면무호흡증후군(OSA)의 치료 가이드라인

1단계:
- 체중 감소
- 수면위생(질 높은 수면을 취하기 위한 환경을 정돈함)
- 알코올 소비량 감소
- 자는 자세(positional sleep)
- 턱 스트랩

개선이 없는 경우의 2단계:
- CPAP의 교육과 지원

개선이 없는 경우의 3단계:
- 하악전방유도장치

개선이 없는 경우의 4단계:
- 목 수술

개선이 없는 경우의 5단계:
- MMA 수술(상/하악 전방이동수술)

표 2. 수면장애에 따른 임상의의 역할

1. 검출
   - 전 환자의 수면 스크리닝
   - 수면시험의 필요성을 판단
2. 개입
   - CPAP / MAD(하악전방유도장치)
   - MFT / 호흡지도
   - MMA(턱 수술) / 그 밖의 기도수술
   - 치과교정용 확대장치
3. 예방
   - 임신 중의 조기교육
   - 모유육아 / 습관제거, 인공젖꼭지 / 베이비푸드 / 쏟아짐 방지 컵
   - 근기능요법 / 호흡교육
   - 절단 / 순측, 협측 / 설측

정도에 따라 기능적인 접근으로서 MFT 지도를 실시하는 것을 고려합니다. 구개 확대 전에 MFT를 실시하는 경우도 있고 확대 중, 확대 후, 또는 확대의 모든 기간에 MFT가 응용되기도 합니다.

최근의 연구에서는 MFT와 교정장치를 병용함으로써 더 좋은 교정치료 결과를 얻을 수 있다는 것을 알 수 있습니다. 또한 경비적 지속 양압호흡요법(CPAP)은 MFT와 매우 궁합이 잘 맞아[5], MFT를 실시함으로써 하악전방유도장치 장착이 한층 수월하다고 알려져 있습니다[6].

MFT 분야에서 근거의 과학이 발전하고 있는 현재, 미국을 시작으로 여러 나라에서는 MFT를 시행하는 임상의의 역할이 급속하게 변화되고 있습니다. 우리는 현재, 수면장애에 대한 표 2의 3가지 분야(검출, 개입, 예방)에서 역할을 하고 있습니다.

설소대와 수면장애

설소대 검사는 적절한 구강기능을 위해 고려해야 할 중요한 영역입니다. 2015년에는 브라질에서 설소대 검사를 위한 예산이 가결되었습니다. 움직임이 제한된 설소대는 근기능장애의 원인 중 하나로 여겨지며 섭식장애[7], 자세 문제[8], 치열교정 문제(특히 Ⅲ급 부정교합)[9,10] 및 수면장애로 발전할 가능성이 있습니다.

최근의 연구에서는 짧은 설소대에 의해 혀의 움직임이 억제되는 것이 수면장애와 상관 가능성이 있는 것으로 시사되었습니다[11]. 이것은 혀가 경·연구개에 충분히 들어 올려지지 못해 기도가 열린 채로 유지할 수 없기 때문입니다.

현재 조기 개입으로 수면장애를 예방할 수 있다고 합니다. 오랜 세월에 걸쳐 교정치료에 사용되고 있는 치료기술은, 후에 문제를 일으킬 가능성이 있는 기능부전의 패턴이 조기에 구축되는

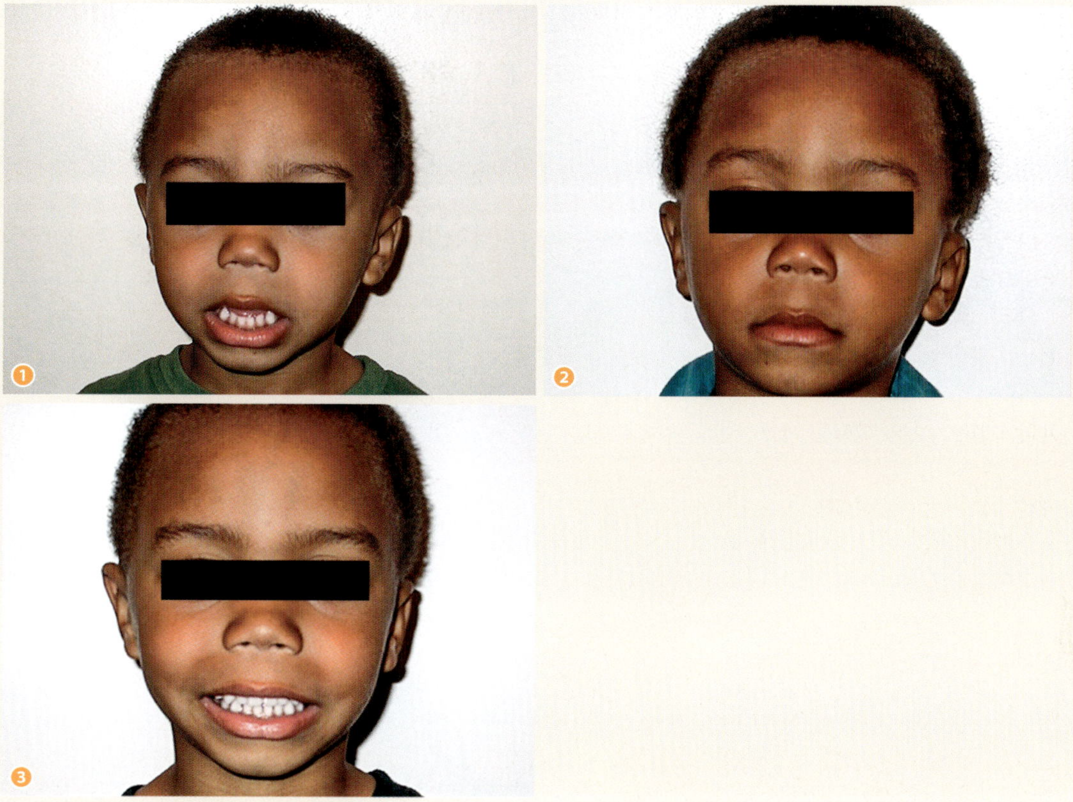

그림. 구호흡이 있는 어린이에게 MFT 시행. ❶ 술전의 3세 남아. Angle Ⅲ급, 안정 시에 저위설로 상순을 무는 습관이 있으며 설소대 부착이상, 구호흡을 보인다. ❷ 6개월 후. 설소대절제술과 MFT를 했을 때, 비호흡이 되어 구강습관이 보이지 않게 되었다. ❸ 5세 때. 구강기능은 정상으로 교합도 Angle Ⅰ급이었다.

것을 막을 수 있습니다. 이러한 문제는 성인뿐만 아니라 인지발달 저하의 징후가 보이는 아이들에게도 영향을 줍니다[12]. 이 영역에서는 더 많은 연구가 필요하며, 필자들은 근기능장애 치료에서 '구조'와 마찬가지로 '기능'의 가치를 뒷받침하여 최적화하기 위한 예비적인 연구를 실시하고 있습니다.

형태와 기능은 근기능장애를 잘 치료하기 위해 서로 관련되어 있어, 환자 관리를 위해서도 학문적인 접근이 열쇠가 됩니다.

고령기

고령자의 구강기능과 MFT

쿠로이와 쿄코(치과의사, 무라타 치과의원)

고령자의 구강기능저하

고령의 환자에게는 설령 진료실로 걸어올 수 있다고 해도 심신의 쇠약함이 시작되어 있는 경우가 적지 않습니다. 고령자의 구강 내를 해마다 검진해보면 위생 상태가 나빠지는 경우가 있습니다. 이는 안질환이나 손가락의 조작성 저하, 구강감각 둔화, 체력이나 기력 저하 등에 의해 '잘하고 있었던 일이 어느새 잘 되지 않게 된다'는 것에 의한 현상입니다.

구강기능의 쇠약은 사회성 및 정신심리의 저하로부터 시작되어 구강에 대한 관심도의 저하를 통해 우식·치주병이 증가하고, 한층 더 진행되면 음식을 잘 흘리거나 혀 움직임의 저하 등의 징후가 나타납니다(오럴프레일, p.144의 COLUMN '오럴프레일과 구강기능저하증' 참조). 진료실에서 관찰하고 있으면, 양치나 저작·연하를 할 수 없게 되어 의치가 맞지 않게 되는 등 구강기능 면에 문제가 있는 경우를 많이 볼 수 있습니다. 이러한 구강기능의 저하는 오연이나 질식사고로 이어질 수도 있어, 예방의 관점에서도 조기에 그 징후를 파악하고 적절한 대응이 필요합니다.

고령자에게는 수분 섭취가 부족하여 탈수나 저영양에 빠지기 쉬우며, 전신질환이나 약물의 영향으로 구강건조를 초래하는 경우도 적지 않습니다. 더욱이 인지적인 문제를 동반하는 분들도 매우 많아지고 있습니다.

접근 포인트

구강기능저하를 알기 위해서는 환자가 내원하였을 때부터 전신 상태를 관찰하는 것이 중요합니다. 보행 상태, 표정, 목소리, 안색 등 이전과 변화가 없는지, 양치를 할 때 잘 흘리지 않는지 등을 확인합니다. 그리고 환자의 상태에 맞추어 신체 조정, 앉는 자세, 호흡 상태 등의 개선뿐만 아니라 구강 체조, 표정근 마사지, 구강주위근의 기능을 높이는 재활(rehabilitation)훈련 등을 실시합니다.

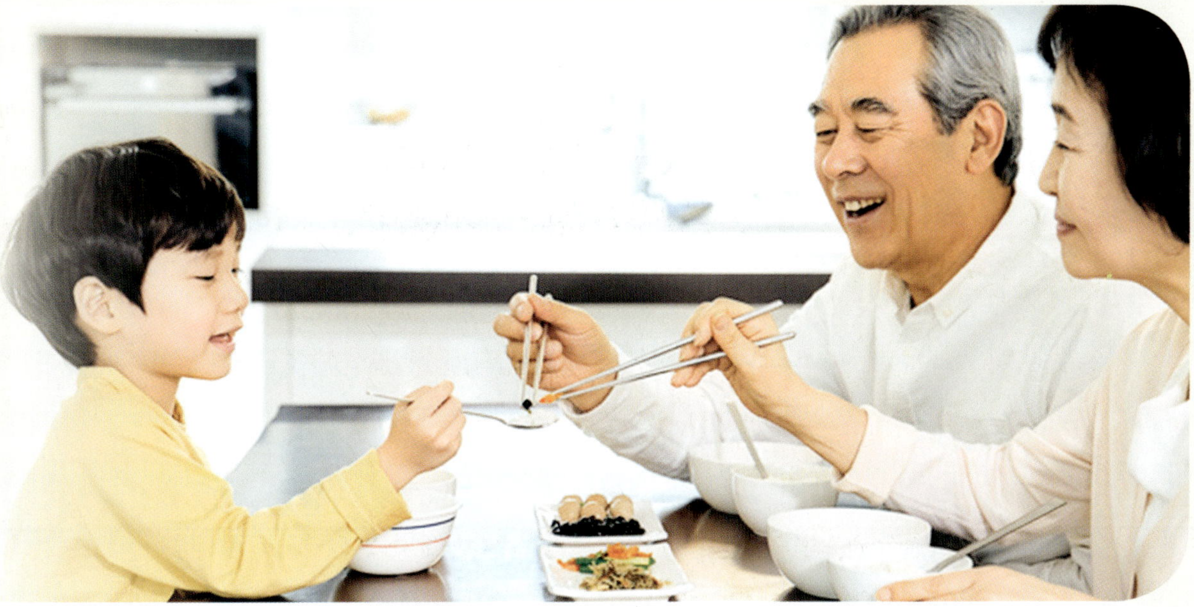

이때에 주의해야 할 것은 'MFT'와 '재활훈련'의 다른 점입니다. 고령기의 경미한 쇠약해짐을 보이는 환자에 대해서는 예방을 위해 MFT가 유효하다고 생각되지만, 진행된 구강기능저하에 대해서는 기능저하를 유지·향상시키기 위한 적극적인 재활훈련이 필요하게 됩니다. 또한 이러한 재활훈련과 저영양을 막기 위한 식사 지원을 병행하는 것이 필요하므로 의사, 관리영양사, 재활치료사, 간호사 등을 비롯하여 여러 직종과 연계하여 대응해가는 것이 중요합니다.

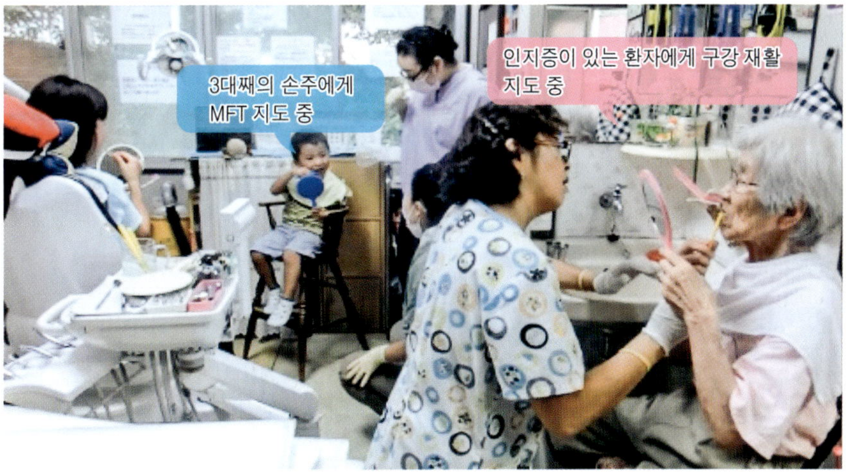

그림. 개원 시부터 40년간 정기검진을 위해 내원하고 있는 가족들의 모습.

Q. 01 통원 가능한 고령자의 기능저하를 어떻게 막을 수 있을까요?

A. 치과의원은 생활에 밀착된 의료기관으로서 환자의 변화를 알아채기 쉽습니다. 환자의 구강기능뿐만 아니라 신체기능이나 인지기능에 대해서도 주의 깊게 관찰하고, 지금까지의 변화를 감지합니다. 필요에 따라 구강에 대한 재활훈련의 도입이나 다른 직종과의 연계가 예방으로 이어집니다.

쿠로이와 코코(치과의사, 무라타 치과의원)

고령자의 기능저하를 알아챘다

환자가 오랜 세월에 걸쳐 계속 다니는 경우가 많은 지역의 치과의원에서는 '단골 치과의사'가 환자의 생활환경이나 심신의 변화를 눈치채기 쉬운 위치에 있습니다.

환자가 내원하였을 때의 보행 상황이나 인사하는 소리, 표정, 피부 윤기, 체중 증감 등으로부터 전신적인 기능저하의 징후를 깨닫는 것이 중요합니다. 또한 대답하는 것으로부터 인지기능에 대해서도 관찰합니다. 인지기능 저하의 징후가 보이는 경우에는 가족에게 연락하고, 관련 서적 등을 찾아 지식을 갖춘 후 자연스럽게 전문 외래 진료를 받도록 재촉하는 경우도 있습니다. 이러한 대처로 중증화를 예방하는 것이 중요합니다.

탈수·저영양에 대해서는 관리영양사에게, 간호에 관해서는 간호사에게 상담하고, 섭식·연하에 대해서는 의사·간호사와 연계하는 등 일상적으로 가족이나 타 직종과 원활히 연락할 수 있는 체제를 만들어두는 것이 필요합니다.

구강기능의 평가

구강기능저하(그림 1)에 대해서는 양치질을 관찰하는 것이 매우 유효합니다. '부글부글 가글' 및 '와글와글 가글'을 하도록 하고, 가글하는 소리나 모습으로부터 구강기능 중에서 특히 혀의 움직임을 평가합니다.

계속해서 협근·설근(내설근·외설근)·구륜근 등을 움직이는 체조를 실시하고, 그 상태를 평가하는 것도 좋을 것입니다. 예를 들어, 협근에서는 움직임에 좌우 차가 없는지, 구륜근에서는 구순폐쇄가 가능한지, 혀가 전후와 상하좌우로 움직일 수 있는지 등을 시험해보고 움직임이 약한 곳은 재활훈련을 하도록 합니다. 체어사이드에 껍질이 있는 땅콩 등 테스트 푸드를 상비하고, 식괴 형성을 어떻게 할 수 있는지를 관찰하는 것도 좋습니다.

또한 자세가 나쁘면 섭식·연하 기능에도 영향이 있기 때문에 자세를 바르게 하는 것도 중요합니다. 백인백색, 질환, 투약, 전신이나 구강의 기능은 다르기 때문에, 우선 현 상황을 평가한 후에 개인에게 맞는 재활훈련의 종목을 생각합니다.

예방을 위한 재활훈련 종목의 한 예

설골상근군은 혀를 움직이는 데 중요한 근육입니다. 고령자에게는 설골상근군의 폐용 징후가 보이기 때문에 혀가 딱딱하게 되는 경우가 있습니다. 이러한 경우에는 구상 브러시(크루리나브러시 시리즈, 오랄케어)를 사용한 마사지 및 혀를 움직이는 트레이닝, 구강주위근 스트레칭 등의 직접적인 훈련을 시행합니다(그림 4, 5).

또한 삼키는 것과 관련된 근육으로 인두근군이 있습니다. 혀의 움직임이 나쁜 환자에게는 혀가 아래로 내려가 설근이 상방으로 거상되어 딱딱하게 수축하는 것과 동시에, 연구개와 구개수가 내려가 구협 공극이 없는 상태가 되어 삼키기 어렵게 되는 경우가 있습니다. 구강 내를 관찰할 때에는 인두와 설근의 상태를 관찰하여, 구협이 좋아지게 된 경우에는 인두를 넓히고 설근을 부드럽게 하는 재활훈련(아래)을 합니다.

- 내설근·외설근의 재활훈련(그림 2)
- 연구개·구개수의 구상 브러시에 의한 스트레칭(구토반사에 주의)
- 구강 내를 세정하고, 타액선 마사지 및 구상 브러시에 의한 스트레칭을 하여 타액이 분비되면서 연하한다.

어느 것이든 주치의로서 환자의 생활을 돕는다는 관점에서 예방을 하는 것이 중요합니다.

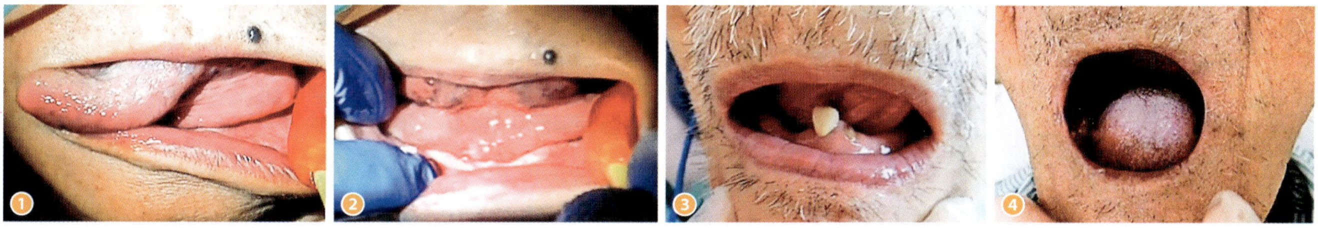

그림 1. 기능저하를 보이는 구강의 예. ❶ 내설근과 외설근이 이완되어 내설근이 오른쪽으로 편위되고, 외설근은 거상되어 있다. ❷ 내설근과 외설근이 쇠약하여 혀가 2개로 겹쳐진 것처럼 보인다. ❸ 내설근이 왼쪽으로 편위되고 혀가 구개에 붙어 있다. ❹ 내설근이 딱딱해져 인두를 막고 있다.

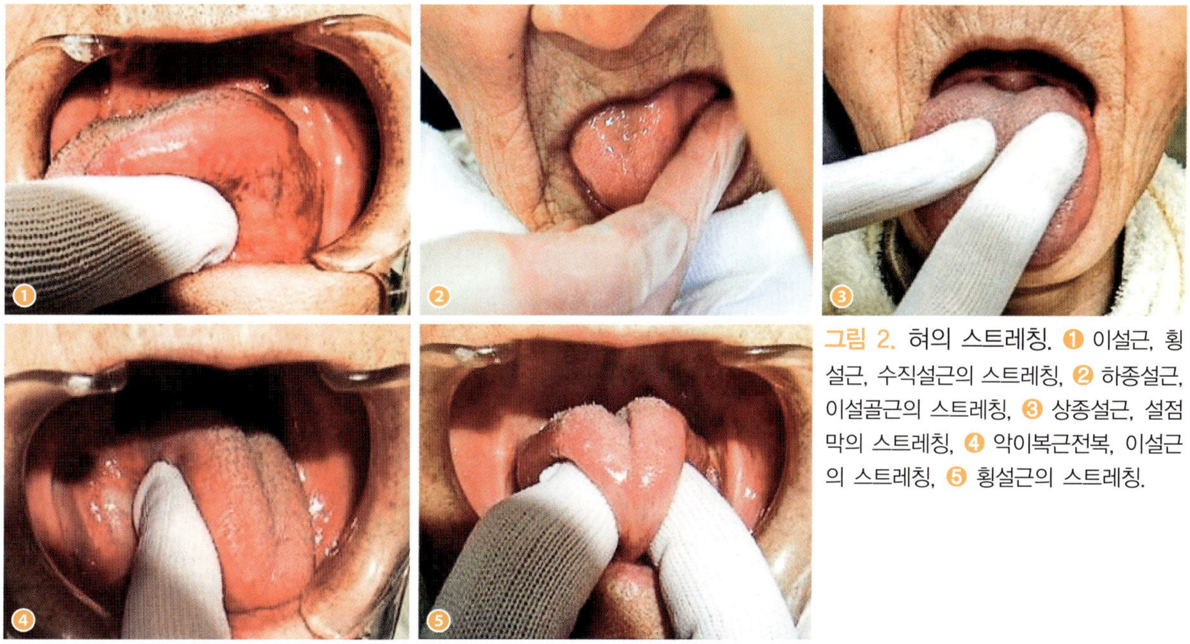

그림 2. 혀의 스트레칭. ❶ 이설근, 횡설근, 수직설근의 스트레칭, ❷ 하종설근, 이설골근의 스트레칭, ❸ 상종설근, 설점막의 스트레칭, ❹ 악이복근전복, 이설근의 스트레칭, ❺ 횡설근의 스트레칭.

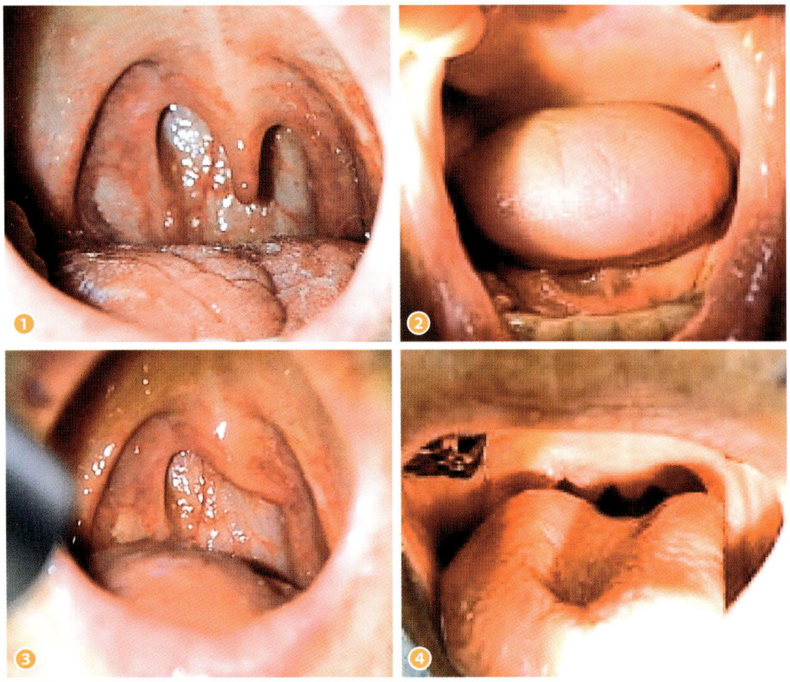

그림 3. 인두의 관찰. 혀의 움직임이 나쁜 환자에게서는 혀가 후방으로 내려가 구협의 공극이 없는 상태가 되어 삼키기 어렵게 된다. ❶ 구협의 면적이 확보되어 있다. ❷ 구협이 좁아져 있다. ❸ 구개수가 구개인두궁에 붙어 있다. ❹ 구개인두궁, 구개범거근, 구개인두근이 움직이지 않는다.

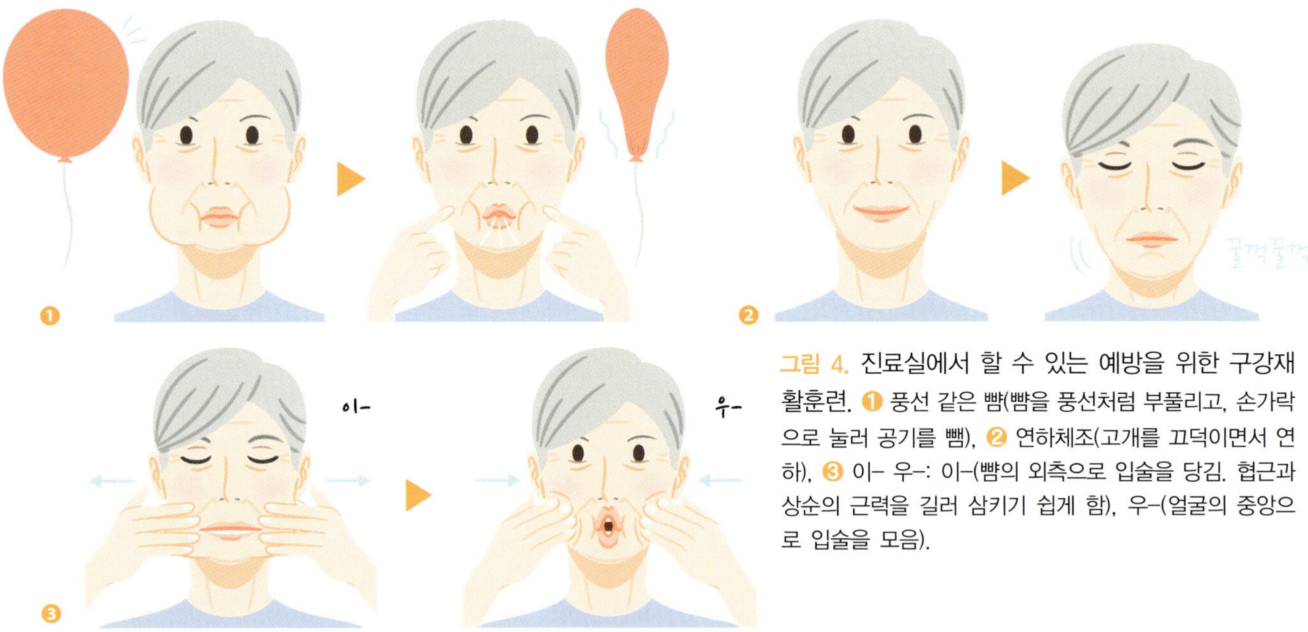

그림 4. 진료실에서 할 수 있는 예방을 위한 구강재활훈련. ❶ 풍선 같은 뺨(뺨을 풍선처럼 부풀리고, 손가락으로 눌러 공기를 뺌), ❷ 연하체조(고개를 끄덕이면서 연하), ❸ 이– 우–: 이–(뺨의 외측으로 입술을 당김. 협근과 상순의 근력을 길러 삼키기 쉽게 함), 우–(얼굴의 중앙으로 입술을 모음).

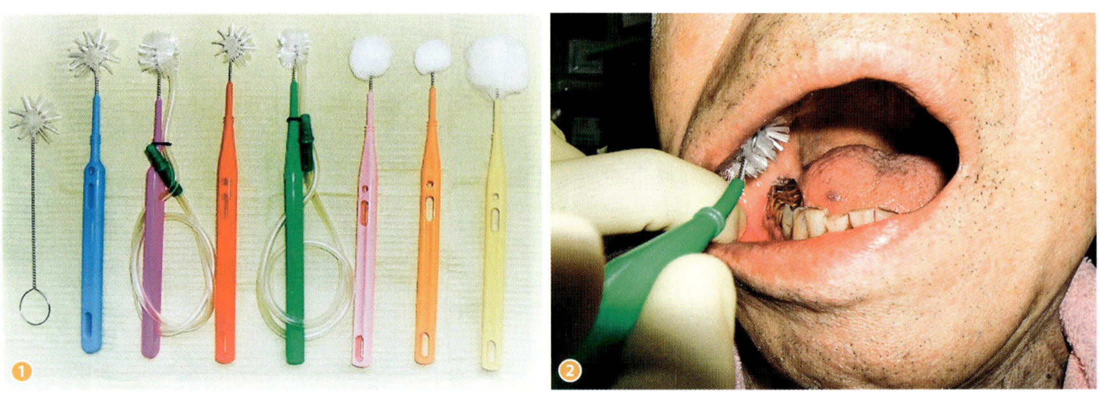

그림 5. 구상 브러시를 사용한 구강 스트레칭. ❶ 크루리나 브러시 시리즈(오럴케어), ❷ 구강 내에서 사용하는 모습.

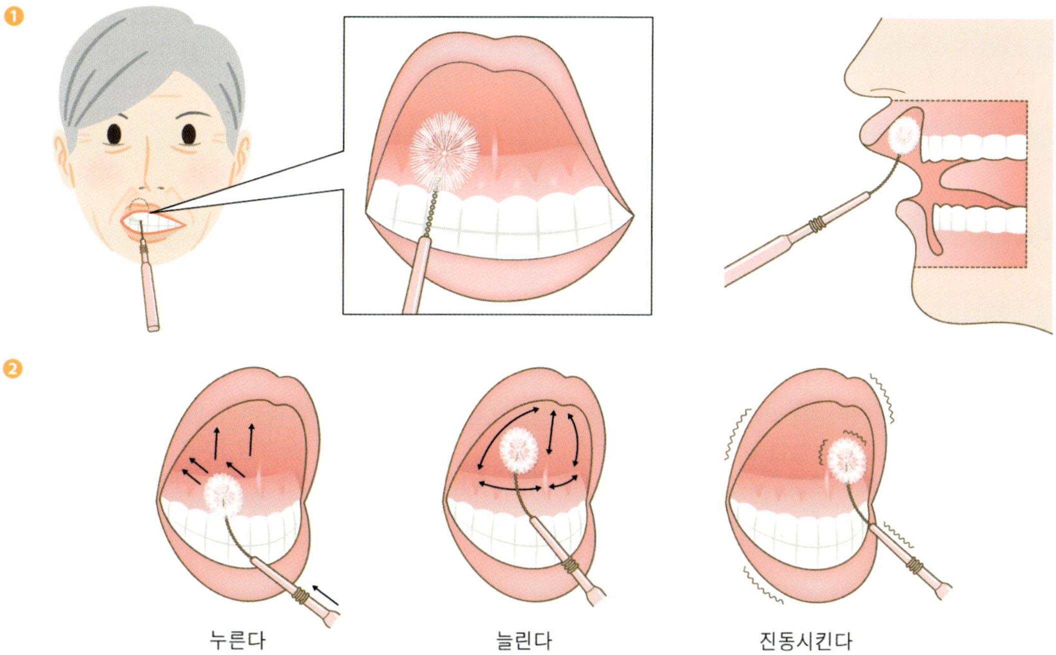

그림 6. 구상 브러시를 사용한 상순 내측의 스트레칭. ❶ 브러시를 상순의 내측과 치은의 경계(치은협이행부)까지 넣는다. ❷ 치은협이행부에 브러시를 댄 후 누르고, 늘리고, 진동시킨다. * 하순도 똑같이 한다.

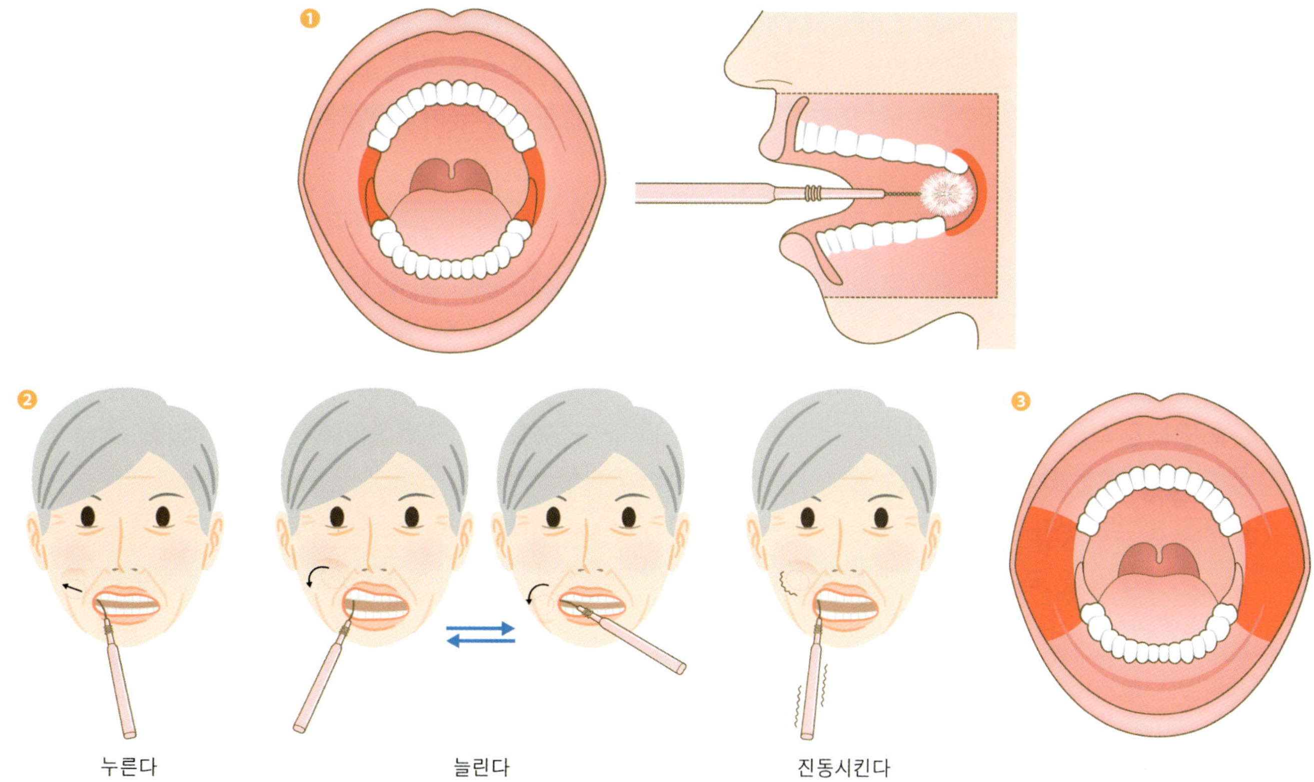

그림 7. 구상 브러시를 사용한 상·하악 치은의 안쪽, 뺨 내측의 스트레칭. ❶ 브러시를 치열의 안쪽 점막부까지 넣고 빨간 부분의 스트레칭을 한다. ❷ 브러시로 누르고, 늘리고, 진동시킨다. ❸ 뺨의 내측(빨간 부분)도 똑같이 스트레칭을 한다.

Q. 02 고령자의 구강건조증, 설통증에 구강주위근의 훈련이 유효합니까?

A. 고령자의 설통증 원인을 크게 나누면 칸디다균의 증식으로 발병하는 증례가 많고, 그 밖에는 디스키네지아(dyskinesia, 운동장애)나 혀 습관, 심인성 원인 등이 있습니다. 구강건조증의 경우에 타액량 감소로 칸디다균이 증식한 증례에는 항진균제 투여와 함께, 구강주위근 훈련으로 타액분비를 촉진하는 것이 칸디다균 증식 억제에 효과적입니다.

한편, 혀 습관이 원인이 되는 경우나 심인성 원인의 증례에 대해서도 구강주위근 훈련에 의해 혀 이외에 의식을 분산시킴으로써 증상이 개선된다고 합니다. 또한 이러한 훈련은 정신을 안정시키는 세로토닌의 분비를 높이고, 증상의 경감으로도 이어질 수 있습니다.

사이토 이치로(쓰루미 대학 치학부 병리학 강좌 교수)

고령자의 구강건조증

고령자의 구강건조증의 원인은 다양하여 고혈압증을 위한 강압제 복용이 원인이 되는 등 약제성이 많으며, 당뇨병, 지질이상증, 동맥경화 등의 노화 관련 질환에도 기인한다고 알려져 있습니다. 게다가 식생활 습관이나 연령 증가에 따른 근력저하 등 구강건조증의 원인은 복합적이며, 이 질환자 대부분이 다양한 스트레스를 안고 있는 점에서 정신적 스트레스로 인한 구강이상감에 의한 구강건조증도 적지 않을 수 있습니다. 이러한 일상적인 생활습관이 개입하여 발병하는 경우가 많기 때문에, 구강건조증 환자에 대해서는 구강주위근 훈련을 포함한 전신적인 운동이나 식사를 포함한 라이프스타일의 제안이 중요합니다.

노화의 과정에 수반하는 타액분비 장애가 개선되면 구강 내 자정작용 개선 등의 효과가 기대되며, 오연성 폐렴 등을 막는 것도 가능합니다(그림 1). 게다가 타액은 음식물의 저작·연하를 도와 미각이나 식감을 느끼고 즐기게 하기 위해 중요하므로 타액분비의 촉진은 고령자의 QOL 향상, 나아가서는 많은 사람들이 바라는 건강장수의 연장으로 이어진다고 생각됩니다[1].

고령자의 오연성 폐렴은 사망 원인 중 상위를 차지하지만, 그 원인이 구강이나 인두의 세균에 의한 것이라고 보고되어 있습니다. 오연성 폐렴은 음식이나 타액이 폐로 유입됨으로써 전신의 면역력 저하와 맞물려 발병합니다. 구강 내에는 상주균이 타액 1mL에 약 10^8개 살고 있으며, 타액분비 감소에 따른 구강 내 환경이 현저하게 악화됨으로써 구강상주균이 번식하는 것이 명확하기 때문에, 그 대응으로 구강관리 및 타액분비를 촉진하는 것은 중요합니다(그림 2).

구강건조증 치료에서는 환자가 원인을 인식함으로써 자각 증상이 경감되는 경우가 많기 때문에, 인지 행동 요법 등의 심리 요법적인 대응이 요구되는 증례도 적지 않습니다. 특히 강한 스트레스가 가해지면 타액분비량이 저하되어 단백 농도가 상승함으로써 불쾌감이 증대하므로, 구강건조증 환자로는 사회적·신체적인

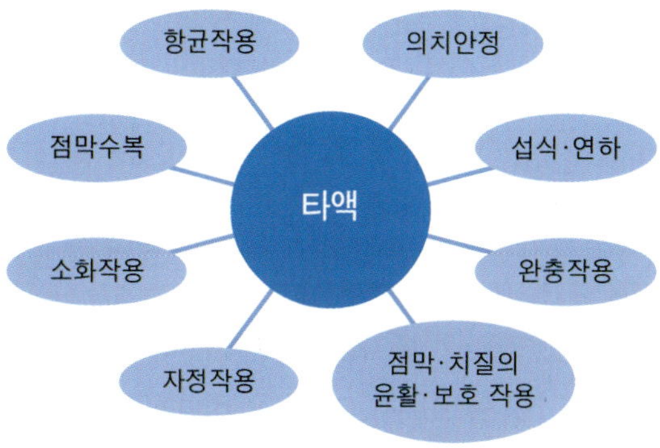

그림 1. 타액의 기능.

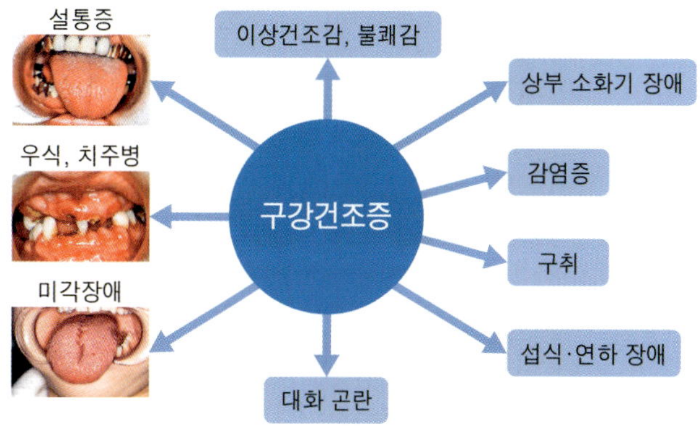

그림 2. 구강건조증으로 인해 발병하는 병태.

스트레스를 자각하는 경우가 많다고 합니다. 또한 구강건조감, 구강이상감, 설통증, 치과치료 등 각종 스트레스가 촉발되어 신경성 타액분비 저하를 일으키는 경우가 있습니다.

최근에는 구강건조감을 호소하는 환자들 중에 명확한 타액분비 저하를 보이지 않는 예도 많습니다. 쓰루미 대학 치학부 부속병원의 구강건조증 전문 외래 진찰자 중 약 30%는 명확한 타액분비 저하를 보이지 않는 증례이며, 구강이상감의 범주에 들어가는 설통증도 많으므로 진료 시에 치과심신증적인 대응이 요구되고 있습니다.

구강주위근 트레이닝에 의한 증상 완화

MFT에 의해 구강 주위의 힘이나 표정근을 단련하는 것은 타액분비 개선으로 연결됩니다. 안면에 있는 근육의 약 70%는 구강 주위에 집중되어 있으며, 타액선의 대부분은 근육으로 싸여 있기 때문에 노화로 인해 근육이 쇠약해지면 타액분비가 저하됩니다. 이를 방지하기 위해서는 구강 주위의 근육을 단련하는 것이 필요합니다.

안면근육 중 일반적으로 사용되는 근섬유는 전체의 20~30%에 불과하며, 연령과 무관하게 근육을 사용하지 않으면 오럴프레일(p.144의 COLUMN '오럴프레일과 구강기능저하증' 참조)의 요인이 됩니다. 안면근육은 다리나 배 등의 근육에 비해 작으며, 구강악안면에 주행하는 근육은 의식하기 쉽고, 또한 근육에 대한 지방 비율이 작아 단기간에 단련할 수 있습니다.

최근에는 표정근을 움직여 웃는 얼굴을 만드는 것만으로 뇌의 착오에 의해 정말로 즐거운 일이 일어났을 때와 같은 반응을 나타내는 것도 알게 되었습니다. 즉 즐겁기 때문에 웃는 것뿐만 아니라, 웃는 얼굴을 만듦으로써 즐거워지는 것이 과학적으로 증명되고 있습니다. 즉 구강주위근을 훈련함으로써 인위적으로 행복감을 얻을 수 있다는 것도 생각할 수 있습니다[2]. 또한 노래를 부르거나 구강 훈련에 의해 불안이나 우울해지는 경향이 경감되는 가능성도 시사되고 있습니다[3,4].

Q. 03 의치 상태에서 구강기능을 어떻게 볼 수 있나요?

A. 고령자가 "의치가 맞지 않는다."고 하는 경우에는 의치 그 자체를 보는 것도 중요하지만, 맞지 않는 원인이 어디에 있는지를 형태뿐만 아니라 구강기능·신체기능을 포함하여 진단하고, 형태 수정과 재활훈련을 동시에 진행하는 것이 중요합니다.

쿠로이와 코코(치과의사, 무라타 치과의원)

고령자의 의치와 구강기능

고령자가 "의치가 맞지 않는다."고 호소하는 경우에는 그 이야기를 충분히 듣고, 먼저 맞지 않는 원인이 어디에 있는지 구강기능을 포함하여 관찰하고 진단하는 것이 필요합니다.

① 내원 시의 상황

구강기능과 전신기능은 밀접하게 연결되어 있습니다. 이 때문에 전신적인 신체기능이 저하되면, 그에 따라 구강기능도 저하되어 의치가 맞지 않게 되는 경우도 있습니다. 구강 내를 관찰하기 전에 내원 시의 보행 상태, 표정(표정근의 움직임), 발음·이야기하는 상태, 안색·살결 등으로부터 환자의 심신기능을 포함하여 관찰합니다. 환자가 내원했을 때부터 의치의 평가를 시작합니다.

② 구강관리 시의 관찰

구강관리를 실시할 때도 단지 구강 내나 의치를 세정할 때뿐만 아니라, 구강주위근이나 혀의 움직임, 타액분비 상황 등을 관찰합니다. 의치를 뺄 때에는 의치의 상태를 잘 관찰합니다. 고령자는 뇌경색후유증 등으로 마비가 남아 있는 경우나 구강기능에 좌우 차가 있는 경우 등으로 인해 지저분한 정도에도 좌우 차가 날 수 있습니다.

③ 의치 상태의 관찰

나이가 들수록 심신의 기능이 저하되어 일상생활에서 신체의 활동이 적어지게 되고 자세가 무너지기 쉽습니다. 불량한 자세의 고령자에게는 일상에서 지속적인 대화로 신체를 이완하도록 합니다. 다음으로는 체어에 안락하게 앉도록 쿠션 등으로 자세를 정돈하고, 표정근의 평가를 실시하여 의치 형태가 현재의 구강기능에 맞는지 진단합니다. 이때 구강 주위에 손을 대고, 환자에게 입을 움직이게 하여 구강주위근의 움직임이 의치의 형태에 맞는지 아닌지 관찰합니다. 부적합한 의치의 대부분은 구강주위근의 기능저하와 관련되어 있으며, 그 징후는 혀에 현저하게 나타나기 때문에 특히 혀의 움직임에 주목합니다.

고령자 의치의 부적합 원인으로 디스키네지아(dyskinesia, 운동장애)가 있습니다. 일반적으로 디스키네지아는 치매 등의 질환이나 파킨슨병 치료제, 향정신제 등의 부작용으로 일어난다고 합니다. 하지만 디스키네지아 환자의 대부분은 의치나 교합 불안정, 구강기능의 협조운동 부조화 등을 정돈함으로써 증상이 소실될 수 있습니다.

기능·형태의 양면 접근법

의치의 부적합이 보이면, 구강기능의 평가를 기초로 현재의 구강 환경에 맞는 형태로 변경해갑니다.

① 의치 치료를 하기 전의 준비

의치 치료에 들어가기 전에는 다음을 실시합니다.

- 승모근, 척주기립근, 견갑골 주위, 경부근육 등을 마사지합니다.
- 제자리걸음이나 손을 뻗는 스트레칭을 하여 몸을 유연하게 합니다.
- 심호흡을 합니다.

이렇게 하고 나서 치료에 들어가면 악관절 주위의 근육이나 혀가 쉽게 움직입니다.

② 자세 조정

안정된 상태에서 체어에 앉을 수 있도록 쿠션을 사용하여 자세를 정돈합니다. 이렇게 함으로써 인상채득 시의 오연 등을 막는 것과 동시에, 환자가 안락하게 치료를 받을 수 있습니다(그림 1).

③ 형태 수정과 기능 조정의 동시 시행

중요한 것은 의치 형태의 수정과 동시에, 혀나 구강주위근의 재활훈련을 실시하면서 기능면과의 조화를 도모해가는 것입니다. 재활훈련을 실시한 후에 기능의 과부족에 대해서는 변연봉쇄나 교합조정 등을 실시함으로써, '몇 번 조정해도 못 먹는다', '의치가 맞지 않는다'라는 불편함이 적어집니다. 고령자는 의치의 형태와 기능을 나누어 생각하는 것이 아니라, 하드(형태)와 소프트(기능)의 양면에서 대응하여 '기능을 끌어내는 의치'를 목표로 하는 것이 예방으로도 연결됩니다.

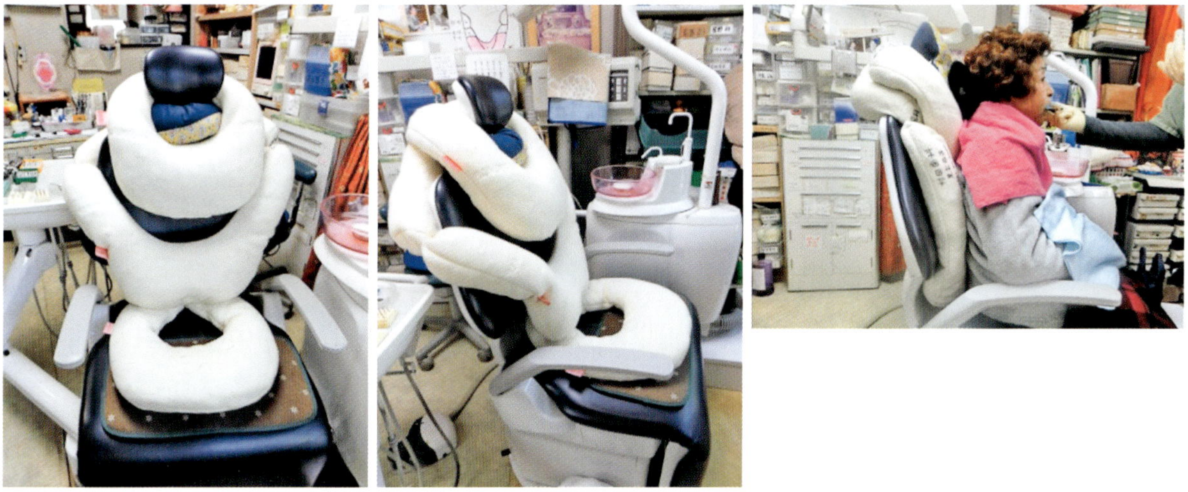

그림 1. 쿠션을 사용한 자세 조정.

초고령 사회에서의 의치 치료

병원이나 고령자 시설·자택 등을 방문하면 의치가 맞지 않게 되어 빼버리거나, 매우 적합이 나쁜 상태의 의치를 어쩔 수 없이 사용하고 있는 고령자를 어렵지 않게 만나게 됩니다. 다른 사람으로부터 "왜, 건강하게 진료실을 다닐 수 있을 때에 의치 치료를 해두지 그랬어요?"라고 질문을 받는 일도 적지 않습니다. 또한 환경적으로 의치의 섬세한 조정을 할 수 없는 자택이나 시설 등의 현장에서는 여러 번 조정해도 의치가

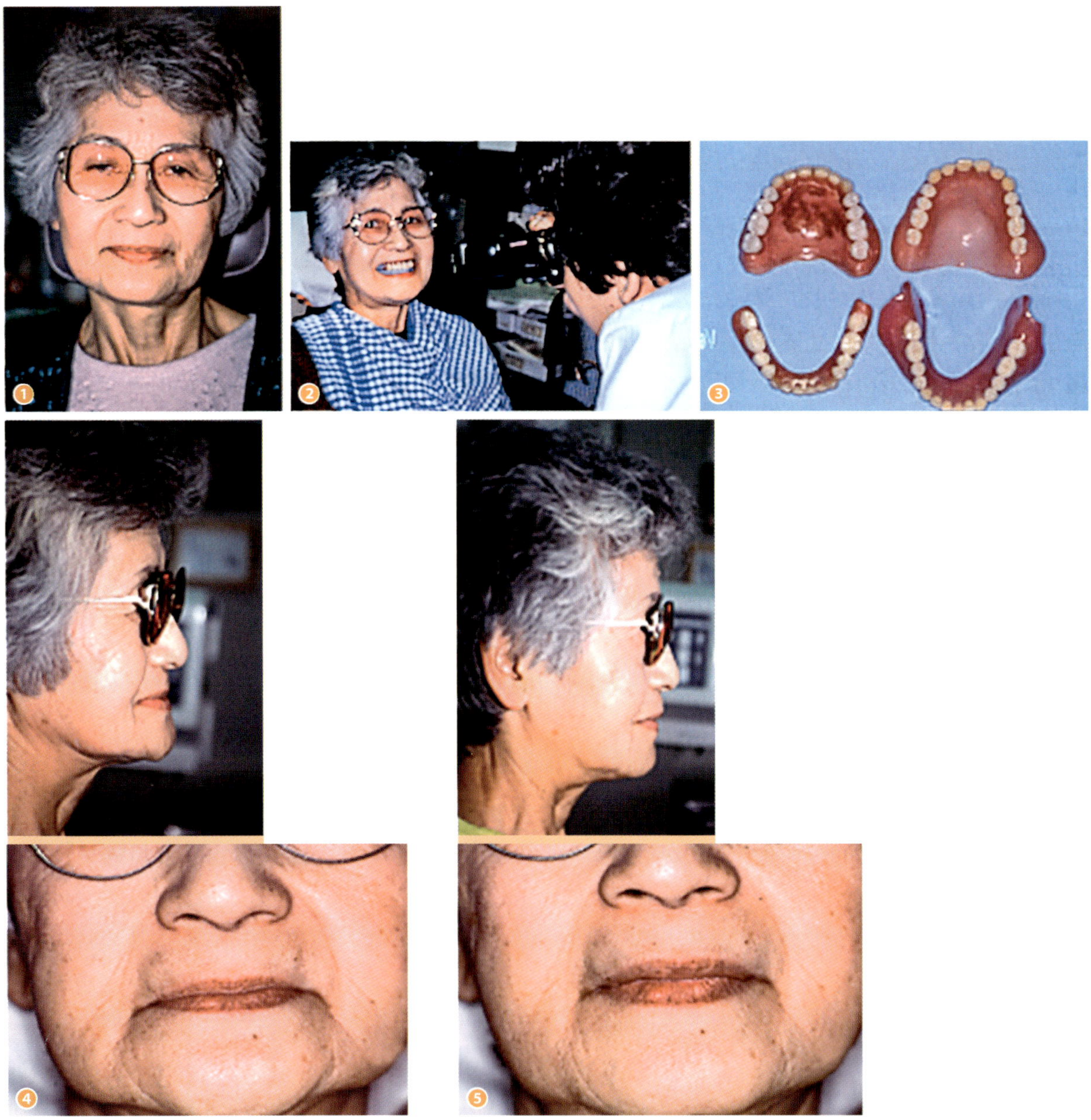

그림 2. 71세 여성의 의치 치료. ❶ 초진 시의 얼굴, ❷ 구강재활훈련(표정근의 마사지, 치은협이행부의 마사지, 내설근·외설근의 마사지와 스트레칭, 부글부글 가글, 와글와글 가글 등)을 하면서 의치를 제작하였다. ❸ 구의치(왼쪽)와 신의치(오른쪽), ❹ 구의치 장착 중의 측모와 구강주위근의 상태. 표정근의 움직임이 부족하고, 비익·비순구의 처짐, 구순·구륜근·이근·구각하제근에 긴장을 보인다. ❺ 신의치 장착 후의 측모와 구강주위근의 상태. 구강주위근이나 악관절의 협조운동을 이끌어내기 쉽도록 적절한 교합고경을 주고, 근압중립대의 중앙에 인공치를 배열하여 상·하악의 의치상 안정을 도모하였다. 긴장된 협근·교근·소근·구륜근·구각하제근·하순하제근이 이완되고, 내설근·외설근의 협조운동을 이끌어낼 수 있었다. 식사와 대화도 부드럽게 되었다.

맞지 않아 그대로 방치되는 경우도 있습니다.

초고령 사회에 있어서는 자세와 기능과 형태가 조화를 이루는 의치에 의해서 '음식을 먹을 수 있는, 이야기를 할 수 있는 입'을 최후까지 지켜나가는 것이 환자 및 다른 사람에게도 좋습니다(그림 2, 3).

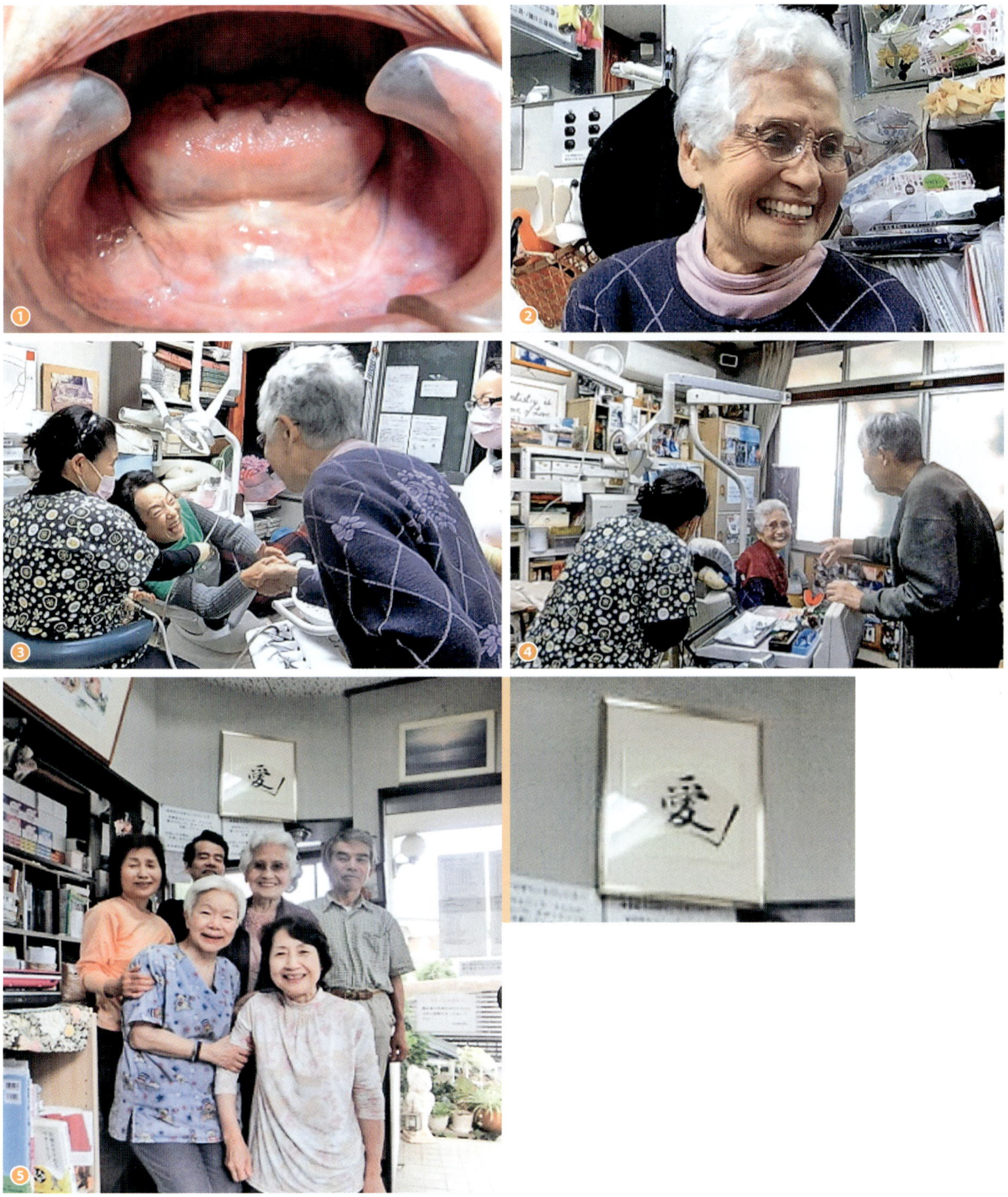

그림 3. 그림 2 환자의 21년 후(92세). ❶, ❷ 치조제의 흡수가 현저하지만, 적합한 의치를 장착함으로써 구강주위근군의 협조운동이 도모되어, 웃는 얼굴로 충실한 날들을 보내고 있다. ❸ 정기검진을 위해 내원하는 60대 환자에게 '닮고 싶다'며 악수를 청하고 있다. ❹ 전악에 치아가 남아 있는 85세 환자(오른쪽)가 "총의치 힘드시죠. 힘내세요!" 하고 말을 걸었다. ❺ 가족과 함께 정기검진으로 내원했을 때, 자필로 '사랑'을 써서 액자에 넣어 선물해주셨다. '사랑' 글자 앞에서 가족 전원 기념 촬영.

오럴프레일과 구강기능저하증

미즈구치 슌스케(도쿄의과치과대학 대학원 고령자치과학 분야 교수)

오럴프레일이란

노령에 따른 치아의 결손이나 저작연하 기능의 저하, 구강 내 환경의 악화에 의해 적절한 영양 섭취가 저해되어, 결과적으로 간호가 필요한 상태로 악화되는 것이 고령자 치과의료 현장에서는 지금까지도 인식되어 왔습니다. 이러한 사례에 대해서 치과의료가 개입하는 경우에 적절한 병명이 필요하다는 것이 계속 논의되어 왔습니다.

2013년, 국립장수의료 센터 연구반에 의한 '오럴프레일'의 개념이 제시되었습니다(그림 1)[1]. 이 개념도에는 사회성이나 정신·심리 상태의 저하로부터 시작되어 구강에 대한 관심도(구강 응용력)의 저하, 우식·치주병 증가의 징후를 나타내는 '전 프레일기'를 거쳐, 구강기능의 경도 저하에 의해 약간 흘리면서 먹거나 혀 움직임의 저하, 씹을 수 없는 음식물의 증가 등에 의해 식습관 악화의 징후가 나타나는 단계를 '오럴프레일기'라고 정의합니다. 그리고 구강기능저하가 진행되어 살코페니아나 로코모티브 신드롬에 빠지는 단계를 '살코·로코모기', 게다가 저작기능부전이나 섭식·연하 장애로부터 간호가 필요한 상태나 허약에 이른 단계를 '프레일기'라고 합니다. 즉 '오럴프레일'은 구강기능의 저하를 조기에 깨닫고 대응하기 위한 중요한 말이 됩니다.

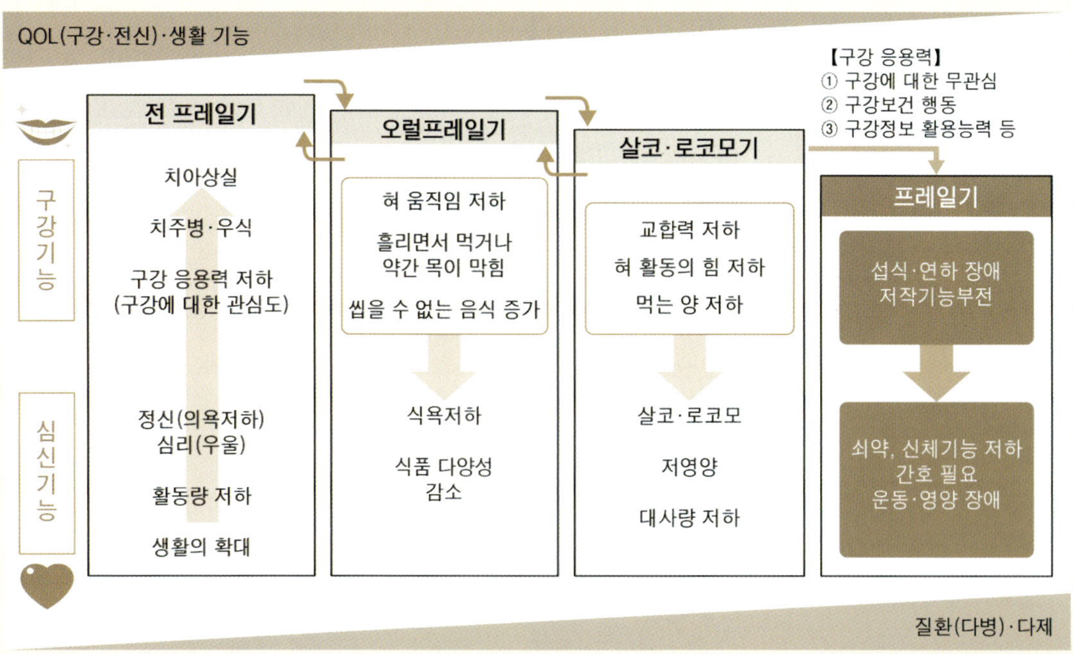

그림 1. 오럴프레일의 개념[1]. 구강기능이나 식환경, 영양상태의 악화로부터 시작되는 신체기능의 저하와 살코페니아, 더욱이 최종적으로 생활기능 장애와 허약의 발생에서 간호가 필요한 상황에 이르는 구조적인 흐름을 4개 단계로 나누어 설명하고, 구강의 기능저하를 경유하여 전신의 기능저하가 진행되는 과정의 개념을 나타낸다.

오럴프레일과 구강기능저하증

일본 노년치과의학회는 건강한 상태에서 '구강기능장애'까지 저하되는 도중 단계에 '오럴프레일'과 치과의료가 반드시 개입해야 할 포인트를 '구강기능저하증'으로 넣었습니다[2](그림 2). 그리고 지금까지 학회에서 이루어진 논의를 바탕으로 7개 항목(구강위생상태 불량, 구강건조, 교합력 저하, 설구순 운동기능 저하, 저설압, 저작기능 저하, 연하기능 저하)을 '구강기능저하증' 진단에 필요한 증상으로 여기고, 그 진단기준의 초기값을 설정했습니다. 더욱이 이러한 증상 중 3개 항목을 충족시키는 것을 '구강기능저하증'으로 하는 것을 제안했습니다.

여기서 중요한 것은 '구강기능저하증'의 상태는 개입이나 훈련에 의해 위의 단계로 돌아갈 수 있다는 것입니다. 즉 '구강기능저하증' 환자에게 치과의료 관계자가 적절히 개입함으로써 구강기능을 관리하며, 기능저하를 막고, 간호가 필요한 상태가 되는 것을 막을 수 있습니다.

이번 신병명의 제안 및 보험 등재에 의해 '구강기능저하증'에 관한 근거가 더욱더 쌓임으로써 진단의 정확도가 높아지고, 건강장수사회 달성을 위한 치과의료의 공헌이 한층 더 높아지기를 기대하고 있습니다.

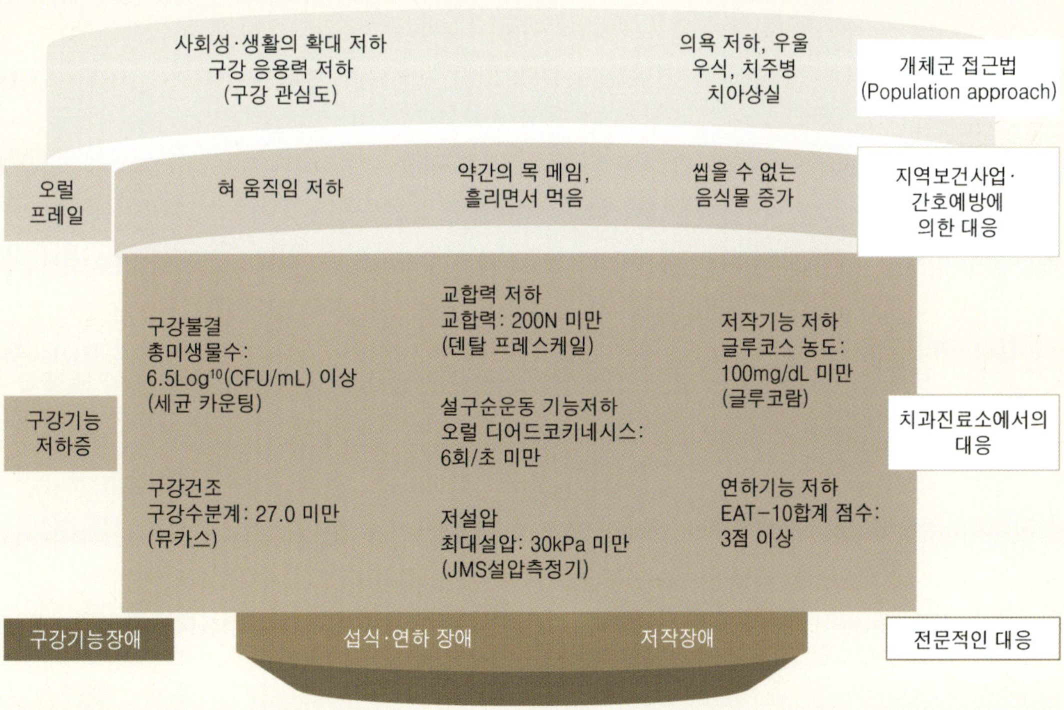

그림 2. 오럴프레일, 구강기능저하증, 구강기능장애. 일본 노년치과의학회는 오럴프레일이 시작되어 구강기능장애 레벨이 되기 전에 치과의료의 개입으로 회복할 수 있는 단계를 '구강기능저하증'으로 할 것을 제안하였다[2].

내가 봐온 일본 MFT의 발전

Julie Zickefoose(Academy of Oral Myofunctional Therapy International)
(역: 다카하시 오사무)

교류의 시작

약 40년간의 긴 세월에 걸친 일본 치과 관계자 여러분의 협력을 얻어 MFT를 확산시키는 활동을 해온 것은 남편 Bill과 나에게 큰 자랑이며 기쁨입니다. 우리가 열정을 가지고 해왔던 MFT가 일본에서 급속하게 발전되어 확산되는 모습을 보고 매우 기쁘게 느끼고 있습니다. MFT는 저의 인생에서 큰 부분을 차지합니다. 인생을 어떻게 걸어가는지는 어느 정도는 계획이 가능하지만, 최대의 진보는 종종 우연히 일어납니다.

1978년, 오노 토시히데 선생님이 남편 William(Bill) E. Zickefoose에게 "MFT를 배우기 위해서 일본에서 치과위생사를 몇 명 파견하고 싶은데요…….”라고 하셨습니다. 이것이 구강·안면의 근기능에 관심을 가지고 있는 일본 분들과 우리의 관계의 시작이었습니다.

1979년 1월, 우리의 인생에 영향을 주는 일이 일어났습니다. 4명의 치과의사가 그 의원에서 근무하는 4명의 치과위생사를 캘리포니아주 새크라멘토의 우리에게 MFT 훈련을 받게 하기 위해 보낸 것입니다. 그녀들은 지식과 기술을 빠르게 습득했습니다. 그리고 그들이 환자들을 위해 최선을 다할 것이라는 것을 우리는 상상할 수 있었습니다(그림 1, 2).

1981년, 미츠바 올소서플라이사의 오가와 키요시 전 사장이 우리를 일본에 초대하여 MFT에 흥미를 가지는 치과의사, 치과위생사를 위한 강습회를 개최했습니다. 참가자 여러분이 MFT에 대해 배우는 한편, 우리는 일본에 대해서 배우게 되었습니다. 5명의 집에 머물면서 만난 사람들, 문화 그리고 환자들을 위해 노력을 아끼지 않았던 치과의사·치과위생사의 열정에 우리는 마음속

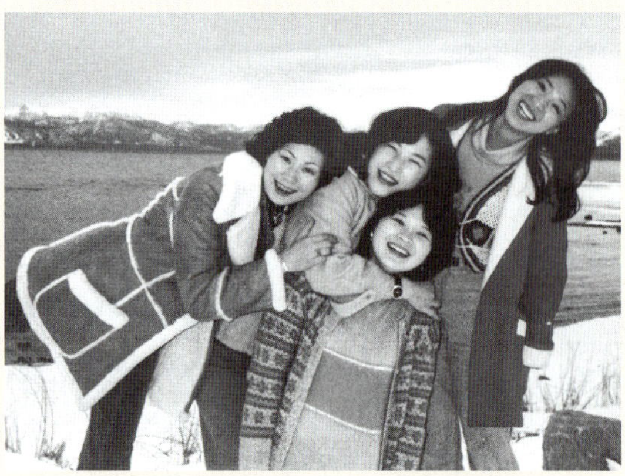

그림 1. 새크라멘토에서 최초로 MFT를 배운 4명의 치과위생사(1979년). 좌측으로부터 카사이 토미코, 카미조(다카하시) 미야코, 호시노 나오미, 후치가미 카오루(이름은 당시).

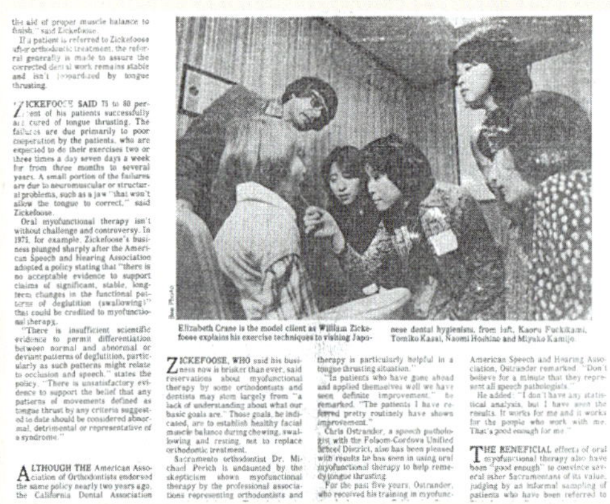

the aid of proper muscle balance to finish," said Zickefoose.

If a patient is referred to Zickefoose after orthodontic treatment, the referral generally is made to assure the corrected dental work remains stable and isn't jeopardized by tongue thrusting.

ZICKEFOOSE SAID 75 to 80 percent of his patients successfully are cured of tongue thrusting. The failures are due primarily to poor cooperation by the patients, who are expected to do their exercises two or three times a day seven days a week for from three months to several years. A small portion of the failures are due to neuromuscular or structural problems, such as a jaw "that won't allow the tongue to correct," said Zickefoose.

Oral myofunctional therapy isn't without challenge and controversy. In 1975, for example, Zickefoose's business plunged sharply after the American Speech and Hearing Association adopted a policy stating that "there is no acceptable evidence to support claims of significant, stable, long-term changes in the functional patterns of deglutition (swallowing)" that could be credited to myofunctional therapy.

"There is insufficient scientific evidence to permit differentiation between normal and abnormal or deviant patterns of deglutition, particularly as such patterns might relate to occlusion and speech," states the policy. "There is unsatisfactory evidence to support the belief that any patterns of movements defined as tongue thrust by any criteria suggested to date should be considered abnormal, detrimental or representative of a syndrome."

ALTHOUGH THE American Association of Orthodontists endorsed the same policy nearly two years ago, the California Dental Association

Bee Photo

Elizabeth Crane is the model client as William Zickefoose explains his exercise techniques to visiting Japanese dental hygienists, from left, Kaoru Fuchikami, Tomiko Kasai, Naomi Hoshino and Miyako Kamijo.

ZICKEFOOSE, WHO said his business now is brisker than ever, said reservations about myofunctional therapy by some orthodontists and dentists may stem largely from "a lack of understanding about what our basic goals are." Those goals, he indicated, are to establish healthy facial muscle balance during chewing, swallowing and resting, not to replace orthodontic treatment.

Sacramento orthodontist Dr. Michael Perich is undaunted by the skepticism shown myofunctional therapy by the professional associations representing orthodontists and

therapy is particularly helpful in a tongue thrusting situation."

"In patients who have gone ahead and applied themselves well we have seen definite improvement," he remarked. "The patients I have referred pretty routinely have shown improvement."

Chris Ostrander, a speech pathologist with the Folsom-Cordova Unified School District, also has been pleased with results he has seen in using oral myofunctional therapy to help remedy tongue thrusting.

For the past five years, Ostrander, who received his training in myofunc-

American Speech and Hearing Association, Ostrander remarked: "Don't believe for a minute that they represent all speech pathologists."

He added: "I don't have any statistical analysis, but I have seen the results. It works for me and it works for the people who work with me. That's good enough for me."

THE BENEFICIAL effects of oral myofunctional therapy also have been "good enough" to convince several other Sacramentans of its value, judging by an informal sampling of patients who have been referred to

그림 2. 연수 중의 모습이 새크라멘토의 지역신문("The Sacramento Bee")에 실렸습니다.

으로부터 매료되었습니다.

이 기회를 계기로 40년간에 걸친 일본 치과계와의 관계가 구축되어 베이직 코스와 어드밴스 코스를 정기적으로 개최하게 되었습니다. 또한 어려운 증례인 '트러블 슛'을 위해 치과의원을 몇 군데 방문했습니다(그림 3).

최초의 코스는 적은 인원으로 진행되었지만 해를 거듭할수록 MFT에 대한 관심이 높아졌습니다. 당시부터 우리는 일본 MFT 증례의 질적 수준과 진보 속도에 깊은 감명을 받아왔습니다. 임상에 종사하는 사람들이 만족스러운 MFT의 결과를 얻어 환자에게 큰 은혜를 주고 있다는 사실을 볼 수 있었습니다. 일본의 유능한 치과의사와 치과위생사가 쓴 매우 흥미로운 논문을 읽고, 그 연구 내용의 훌륭함에 감동했습니다.

일본에서의 MFT 확대

2002년 일본 구강근기능요법 연구회의 설립은 일본의 MFT 역사에서 가장 진보적인 순간이었습니다. MFT가 발전해가는 가운데 지도자로서의 치과위생사들이나 치과의사들이 서로의 의견과 새로운 아이디어를 공유하고 교환할 자리를 학회가 제공하게 되었습니다. 탁월한 리더십으로 이 프로세스를 이끌어 진정한 의미의 정보교환과 소통의 장으로 전개되었습니다.

MFT는 일본의 많은 교정치과 의사나 치과대학으로부터도 지지를 받고 있습니다. 교정치과 분야의 학술대회나 국제학회에서는 MFT에 관한 강연이 자주 있으며, MFT에 정통한 강사들이 전문적인 지식을 참가자와 공유하고 있습니다. MFT의 유익성을 증례 제시와 함께 확산시켜감으로써 이 분야의 지식이 더욱 깊어지게 됩니다.

일본 MFT의 발전을 볼 수 있었던 것은 Bill과 나에게 아주 큰 기쁨이었고, 매우 큰 의미가 있습니다. 일본에서 MFT와 관련된 사람들이 구강 내 형태와 기능의 조화가 필요한 환자들을 돕기 위한 방책을 계속 탐구해주시는 것이 저의 희망이며, 그리고 그 발전을 확신하고 있습니다.

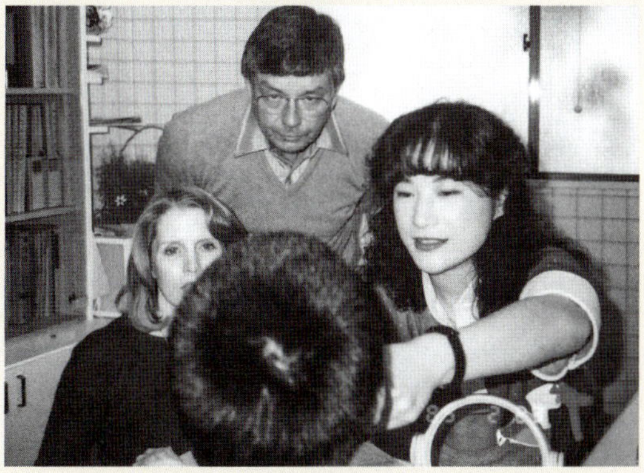

그림 3. 방문한 치과의원에서 환자 지도를 하고 있는 모습(1981년).

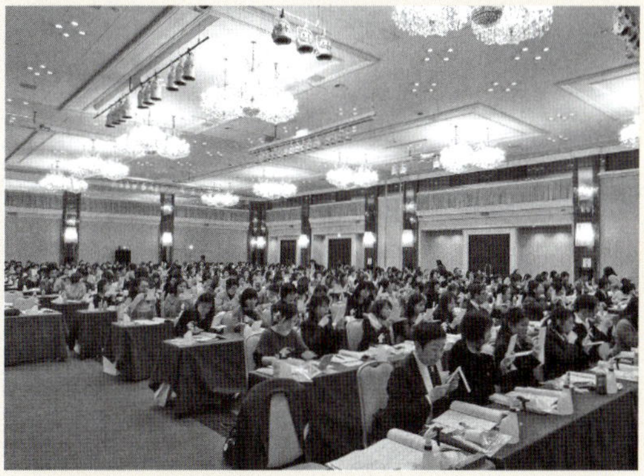

그림 4. 일본에서 개최된 베이직 코스 모습.

레슨 프로그램
(설소대 부착이상, 저위설, 외과적 교정치료)

오노 유키토시(Yukitoshi Ohno) 치과의사·치과위생사
츠치야 사야카(Sayaka Tsuchiya) 오노 교정 클리닉

본원에서는 구강습관이 있는 환자에 대해 MFT 워크북 “혀의 트레이닝”(와카바 출판)을 참조한 ‘풀 프로그램’(레슨 1~8)을 기본으로 MFT의 지도를 하고 있습니다(그림 1, 표 1). 환자의 구강습관의 증상에 따라서는 모든 훈련을 할 필요가 없는 경우도 있습니다. 이때에는 본원에서 고안한 “MFT 카드북” 중에서 환자에게 맞는 훈련을 선택하여 원포인트 레슨으로 지도합니다(그림 2).

그러나 경험이 적은 지도자가 최적인 훈련을 선택하는 것은 쉽지 않습니다. 그래서 몇 가지 증례에 대해서 대표적인 훈련을 레슨별로 정리하여 간단하고 편리한 프로그램을 고안하여 활용하고 있습니다.

이 레슨 프로그램에서는 모든 레슨이 종료된 시점에서 구강기능의 재평가를 하고, 필요에 따라 풀 프로그램 지도로 이행합니다.

여기에서는 설소대 부착이상, 저위설, 외과적 교정치료를 실시하는 환자에 대한 레슨 프로그램을 소개합니다.

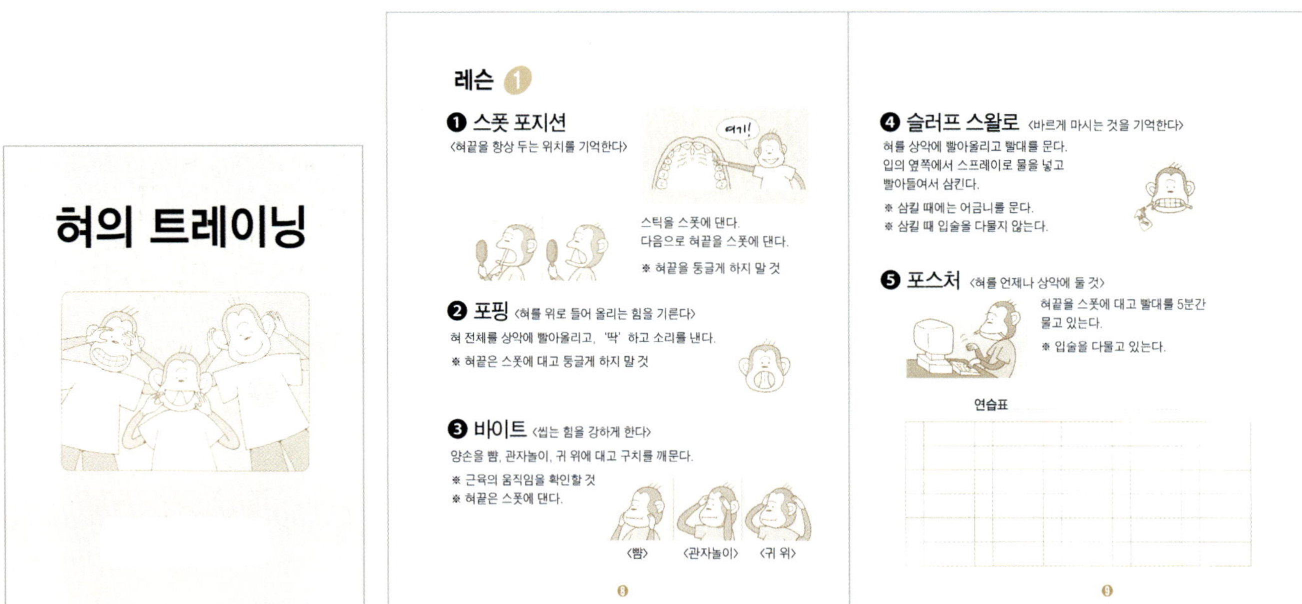
혀의 트레이닝
레슨 1
❶ 스폿 포지션
〈혀끝을 항상 두는 위치를 기억한다〉
여기!
스틱을 스폿에 댄다.
다음으로 혀끝을 스폿에 댄다.
※ 혀끝을 둥글게 하지 말 것
❷ 포핑 〈혀를 위로 들어 올리는 힘을 기른다〉
혀 전체를 상악에 빨아올리고, ‘딱’ 하고 소리를 낸다.
※ 혀끝은 스폿에 대고 둥글게 하지 말 것
❸ 바이트 〈씹는 힘을 강하게 한다〉
양손을 뺨, 관자놀이, 귀 위에 대고 구치를 깨문다.
※ 근육의 움직임을 확인할 것
※ 혀끝은 스폿에 댄다.
〈뺨〉
〈관자놀이〉
〈귀 위〉
❹ 슬러프 스왈로 〈바르게 마시는 것을 기억한다〉
혀를 상악에 빨아올리고 빨대를 문다.
입의 옆쪽에서 스프레이로 물을 넣고
빨아들여서 삼킨다.
※ 삼킬 때에는 어금니를 문다.
※ 삼킬 때 입술을 다물지 않는다.
❺ 포스처 〈혀를 언제나 상악에 둘 것〉
혀끝을 스폿에 대고 빨대를 5분간
물고 있는다.
※ 입술을 다물고 있는다.
연습표

그림 1. MFT 워크북 “혀의 트레이닝”(와카바 출판). 레슨 1~8로 구성되어 있다.

표 1. 목적별 분류에 의한 트레이닝 일람표("MFT 입문"에서)

목적별 분류에 의한 훈련 일람표

목적별 분류 \ 레슨		베이직 엑서사이즈	1	2	3	4	5	6	7	8
주로 근력의 강화	혀의 컨트롤	❶팻텅·스키니텅 ❷팁 앤드 스틱 ❹립 트레이서	❶-①스폿 포지션	❷-①부르부르 스폿						
	혀를 거상하는 근력의 강화 * 저작과 바른 연하에 필요한 근육	❸미드 앤드 스틱 ❺가글 스톱	❶-②포핑	❷-②바이트 팝스 ❷-③'캇' 스왈로	❸-①오픈 앤드 클로즈 ❸-②'캇' 스왈로	❹-①오픈 앤드 클로즈 ❹-①텅 드래그 ❹-③스왈로	❺-①오픈 앤드 클로즈 ❺-②텅 드래그 ❺-④트랩워터	❻-①오픈 앤드 클로즈 ❻-②텅 드래그 ❻-④트랩워터	❼-①오픈 앤드 클로즈 ❼-②텅 드래그 ❼-④트랩워터	❽-①오픈 앤드 클로즈 ❽-②텅 드래그 ❽-④트랩워터
	저작근의 강화 * 저작과 바른 연하에 필요한 근육		❶-③바이트	❷-②바이트팝						
주로 연하의 테크닉	바른 연하 패턴과 저작 테크닉		❶-④슬러프 스왈로	❷-④슬러프 스왈로 ❷-③'캇' 스왈로	❸-②'캇' 스왈로	❹-④써킹 스왈로 ❹-③스왈로 ❹-⑥스낵 프랙티스	❺-③써킹 스왈로 ❺-④트랩워터 ❺-⑥스낵 프랙티스	❻-③써킹 스왈로 ❻-④트랩워터 ❻-⑤드링킹 ❻-⑦스낵 프랙티스	❼-③써킹 스왈로 ❼-④트랩워터 ❼-⑤스왈로 ❼-⑥드링킹 ❼-⑧스낵 프랙티스	❽-③써킹 스왈로 ❽-④트랩워터 ❽-⑤소프트푸드 ❽-⑦스낵 프랙티스
	측방부의 컨트롤 * 주로 타액의 연하에 필요한 혀의 움직임		❶-④슬러프 스왈로	❷-④슬러프 스왈로	❸-③써킹	❹-④써킹 스왈로	❺-③써킹 스왈로	❻-③써킹 스왈로	❼-③써킹 스왈로	❽-③써킹 스왈로 ❽-④트랩워터
습관화 * 설위, 구순의 자세위, 저작, 연하를 몸에 배게 한다.			❶-⑤자세	❷-⑥자세	❸-⑤자세	❹-⑦자세 ❹-⑥스낵 프랙티스	❺-⑦자세 ❺-⑥스낵 프랙티스	❻-⑧자세 ❻-⑦스낵 프랙티스	❼-⑨자세 (나이트 자세 테이프) ❼-⑧스낵 프랙티스	❽-⑧자세 ❽-⑦스낵 프랙티스
구륜근의 강화				❷-⑤립 엑서사이즈	❸-④립 엑서사이즈	❹-⑤립 엑서사이즈	❺-⑤립 엑서사이즈	❻-⑯립 엑서사이즈	❼-⑦립 엑서사이즈	❽-⑥립 엑서사이즈

목적별 분류에 의한 트레이닝 일람표에 대해서

위의 표는 각 연습을 목적별로 분류한 것이다. 혀의 트레이닝은 레슨 1~8로 구성되어 있지만, 이것은 어디까지나 기본적인 것으로, 이 연습을 워크북에 따라 진행한다고 해서 모든 경우가 좋은 결과에 도달하는 것은 아니다. MFT에 대해서 환자의 이해도 및 협조도, 또한 구강 내 상태 및 레슨의 습득상태 등에 의해 그 진행 방법을 다르게 한다.

지도자는 이것을 이해하고, 어떤 경우에는 같은 연습을 반복하고, 어떤 경우에는 앞의 연습으로 돌아가거나 독자적인 방법으로 각 환자에게 맞는 프로그램을 구성해야 한다. 이 표를 고려하여 레슨 전체의 흐름과 목적을 충분히 이해한 후에 지도를 하는 것이 바람직하다.

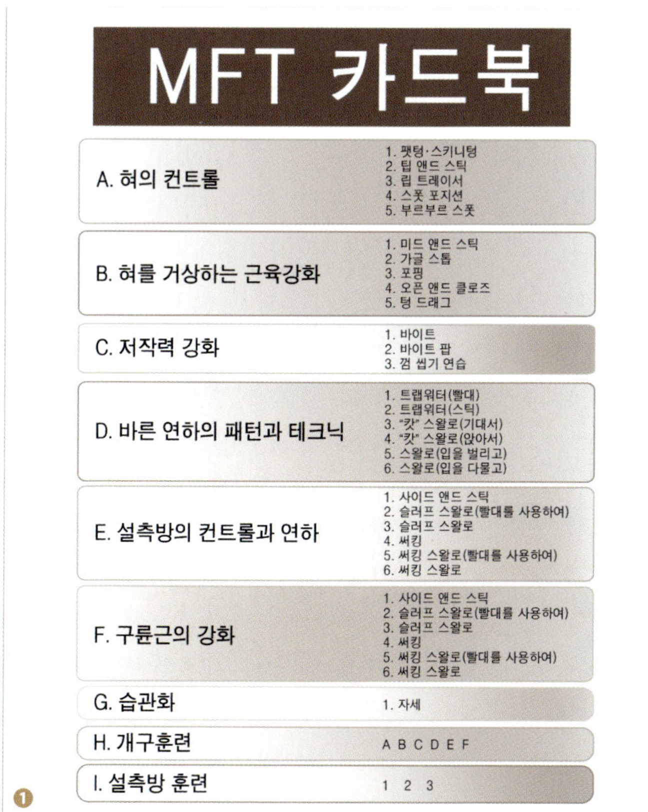

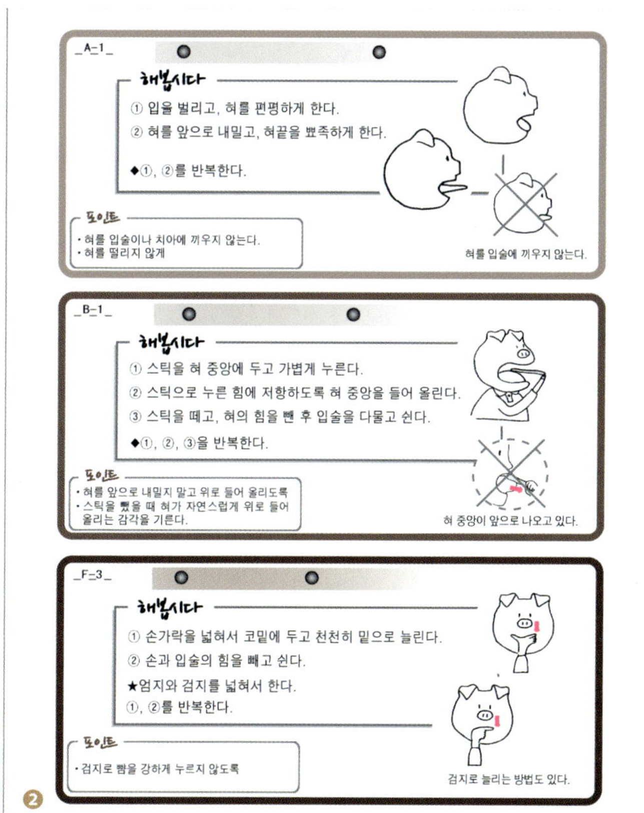

그림 2. ❶ MFT 카드북. ❷ MFT 카드북에 의한 훈련을 선택한 원포인트 레슨의 일례.

설소대 부착이상 환자에 대한 프로그램

⊙ 술전의 지도

설소대절제술이 필요한 설소대 부착이상을 보이는 환자에 대해서는 스스로 혀의 움직임을 조절할 수 있을 것, 혀를 구개에 빨아올릴 수 있도록 하는 것을 목표로 MFT의 지도를 개시합니다. 단, 혀의 가동역이 제한되어 있기 때문에 가능한 범위 내에서 대응하도록 합니다. 이러한 목표를 달성한 단계에서 설소대절제술의 시기에 대해 검토합니다.

- 지도 기간: 1~3개월
- 내원 간격: 2~3주에 1회

<table>
<tr><th></th><th>레슨 1</th><th>레슨 2</th><th>레슨 3</th></tr>
<tr><td>지도목표</td><td>• 혀를 움직이는 감각을 기른다.</td><td>• 혀의 움직임을 컨트롤할 수 있도록 한다.
• 설소대를 신전시킨다.
• 혀의 근력을 강화한다.</td><td>• 설소대를 신전한다.
• 혀의 근력을 강화한다.</td></tr>
<tr><td rowspan="2">혀의 컨트롤</td><td>구강 내에 혀를 이완시키고, 10초 유지한다(하순에 혀를 올려도 좋음).</td><td>팻팅·스키니팅(가능한 범위 내에서 혀를 전방으로 내밈)</td><td rowspan="2">팁 앤드 스틱</td></tr>
<tr><td>혀를 옆으로 늘린다(구각에 도달할 때까지 늘림).</td><td>립 트레이서(가능한 경우는 티스 트레이서)</td></tr>
<tr><td rowspan="2">혀를 거상하는 근력의 강화</td><td rowspan="2">미드 앤드 스틱</td><td rowspan="2">포핑(스폿 위치는 의식하지 않음)</td><td>포핑(개구량은 최대가 아니어도 되며, 혀를 확실히 거상함)</td></tr>
<tr><td>텅 드래그(설소대를 가능한 한 늘림)</td></tr>
</table>

그림 3. 설소대절제술 전에 하는 프로그램(표 중 레슨의 자세한 것은 p.6~ 참조).

⊙ 술후의 지도

술후의 MFT 지도에 대해서는 혀의 가동역이 늘어나는 상태를 봐가면서 레슨을 진행합니다. 술전부터 지도를 개시함으로써, 환자의 혀 움직이는 방법에 관한 의식이 높아지고 술후의 지도를 효율적으로 진행할 수 있습니다(그림 5).

- 지도 기간: 약 3개월
- 내원 간격: 2~3주에 1회

<table>
<tr><th></th><th>레슨 1</th><th>레슨 2</th><th>레슨 3</th></tr>
<tr><td>지도목표</td><td>• 설소대를 신전한다.</td><td>• 설소대를 신전하고 운동범위를 넓힌다.
• 혀의 근력을 강화한다.
• 안정 시의 바른 혀 위치를 기억한다.</td><td>• 설소대를 신전하고 운동범위를 넓힌다.
• 혀의 근력을 강화한다.
• 안정 시의 바른 혀 위치를 기억한다.
• 바른 연하 패턴을 의식한다.</td></tr>
<tr><td rowspan="2">혀의 컨트롤</td><td rowspan="2"></td><td>스폿</td><td rowspan="2"></td></tr>
<tr><td>팁 앤드 스틱</td></tr>
<tr><td rowspan="2">혀를 거상하는 근력의 강화</td><td rowspan="2">오픈 앤드 클로즈
(설소대를 확실히 늘림)</td><td rowspan="2">오픈 앤드 클로즈(스폿의 위치를 의식하고 거상시간을 늘림)</td><td>오픈 앤드 클로즈(개구량을 최대로 함)</td></tr>
<tr><td>텅 드래그</td></tr>
<tr><td>바른 연하 패턴</td><td></td><td></td><td>스왈로(설첨을 스폿에 대고, 어금니로 물고 삼킴)</td></tr>
<tr><td>습관화</td><td></td><td></td><td>자세</td></tr>
</table>

그림 4. 설소대절제술 후에 하는 프로그램(표 중 레슨의 상세한 것은 p.6~ 참조).

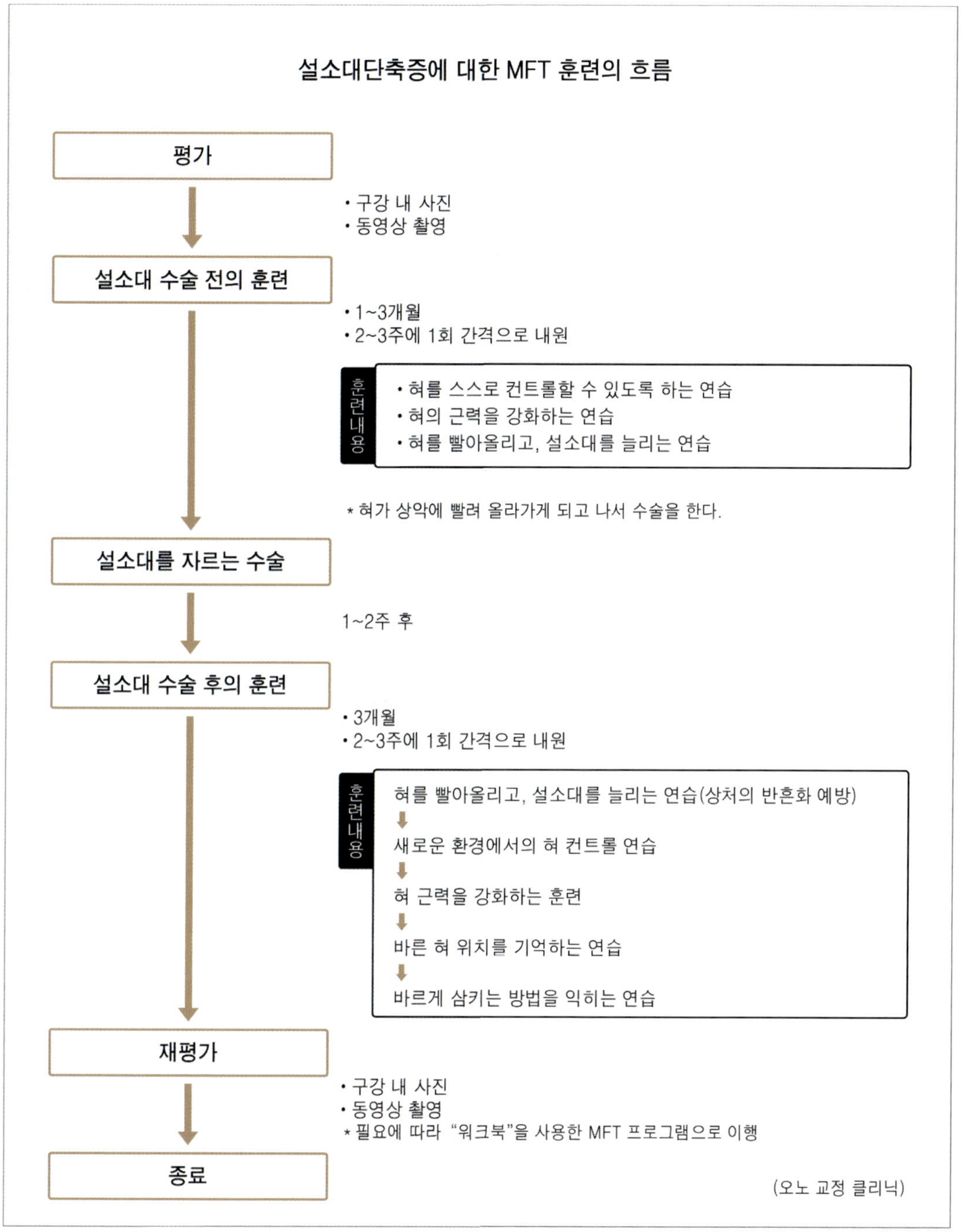

그림 5. 설소대 부착이상 환자의 훈련 흐름(환자 배포용).

저위설 환자들을 위한 프로그램

주로 학령기의 골격성 하악전돌증 환자를 대상으로 하는 혀의 근력강화와 안정 시 바른 혀 위치의 습관화를 중점으로 하는 프로그램입니다. 구강습관이 있는 상태에서 지도가 필요하다고 판단하는 경우에 교정치료와 병행하여 지도를 진행합니다(그림 7).

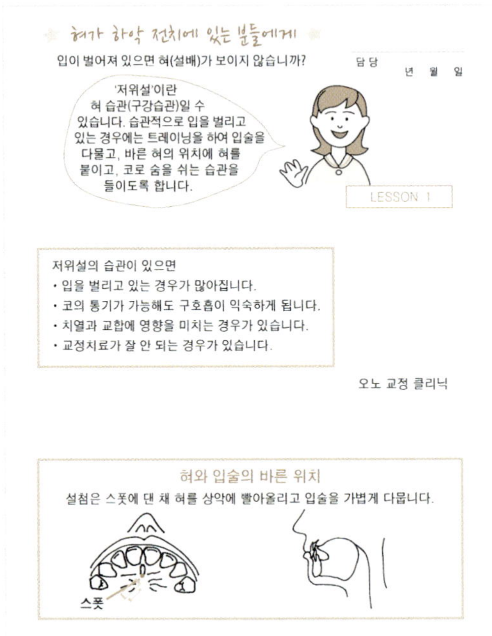

혀가 하악 전치에 있는 분들에게

입이 벌어져 있으면 혀(설배)가 보이지 않습니까?

담 당

년 월 일

'저위설'이란 혀 습관(구강습관)일 수 있습니다. 습관적으로 입을 벌리고 있는 경우에는 트레이닝을 하여 입술을 다물고, 바른 혀의 위치에 혀를 붙이고, 코로 숨을 쉬는 습관을 들이도록 합니다.

LESSON 1

저위설의 습관이 있으면
- 입을 벌리고 있는 경우가 많아집니다.
- 코의 통기가 가능해도 구호흡이 익숙하게 됩니다.
- 치열과 교합에 영향을 미치는 경우가 있습니다.
- 교정치료가 잘 안 되는 경우가 있습니다.

오노 교정 클리닉

혀와 입술의 바른 위치

설첨은 스폿에 댄 채 혀를 상악에 빨아올리고 입술을 가볍게 다뭅니다.

스폿

그림 6. 저위설 환자에게 배포하는 리플릿. 표면에는 레슨 1의 엑서사이즈가 인쇄되어 있다.

- 지도 기간: 약 6개월
- 내원 간격: 1개월에 1회

	레슨 1	레슨 2	레슨 3	레슨 4	레슨 5	레슨 6
지도목표	• 혀를 움직이는 감각을 기른다. • 혀를 거상하는 감각을 기른다. • 상순을 늘리는 감각을 기른다.	• 혀의 근력을 강화한다. • 혀의 움직임을 컨트롤할 수 있다. • 구륜근을 움직이는 감각을 기른다.	• 혀의 근력을 강화한다. • 안정 시의 바른 혀의 위치를 기억한다. • 구륜근· 표정근을 강화한다.	• 혀의 근력을 강화한다. • 안정 시의 바른 혀의 위치를 습관화한다.	• 혀의 근력을 강화한다. • 안정 시의 바른 혀의 위치를 습관화한다. • 구강주위근을 강화한다.	• 혀의 근력을 강화한다. • 안정 시의 바른 혀의 위치를 습관화한다. • 구강주위근을 강화하여 구순폐쇄를 촉진한다.
혀의 컨트롤	팻텅·스키니텅	립 트레이서	스폿 포지션	팁 앤드 스틱		
혀를 거상하는 근력의 강화	미드 앤드 스틱	포핑	포핑(스폿을 의식하고 함)	바이트 팝(설소대를 잘 늘림)	오픈 앤드 클로즈(혀 중앙부를 거상하는 것을 의식함)	텅 드래그(혀를 거상한 상태로 컨트롤함)
습관화				자세(5분간)	자세(10분간)	자세(15분간)
구륜근의 강화	립 마사지	이-·우-	이-·우-		립 풀	립 페이퍼

그림 7. 저위설의 환자에게 시행하는 프로그램.

외과적 교정치료를 하는 환자에 대한 프로그램(악교정술 전)

저위설이나 혀 내미는 습관을 흔하게 보이는 골격성 하악전돌증의 증례나 개방교합 증례를 대상으로 하여, 혀의 근력강화와 바른 연하 패턴 습득을 목적으로 하는 술전 교정치료 기간 중의 프로그램입니다.

외과적 교정치료를 실시하는 증례는 악교정술에 의한 악골의 형태 변화가 크고, 교정치료 후의 재발 경감을 위해서도 조기에 구강기능을 순응시키는 것이 중요합니다. 그러기 위해서도 술전 교정치료 기간부터 MFT 지도를 개시하여 술후의 지도를 원활하게 진행할 필요가 있습니다.

[술전의 교정치료 기간]
- 지도 기간: 약 6개월
- 내원 간격: 1개월에 1회(교정 약속과 같은 날)

	레슨 1	레슨 2	레슨 3	레슨 4	레슨 5
지도목표	• 혀의 근력을 강화한다.	• 혀의 근력을 강화한다. • 혀의 움직임을 컨트롤할 수 있도록 한다.	• 혀의 근력을 강화한다. • 타액을 모으는 감각을 익힌다.	• 혀의 근력을 강화한다. • 혀 후방부를 사용하여 연하한다.	• 혀의 근력을 강화한다. • 혀후방부와 측방부를 사용하여 연하한다.
혀의 컨트롤	팁 앤드 스틱	립 트레이서			
혀를 거상하는 근력의 강화	미드 앤드 스틱	포핑(스폿 위치는 의식하지 않음)	오픈 앤드 클로즈(스폿 위치는 의식하지 않음)	오픈 앤드 클로즈(스폿 위치는 의식하지 않음)	텅 드래그
저작근의 강화		바이트	바이트 팝		
바른 연하 패턴				캇 스왈로(앉은 상태로 함)	스왈로(설첨을 구개에 대고, 어금니를 물고 삼킴)
혀 측방의 컨트롤	바이트 앤드 스틱		슬러프 스왈로(빨대는 물지 않음)	써킹	써킹 스왈로(빨대는 물지 않음)

그림 8. 악교정술 전의 프로그램(레슨의 상세한 것은 p.6~ 참조).

⊙ 술후의 지도

악교정술 후의 입원기간 중에 안정 시 혀의 위치(스폿)를 의식하도록 지시한다. 퇴원 후에는 술후 교정치료와 같이 "MFT 워크북"을 사용하여 풀 프로그램으로 MFT 지도를 한다.

참고문헌

Introduction

01 MFTの基礎知識

1) Barrett RH, Hanson ML: Oral Myofunctional Disorders. The C. V. Mosby Company, St. Louis, 1974.
2) Zickefoose WE: Oral Myofunctional Therapy within the Dental Office【Hockel JL: Orthopedic Gnathology】. Quintessence Publishing, Chicago, 1983, 139-194.
3) 大野粛英, 吉田康子, 高見佐代子ほか: マイオファンクショナル・セラピーの臨床—舌癖と指しゃぶりの指導. 日本歯科出版, 東京, 1986.
4) Zickefoose WE, Zickefoose J, Zickefoose T: Techniques of Oral Myofunctional Therapy. O.M.T. Materials, Sacramento, 1989.
5) 山口秀晴, 大野粛英, 佐々木洋ほか: 口腔筋機能療法(MFT) の臨床. わかば出版, 東京, 1998.
6) 山口秀晴, 大野粛英, 嘉ノ海龍三: MFT入門 初歩から学ぶ口腔筋機能療法. わかば出版, 東京, 2007.
7) 山口秀晴, 大野粛英, 高橋 治, 橋本律子: MFT臨床 指導力アップ・アドバンス編. わかば出版, 東京, 2012.
8) 日本口腔筋機能療法学会: やさしくわかるMFT. わかば出版, 東京, 2014.
9) 高橋 治, 高橋未哉子: 新版 口腔筋機能療法 MFTの実際 上巻 MFTの基礎と臨床例. クインテッセンス出版, 東京, 2012.
10) 高橋未哉子, 高橋 治: 新版 口腔筋機能療法 MFTの実際 下巻 口腔機能の診査とレッスンの進めかた. クインテッセンス出版, 東京, 2012.
11) 大野粛英, 岡田順子, 竹内浩美, 橋本律子, 入江牧子: 舌のトレーニング. わかば出版, 東京, 1998.
12) 高橋未哉子, 高橋 治: したのくせ MFT(口腔筋機能療法)ワークブック. クインテッセンス出版, 東京, 2012.

02 ライフステージに応じたMFTの活用

1) 飯島勝矢ほか: 食(栄養)および口腔機能に着目した加齢症候群の概念の確立と介護予防(虚弱化予防) から要介護状態に至る口腔機能支援等の包括的対策の構築および検証を目的とした調査研究. 2015.
2) 大島伸一: 転換期での歯科医療—専門職能団体の役割・使命—. 日歯会誌, 65(1): 26~33, 2013.
3) 大野粛英, 大野由希粛: 形態から機能へのパラダイムシフト. 日本歯科評論, 73(9): 33~40, 2013.
4) 大野粛英, 橋本律子: オーラルフレイル対策にMFTを役立てよう. DH style. 10(8): 79~90, 2016.
5) 木本茂成: 小児の口腔機能発達不全症の保険導入への経緯と意義. 日歯会誌, 71(6): 16~17, 2018.
6) 新田國夫監修, 飯島勝矢・戸原 玄・矢澤正人 編著: 老いることの意味を問い直す フレイルに立ち向かう. クリエイツかもがわ, 京都, 2016.
7) 日本口腔筋機能療法学会: やさしくわかるMFT. わかば出版, 東京, 2014.
8) 日本歯科医学会: 小児の口腔機能発達評価マニュアル. 2018.
9) 日本歯科医学会: 歯科医療関係者向け研修会「口腔機能発達不全症の考え方と小児の口腔機能発達評価マニュアルの見かた」資料. 2018.
10) 日本歯科医学会: 重点研究委員会公開フォーラム「子どもの口腔機能の発達を支援するために」資料. 2018.
11) 向井美惠, 井上美津子, 安井利一ほか編著, (公財)ライオン歯科衛生研究所編: 健康寿命の延伸をめざした 口腔機能への気づきと支援 ライフステージごとの機能を守り育てる. 医歯薬出版, 2014.
12) 山口秀晴, 大野粛英, 高橋 治, 橋本律子: MFT臨床 指導力アップ・アドバンス編. わかば出版, 東京, 2012.
13) 山口秀晴, 大野粛英, 橋本律子: はじめる・深めるMFT お口の筋トレ実践ガイド. デンタルダイヤモンド社, 東京, 2016.
14) 柳川忠廣: 国民への広報作戦. 日歯医誌, 65(1): 52~56, 2013.
15) 水口俊介, 津賀一弘, 池邉一典ほか: 高齢期における口腔機能低下—学会見解論文 2016年度版—. 老年歯学, 31(2): 81~99, 2016.

Chapter 1 MFTに必要な基礎知識

01 MFTを行ううえで知っておきたい摂食嚥下の基礎知識~「食べる機能」の発達を中心に

1) 金子芳洋: 食べる機能の障害—その考え方とリハビリテーション—. 医歯薬出版, 1987.
2) 田角 勝・向井美惠: 小児の摂食嚥下リハビリテーション 第2版. 医歯薬出版, 2014.
3) 向井美惠・井上美津子・安井利一ほか編著, (公財)ライオン歯科衛生研究所編集: 健康寿命の延伸をめざした 口腔機能への気づきと支援 ライフステージごとの機能を守り育てる. 医歯薬出版, 2014.
4) 大塚義顕: 嚥下運動の発達【田角 勝, 向井美惠 編著: 小児の摂食嚥下リハビリテーション 第2版】. 医歯薬出版, 2006: 44.
5) 大塚義顕, 渡辺 聡, 石田 瞭ほか: 嚥下時舌運動の経時的発達変化 超音波前額断による舌背面について. 小児歯誌, 36(5): 867~876, 1998.
6) 厚生労働省:「授乳・離乳の支援ガイド」の策定について. https: //www.mhlw.go.jp/shingi/2007/03/s0314-17.html(2018年8月27日)
7) 尾本和彦: 乳幼児の摂食機能発達, 第1報 行動観察による口唇・舌・顎運動の経時変化. 小児保健研究, 51(1): 26~66, 1992.
8) 厚生労働省: 平成17年度乳幼児栄養調査結果の概要. www.mhlw.go.jp/houdou/2006/06/h0629-1.html(2018年8月27日)

02 MFTに必要な解剖学的知識

1) 阿部伸一: 基本のきほん 摂食嚥下の機能解剖. 医歯薬出版, 2014.
2) 脇田 稔, 井出吉信 監修, 前田健康, 天野 修, 阿部伸一 編: 口腔解剖学 第2版. 医歯薬出版, 2018.
3) 井出吉信, 小出 馨: 補綴臨床別冊 チェアサイドで行う顎機能診査のための基本機能解剖. 医歯薬出版, 2004.

03 MFTにかかわる筋肉

1) 脇田 稔, 井出吉信 監修, 前田健康, 天野 修, 阿部伸一 編: 口腔解剖学 第2版. 医歯薬出版, 2018.

Chapter 2 Q&Aで解説! ライフステージからみた口腔機能~対応・アプローチのヒント

【乳幼児期】

02 乳幼児の指しゃぶりに対してどのようなアドバイスをしますか?

1) 大野粛英, 山口秀晴, 嘉ノ海龍三: 指しゃぶり—基礎から指導の実際—. わかば出版, 東京, 2004.
2) 井上美津子: 指しゃぶり, おしゃぶりQ&A. 医学情報社, 東京, 2012.
3) 小児科と小児歯科の保健検討委員会: 指しゃぶりについての考え方. 小児保健研究, 65(3): 513~515, 2006.
4) 石川朋穂, 高田貴奈, 渋谷泰子ほか: おしゃぶりについての実態調査—第4報 2歳6か月児のおしゃぶりの使用状況と咬合関係について—. 小児歯誌, 44(3): 434~438, 2006.

【学童期】

Q01 口がポカンと開いている子どもが増えているって本当ですか?

1) 齊藤一誠, 稲田絵美, 海原康孝ほか: 小児期の「口呼吸」と「口唇」に関する意識調査からみえてくるもの. 小児歯科臨床, 20(7): 23~30, 2015.
2) Saitoh I, Inada E, Kaihara Y, et al.: An exploratory study of the factors related to mouth breathing syndrome in primary school children. Arch Oral Biol, in press.

Q02 学童期の舌小帯付着異常に対してどのように対応しますか?

1) 望月重己, 大橋 靖, 小谷 朗ほか: 岩手県下3地区における口蓋垂裂および舌強直症の統計学的観察, ならびに両症の関連性について. 口病誌, 28(4): 296~302, 1961.
2) 大野粛英, 山口秀晴: Mr. & Mrs. Zickefoose MFTコース Q&A 口腔筋機能療法. ミツバオーソサプライ, 東京, 2000: 11~13.
3) 土屋さやか: 舌小帯短縮症とMFT. DHstyle, 9(105): 48~52, 2015.
4) 日本口腔筋機能療法学会: やさしくわかるMFT. わかば出版, 東京, 2014: 110~116.

Q03 学童期の指しゃぶりへの対応は幼児と同じでいいですか?

1) 大野粛英, 山口秀晴, 嘉ノ海龍三: きれいな歯ならびと口もとへのみちしるべ 指しゃぶりをみまもる時期・はたらきかける時期. わかば出版, 東京, 2003.
2) 大野粛英, 山口秀晴, 嘉ノ海龍三: 指しゃぶり 基礎から指導の実際. わかば出版, 東京, 2004.
3) 土屋さやか, 橋本律子, 花田三典: どうなってるの? 学童期の不正咬合 学童期に及ぶ指しゃぶり(吸指癖)へのアプローチ. デンタルハイジーン, 5(35): 495, 2015.

Q04 MFTの指導効果を妨げる高口蓋・狭窄歯列を拡大するタイミングは?

1) 近藤悦子: Muscle Wins! の矯正歯科臨床 呼吸および舌・咀嚼筋の機能を生かした治療. 医歯薬出版, 2007.
2) 山口秀晴, 大野粛英, 嘉ノ海龍三: MFT入門 初歩から学ぶ口腔筋機能療法. わかば出版, 東京, 2007.
3) 川本達雄, 葛西一貴, 亀田 晃ほか: 歯科矯正学 第4版. 医歯薬出版, 2001.

Q05 低位舌の子どもに有効なMFTは?

1) 舩木純三: 舌突出の原因と影響【山口秀晴, 大野粛英, 嘉ノ海龍三監修: MFT入門 初歩から学ぶ口腔筋機能療法】. わかば出版, 東京, 2007.
2) 寺田典絵: 低位舌【山口秀晴, 大野粛英, 高橋 治, 橋本律子: MFT臨床 指導力アップ・アドバンス編】. わかば出版, 東京, 2012.
3) 坂本輝雄, 末石研二: 鼻疾患, 扁桃肥大, 低位舌と舌癖との関係【山口秀晴, 大野粛英, 橋本律子: はじめる・深めるMFT お口の筋トレ実践ガイド】. デンタルダイヤモンド社, 東京, 2016.

Q06 乳歯から永久歯への交換期に出現する一過性の口腔習癖への対応は?

1) 向井美惠, 井上美津子, 安井利一ほか: 健康寿命の延伸をめざした口腔機能への気づきと支援 ライフステージごとの機能を守り育てる. 医歯薬出版, 2014.

2) 花田三典：側方交換期【山口秀晴，大野粛英，高橋 治，橋本律子：MFT臨床 指導力アップ・アドバンス編】．わかば出版，東京，2012．
3) 花田三典，土屋さやか，橋本律子ほか：側方歯交換期に舌の側方突出が出現したら．口腔筋機能療法研究会会報誌，15：16~17，2011．

Q09 舌癖除去装置はどのような場合に使ったらよいですか？

1) Rothstein RL：A cephalometric evaluation comparing the effectiveness of myofunctional therapy with mechanical restraint in the correction of the deviate swallow(tongue-thrust)．Am J Orthod，66(1)：104-105，1974．
2) 町田幸雄，関崎和夫，里見 優：これでわかる！ 各種矯正装置の特徴と使い方．ヒョーロン・パブリッシャーズ，東京，2017．

Q10 噛む訓練をすることで歯並びは変わりますか？

1) Hayashi R，Kanazawa E，Kasai K：Three-dimensional changes of the dental arch form and the inclination of the first molars：Comparison between crowding-improvement and crowding-aggravation groups．Orthod Waves．65(1)：21-30，2006．
2) Hayashi R，Kawamura A，Kasai K：Relationship between masticatory function，dental arch width，and bucco-lingual inclination of the first molar．Orthod Waves．65(3)：120-126，2006．
3) 津 恭子，根岸慎一，大原輝久ほか：食品性状の違いによる咀嚼運動の変化．日大口腔科学，34(1)：1~6，2008．
4) 根岸慎一，林 亮助，斎藤勝彦，葛西一貴：硬性ガム咀嚼トレーニングが混合歯列期児童の咀嚼運動および第一大臼歯植立に与える影響．Orthod Waves-Jpn，69(3)：156~162，2010．

Q13「子どもの食べ方が悪い」と相談された場合にどのようにアドバイスをすればよいですか？

1) 倉治ななえ：歯並びのよい子に育てるために—子育て歯科医からお母さんへ—．わかば出版，東京，2007．
2) 伊藤学而：口呼吸と不良姿勢のある子どもへの理解【佐々木 洋，田中英一，菅原準二：口腔の育成をはかる 2巻 具体例から実感する成育のマインドとストラテジー】．医歯薬出版，2004．
3) 日本口腔筋機能療法学会：やさしくわかるMFT．わかば出版，東京，2014．
4) 山口秀晴，大野粛英，嘉ノ海龍三：MFT入門 初歩から学ぶ口腔筋機能療法．わかば出版，東京，2007．
5) 向井美惠：お母さんの疑問に答える 乳幼児の食べる機能の気付きと支援．医歯薬出版，2013．

Q15 アデノイド肥大の患者さんにはどのように対応しますか？

1) 根津 浩，Gugino CF：口唇閉鎖不全と舌位改善のためのアウェアネス・トレーニングについて．BSC会誌，22：1~12，2012．
2) 根津 浩，Gugino CF：開咬の診断と治療に考慮するべき事項．BSC会誌，19：1~21，2009．
3) 根津 浩，永田賢司：バイオプログレッシブの臨床．ロッキーマウンテンモリタ，東京，1988．
4) 水野 均：開咬を考える．BSC会誌，16：1~31，2006．
5) 水野 均：特集 口呼吸を考える．恒志会会報，5：6~8，2010．
6) 三谷英夫：矯正治療のためのアトラス・咬合と顎顔面頭蓋のバイオメカニクス．東京臨床出版，東京，2015．
7) 西村忠郎：口呼吸の解剖-口腔・咽頭形態を中心に-．JOHNS，12(5)：651~654，1996．
8) 垣鍔典也：鼻呼吸と口呼吸 いびきの病態．JOHNS，12(5)：691-694，1996．
9) お母さんの回答マニュアル・耳鼻咽喉科Q&A．JOHNS，18(3)，2002．

Q18 ダウン症の子どもには，どのようにMFTを指導しますか？

1) 森下 格：障がい者の矯正歯科治療—障害別治療目標の設定と治療対応—．東京臨床出版，東京，2009．

Q19 障がい児のよだれには，どのように対応しますか？

1) FDAニュース：神経障害児の慢性流涎症治療薬を認可．http：//www.medicalonline.jp/news.php?t=fda&m=drug&date=2010&file=20100728-FDAP-3A.csv(2018年11月18日)
2) 発達障害-自閉症.net：障がい児障害児や障害者がよだれや唾を垂らす理由と対策・対応．https：//hattatu-jihei.net/reason-why-people-with-disabilities-are-drooling(2018年11月18日)
3) 冨田かをり，向井美惠：流涎と口腔機能の関連．障害者歯科，29(4)：586~594，2008．

Q20 子どもの指導時の保護者への対応は？

1) 池田貴将：図解モチベーション百科．サンクチュアリ出版，東京，2017．
2) 小牧 令：特集 モチベーション—誰でも使える実践心理学—．デンタルハイジーン，37(7)：720~735，2017．
3) 山口秀晴，大野粛英，橋本律子：はじめる・深めるMFT お口の筋トレ実践ガイド．デンタルダイヤモンド社，東京，2016．
4) 高橋未哉子，高橋 治：新版 口腔筋機能療法 MFTの実際 下巻 口腔機能の審査とレッスンの進め方．クインテッセンス出版，東京，2012．

5) 山口秀晴, 大野粛英, 嘉ノ海龍三: MFT入門 初歩から学ぶ口腔筋機能療法. わかば出版, 東京, 2007.
6) 大野粛英, 岡田順子, 橋本律子ほか: 舌のトレーニング. わかば出版, 東京, 1998.
7) Aliakbar Bahreman, 嶋 浩人, 石谷徳人: 早期治療 成長発育のエビデンスと治療戦略. クインテッセンス出版, 東京, 2017.

Q21 非協力的な子どものやる気を引き出すには?

1) Sharon S. Brehm, Jack Williams Brehm: Psychological reactance: A theory of freedom and control. Academic Press, New York, 1981.

【成人期】

Q01 成人のMFTはどのように行いますか?

1) Zickefoose WE: Oral Myofunctional Therapy-A Myofunctional Therapy Workbook for All Ages. OMT Materials, Sacramento, 1980.
2) 高橋 治, 高橋未哉子: 新版 口腔筋機能療法 MFTの実際 上巻 MFTの基礎と臨床例. クインテッセンス出版,東京, 2012.
3) 高橋未哉子, 高橋 治: 新版 口腔筋機能療法 MFTの実際 下巻 口腔機能の診査とレッスンの進めかた. クインテッセンス出版, 東京, 2012.

Q02 ブラキシズムのある患者さんにどのように対応しますか?

1) 牛島 隆, 栃原秀紀, 永田省藏ほか: ブラキシズム(第2版)歯ぎしり・咬みしめは危険!!. 医歯薬出版, 2016.
2) 鈴木 尚: 噛み癖・食いしばりに注意! 3つのリスクから歯を守る.医歯薬出版, 2013.
3) 木野孔司: 自分で治せる! 顎関節症. 講談社, 東京, 2014.
4) 高橋 治, 高橋未哉子: 新版 口腔筋機能療法 MFTの実際 上巻 MFTの基礎と臨床例. クインテッセンス出版, 東京, 2012.
5) 高橋未哉子, 高橋 治: 新版 口腔筋機能療法 MFTの実際 下巻 口腔機能の診査とレッスンの進めかた. クインテッセンス出版, 東京, 2012.

Q03 舌側矯正治療中の患者さんにMFTを指導する際の注意点は?

1) 居波 徹, 相澤一郎, 佐奈正敏ほか: リンガルブラケット矯正法 審美的矯正の基礎と臨床. 医歯薬出版, 2009.
2) 相澤一郎, 居波 徹, 佐奈正敏ほか: 臨床の疑問に答える! リンガルブラケット矯正Q&A60. 医歯薬出版, 東京, 2015.
3) 高橋 治, 高橋未哉子: 新版 口腔筋機能療法 MFTの実際 上巻 MFTの基礎と臨床例. クインテッセンス出版, 東京, 2012.
4) 高橋未哉子, 高橋 治: 新版 口腔筋機能療法 MFTの実際 下巻 口腔機能の診査とレッスンの進めかた. クインテッセンス出版, 東京, 2012.

Q04 外科的矯正治療の顎矯正手術にMFTはなぜ必要なのですか?

1) Yamaguchi H, Tanaka Y, Sueishi K, et al.: Changes in oral functions and muscular behavior due to surgical orthodontic treatment. Bull Tokyo Dent Coll, 35(1): 41-49, 1994.
2) 高橋 治, 高橋未哉子: 新版 MFTの実際 上巻. MFTの基礎と臨床例. クインテッセンス出版, 東京, 2012.
3) 高橋未哉子, 高橋 治: 新版 MFTの実際. 口腔機能の診査とレッスンの進めかた. クインテッセンス出版, 東京, 2012.
4) Proffit WR, Phillips C: Adaptations in lip posture and pressure following orthognathic surgery. Am J Orthod Dentofacial Orthop, 93(4): 294-302, 1988.
5) 高橋庄二郎, 黒田敬之, 飯塚忠助: 顎変形症治療アトラス. 医歯薬出版, 2001.
6) 中尾 誠: 唇圧と治療後の安定性について—第二報: 歯科矯正治療と外科的矯正治療における治療前後の唇圧変化—. 日顎変形誌, 18: 19~30, 2008.
7) 末石研二, 山口秀晴, 瀬畑正之ほか: ビデオによる外科的矯正治療前後の口腔機能の変化について. 歯科学報, 88(5): 905-917, 1988.
8) 石川京子: 外科的矯正治療前後における唇舌圧の変化と術後の安定性について. 鶴見歯学, 14: 449~481, 1988.
9) Kato K, Kobayasi, Oda Y, et al.: Changes in masticatory functions after surgical orthognathic treatment in patients with jaw deformities: efficacy of masticatory exercise using chewing gum. J Oral Maxillofac Surg Med Pathol, 24(3): 147~151, 2012.

Q06 MFTにはアンチエイジング効果もありますか?

1) 前田健康: 口の周囲の筋(表情筋)【戸塚靖則, 高戸 毅監修: 口腔科学】. 朝倉書店, 東京, 2013: 14~15.
2) 犬童文子: 犬童文子のフェイスニング・マジック. 日本放送出版協会, 東京, 2006.
3) 石野由美子: 愛され笑顔をつくる口もとエクササイズ「若返り! モデルスマイル塾」. 小学館, 東京, 2007.
4) 石野由美子: 表情筋訓練を取り入れたMFT—モデルスマイルエクササイズ—. 東北矯正歯科学会誌, 18: 31~33, 2010.

5) 石野由美子: 素敵な笑顔で…美しいSmileを手に入れて, スキルアップ. デンタルハイジーン, 31(1): 58~63, 2011.
6) 石野由美子: 口腔リハビリテーションとしてのMFTの活用―表情筋訓練を取り入れた取り組み―. 第72回日本矯正歯科学会大会抄録集. 105, 2013.
7) 石野由美子:「キレイをつくる」表情筋訓練とMFT【山口秀晴, 大野粛英, 橋本律子: はじめる·深めるMFT お口の筋トレ実践ガイド】. デンタルダイヤモンド社, 東京, 2016: 96~103.

Q07 舌が大きい人·大きく見える人にはどのように対応しますか?

1) 梶井 正: 新先天奇形症候群アトラス. 南江堂, 東京, 1998.
2) 近藤悦子: Muscle Wins! の矯正歯科臨床. 医歯薬出版, 2007.

【高齢期】

Q02 高齢者のドライマウス, 舌痛症に口腔周囲筋のトレーニングは有効ですか?

1) 斎藤一郎: 超高齢社会におけるドライマウスへの対応 ―ドライマウスへどう取り組むべきか. 日本歯科評論, 75(3): 30~36, 2015.
2) Wiswede D, Munte TF, Kramer UM, et al.: Embodied emotion modulates neural signature of performance monitoring. PLoS One, 4(6): e5754, 2009.
3) Sakano K, Ryo K, Tamaki Y, et al.: Possible benefits of singing to the mental and physical condition of the elderly. Biopsychosoc Med. 8: 11, 2014.
4) Mohri Y, Fumoto M, Sato-Suzuki I, et al.: Prolonged rhythmic gum chewing suppresses nociceptive response via serotonergic descending inhibitory pathway in humans. Pain, 118(1-2): 35-42, 2005.

Q03 義歯の状態から口腔機能をどのようにみますか?

1) 山口秀晴, 大野粛英, 佐々木洋ほか: 口腔筋機能療法(MFT)の臨床. わかば出版, 東京, 1998.
2) 加藤武彦: クリニカル これでよいのか総義歯臨床―今, Gysiの歯槽頂間線法則を問い直す. 日歯会誌, 57(1): 25~33, 2004.
3) 北村清一郎: 総義歯臨床に必要な形態解剖学(生理的運動) 口腔周辺の解剖構造と義歯の形態. デンタルダイヤモンド, 30(3): 28~38, 2005.
4) 加藤武彦: 総義歯臨床に必要な形態解剖学(生理的運動) 総義歯における人口歯排列排列の今·昔. デンタルダイヤモンド, 30(3): 39~49, 2005.
5) 加藤武彦監修, 三木逸郎, 糟谷政治編: 食べる喜びを支える歯科医療のためのデンチャースペース義歯. デンタルダイヤモンド社, 2018.

Column 食育~噛む側からのアプローチ

1) Dawes C, Dibdin GH: A thoeretical analysis of the effects of plaque thickness and initial salivary sucrose concentration on diffusion of sucrose into dental plaque and its convesation to acid during salivary clearance. J Dent Res, 65(2): 89-94, 1986.
2) William HB: The Stephan Curve revised. Odontology, 101(1): 2-8, 2013.
3) Shima C, Motegi E, Horiuchi A, et al.: Efficiency of closed mastication of gummy evaluated with gnathohexagraph. Bull Tokyo Dent Coll, 58(1): 27-32, 2017.
4) 新井結美, 清水久美, 茂木悦子ほか:〈座談会〉知っておきたい口腔関係―気づいたこと, 保育園児への注意ケア, これから取り組んでいってほしい課題. 保育と保健, 23(2): 15~22, 2017.
5) Christen AG, Christen JA: Horace Fletcher (1849-1919): "The Great Masticator". J Hist Dent, 45(3): 95-100, 1997.
6) 黒岩比佐子: 食育のススメ. 文藝春秋, 東京, 2007.

Column MFT~睡眠時無呼吸症候群のための新補助療法

1) Camacho M, Certal V, Brietzke SE, et al.: Tracheostomy as treatment for adult obstructive sleep apnea: a systematic review and meta-analysis.Laryngoscope,124(3): 803-811, 2014.
2) Villa MP, Brasili L, Ferretti A, et al.: Oropharyngeal exercises to reduce symptoms of OSA after AT. Sleep Breath, 19(1): 281-289, 2015.
3) Guilleminault C, Huang YS, Quo S, et al.: Teenage sleep-disordered breathing: recurrence of syndrome.Sleep Med,14(1): 37-44,2013.
4) Guilleminault C, Sullivan S: Towards Restoration of Continuous Nasal Breathing as the Ulrimate Treatment Goal in Pediatric Obstructive Sleep Apnea. Enliven: Pediatr Neonatol Biol, 1(1): 001, 2014.
5) Diaferia G, Santos-Silva R, Truksinas E, et al.: Myofunctional therapy improves adherence to continuous positive airway

pressure treatment. Sleep Breath, 21(2): 387–395, 2017.

6) Cunali PA, Almeida FR, Santos CD, et al.: Mandibular exercises improve mandibular advancement device therapy for obstructive sleep apnea.Sleep Breath,15(4): 717–27, 2011.

7) O'Callahan C, Macary S, Clemente S: The effects of office-based frenotomy for anterior and posterior ankyloglossia on breastfeeding. Int J Pediatr Otorhinolaryngol, 77(5): 827–832, 2013.

8) Olivi G, Signore A, Olivi M, et al.: Lingual frenectomy: functional evaluation and new therapeutical approach. Eur J Paediatr Dent,13(2): 101–106,2012.

9) Jang SJ, Cha BK, Ngan P, et al.: Relationship between the lingual frenulum and craniofacial morphology in adults.Am J Orthod Dentofacial Orthop,139(4 Suppl): e361–7, 2011.

10) Melink S, Vagner MV, Hocevar-Boltezar I, et al.: Posterior crossbite in the deciduous dentition period, its relation with sucking habits, irregular orofacial functions, and otolaryngological findings. Am J Orthod Dentofacial Orthop, 138(1): 32–40, 2010.

11) Huang Y, Quo S, Berkowski A, et al.: Short Lingual Frenulum and Obstructive Sleep Apnea in Children. Int J Pediatr Res, 1(003), 2015.

12) Bonuck K, Trupti R, Lnzhi X: pediatric sleep disorders and special educational need at 8 years: A Population-Based Cohort Study. Pediatrics, 130(4): 634–642, 2012.

Column オーラルフレイルと口腔機能低下症

1) 平成25年度 老人保健事業推進費等補助金 老人保健健康増進等事業「食(栄養)および口腔機能に着目した加齢症候群の概念の確立と介護予防(虚弱化予防)から要介護状態に至る口腔機能支援等の包括的対策の構築に関する調査研究」事業実施報告書

2) 水口俊介, 津賀一弘, 池邉一典ほか: 高齢期における口腔機能低下—学会見解論文 2016年度版—. 老年歯学, 31(2): 81~99, 2016.

국문